D1729658

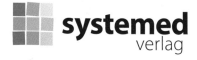

Dr. Nicolai Worm

MENSCHENSTOPFLEBER.

**Die verharmloste
Volkskrankheit Fettleber.
Das größte Risiko für
Diabetes und Herzinfarkt.**

INHALT

»MAIS IST NACH WIE VOR DER WICHTIGSTE BESTANDTEIL DES FUTTERS IN DER PHASE DER ZWANGSERNÄHRUNG, NICHT NUR WEIL ER SEHR KOSTENGÜNSTIG IST, SONDERN AUCH WEGEN SEINES HOHEN STÄRKEGEHALTES – DENN STÄRKE IST EINES DER BESTEN NÄHRSUBSTRATE, UM DIE FETTNEUBILDUNG IN DER LEBER DER VÖGEL ANZUREGEN.«

Guémené D, et al. World's Poultry Science Journal 2004;60:211-222.

VORWORT

Damals war alles einfacher. Im Jahre 1999, als ich an meinem »Syndrom X oder Ein Mammut auf den Teller!« schrieb, war das Thema »Insulinresistenz« gerade erst ins Interesse der Medizin gerückt, und es wurde in der Ärzteschaft heftig diskutiert, ob es so etwas tatsächlich gebe, welche Mechanismen dafür verantwortlich seien und welche unmittelbaren und mittelbaren Konsequenzen daraus entspringen würden. Auf zahlreichen Ärztefortbildungsveranstaltungen erlebte ich nicht wenige Teilnehmer, die das Existieren einer Insulinresistenz schlichtweg ablehnten. Folglich wollte ich damals mit meinem Buch einen kleinen Beitrag zum Verständnis liefern und nicht nur die pathophysiologischen Hintergründe, sondern auch die notwendigen diätetischen Konsequenzen darstellen.

In diesem Buch stellte ich unter anderem auch das Konzept der glykämischen Last vor und legte dar, warum bei Insulinresistenz das Einhalten einer niedrigen glykämischen Last durch Beschränkung und Modifizierung der Kohlenhydratzufuhr von Vorteil ist. Ich nannte die von mir empfohlene Ernährungsweise »modifizierte mediterrane Ernährung«. Drei Jahre später erwuchs daraus meine LOGI-Methode. Zwischen 1999 und 2013 sind Hunderte Studien zum Risiko einer hoch glykämischen Ernährung erschienen, und die Bedeutung einer niedrigen glykämischen Last bei Insulinresistenz und Folgeerkrankungen steht inzwischen außer Zweifel.

Heute ist die Existenz der Insulinresistenz und ihre Folgen unbestritten. In den letzten 20 Jahren hat sich still und heimlich eine neue Volkskrankheit verbreitet, die direkt mit der Insulinresistenz verquickt ist: die nichtalkoholische Fettleber. Eine insulinresistente, verfettete Leber kann ihre vielfältigen Stoffwechselaufgaben nicht mehr richtig wahrnehmen. Die typischen Folgen sind Zucker- und Fettstoffwechselstörungen. Damit sind Betroffene auf direktem Weg zum Diabetes mellitus. Die nichtalkoholische Fettleber hat sich inzwischen aber auch als großes unabhängiges Risiko für Herz- und Gefäßerkrankungen herausgestellt.

Im ersten Teil dieses neuen Buches stelle ich die Ursachen und die physiologischen Hintergründe und Zusammenhänge bei der Entwicklung der nichtalkoholischen Fettleber dar. Wie so häufig – es wird nicht einfacher, wenn mehr Wissen zu einem Thema vorliegt. Vielmehr wird es komplexer und damit für Laien auch schwieriger, die Zusammenhänge nachzuvollziehen. Das spiegelt sich auch im vorliegenden Buch wider. Daher möchte ich vorab einen deutlichen Warnhinweis abgeben: Die Anfangskapitel mögen für viele etwas trocken erscheinen und der Tobak ist – der Thematik geschuldet – durchaus etwas stärker. Ich meine aber, es sollen Grundlagen gelegt werden, um die locker geschriebenen Inhalte der späteren Kapitel besser einordnen zu können. Ich habe jedoch in den hinteren Kapiteln immer wieder Kernaussagen aus den Anfangskapiteln bewusst wiederholt, um das Verständnis der Zusammenhänge für Laien zu erleichtern, die sich bei den Anfangskapiteln möglicherweise überfordert fühlen. Die Fachleute mögen diese absichtliche Redundanz verzeihen.

Da bereits 20 bis 40 Prozent der Bevölkerung der industrialisierten Länder eine nichtalkoholische Fettleber entwickelt haben, gibt es dringenden Handlungsbedarf seitens der Medizin. Allerdings existiert bis heute keine erfolgreiche medikamentöse Therapie dieser Erkrankung. Wirksam sind allein Ernährungs- und Lebensstilmaßnahmen! Davon handelt der zweite Teil dieses Buches. Alle bislang bekannten, Erfolg versprechenden Strategien und Lösungsansätze zur Prävention und Therapie der Fettleber werden dort kurz beschrieben. Zum Abschluss des Buches möchte ich schließlich mein klinisch geprüftes, leberspezifisches Diätkonzept vorstellen: das »Leberfasten«.

Mit diesem therapeutischen Ansatz kann man nicht nur seine Leber rasch entfetten und damit die Leberwerte wie auch die Zucker- und Fettstoffwechselparameter und einen erhöhten Blutdruck erfolgreich bekämpfen. Insbesondere Typ-2-Diabetiker werden mit dem Leberfasten eine dramatische Verbesserung ihrer Blutzuckereinstellung bei deutlich gesenkter Medikamentengabe erfahren. Manche werden gar keine Diabetesmedikamente mehr benötigen. Gleichzeitig lege ich kurz dar, wie man seine Ernährung dauerhaft so gestaltet, dass die Leber in Zukunft nicht wieder fett wird und man den Gefahren der menschlichen »Stopfleber« für immer entkommt.

Dass bei der Schilderung der komplexen Sachverhalte auch noch ein flüssig lesbarer Text entstand, ist nicht zuletzt meinem Lektor Dr. Klaus Peeck zuzuschreiben, für dessen hervorragende Arbeit ich mich bedanken möchte.

München, im Mai 2013

Nicolai Worm

KAPITEL 1

VOM GESUNDEN BAUCHSPECK

Ständig hört man davon und liest darüber, vor allem, wenn die Frühjahrssonne lockt. Alle Welt diskutiert es, und mehr als die Hälfte der Bevölkerung hat es bereits: Übergewicht! Zu viel Gewicht! Aber zu viel wofür?

Zu viele Kilos bezogen auf die Körperlänge, so definiert es der BMI, der berühmte Body-Mass-Index. Jeder erfolgreiche Bodybuilder wird an dieser Stelle protestieren. Profis in Wettkampfform erreichen einen BMI von 30, womit sie per Definition adipös beziehungsweise »fettsüchtig« wären. Sind Bodybuilder mit definierten Muskeln und minimalem Körperfettgehalt fettsüchtig?

Welch ein untaugliches Instrument der BMI ist, um über die Gesundheit zu urteilen, wird in diesem Buch immer wieder anklingen. Hier, am Anfang, sollen zunächst die gesundheitsrelevanten Aufgaben der verschiedenen Fettzellen vorgestellt werden.

Die längste Zeit in unserer Entwicklungsgeschichte standen uns Pflanzen und Tiere nicht 24 Stunden am Tag an jeder Ecke mit einem Minimum an Aufwand als Nahrung zur Verfügung. Es war oft zu kalt oder zu heiß, zu trocken oder zu nass, als dass diese »Nahrung« existieren konnte. Manchmal war es für uns Menschen auch zu gefährlich, sich diesem »Essen« zu nähern. So mussten Menschen immer wieder lange Tage darben und hungern. Wenn ihnen das Glück beschied und Nahrung in Fülle vorlag, dann nutzten sie gerne die geniale Einrichtung des Körpers, mehr essen zu können, als sie an Nährstoffen und Nahrungsenergie benötigten, um alles in Fett umzuwandeln und es in den Energiespeichern unter der Haut für schlechte Zeiten zu bunkern. Überschüssige Energie für Zeiten aufzubewahren, in denen die Energieversorgung darbt, war ein enormer Überlebensvorteil in einer unsicheren Umwelt mit arg knapper Kost.

Niemand will fett werden, aber es ist ohne jeden Zweifel für unseren Körper am sinnvollsten, überschüssige Energie als Fett zu speichern. Denn so lässt sich pro Gramm Vorratshaltung mehr als doppelt so viel Energie in Form von Fett speichern als in Form von Proteinen oder Kohlenhydraten, und der Speicherplatz bleibt entsprechend kompakt.

Man stelle sich einen jungen und sehr schlanken Mann mit 75 Kilogramm Körpergewicht und 15 Prozent Körperfett vor. Er trägt somit gut elf Kilo Fett im Körper. Da Fettgewebe nicht zu 100 Prozent aus Fett besteht, sondern auch aus Bindegewebe mit Proteinen und Wasser, rechnet man pro Kilo mit 7.000 Kilokalorien. Das sind 77.000 Kilokalorien und damit könnte der junge Mann theoretisch die halbe Tour de France ohne Verpflegungsstopp bewältigen – oder (mehr oder weniger) locker einen Monat ohne Essen überleben!

Fettzellen unterscheiden sich in vielerlei Hinsicht – etwa nach Lage und Funktion oder auch nach der Farbe unter dem Mikroskop. Es gibt weißes und braunes Fettgewebe und sogar »beige« Fettzellen, die, je nach Aktivierung, die Funktion der weißen oder der braunen Fettzellen übernehmen können. Nicht nur Mäuse – wie lange Zeit vermutet –, sondern auch Menschen besitzen sie, die braunen Fettzellen. Sie dienen nicht der Energiespeicherung, sondern haben einen anderen Zweck: Wärmeerzeugung. Wenn man sich »artgerecht« verhält, kann man in der kühlen Jahreszeit diese Zellen erfolgreich aus ihrem Tiefschlaf erwecken, was in einem späteren Kapitel noch vertieft wird.

Das weiße Fettgewebe hat mengenmäßig bei Weitem den größten Anteil am Gesamtkörperfett. »Weiß« heißt es, weil es zur feingeweblichen Betrachtung unter dem Mikroskop üblicherweise aus den zu untersuchenden Proben ausgewaschen wird, sodass die Fettzellen leer sind und entsprechend weiß erscheinen. Ohne Präparierung erscheint dieses Fettgewebe makroskopisch, also beim Anblick mit unbewehrtem Auge, hingegen tief gelb. Weißes Fett kann – eingelagert in das lockere Bindegewebe – fast überall im Körper vorkommen. Im eigentlichen Fettgewebe, das heißt in den dafür speziell vorgesehenen Körperregionen, bilden diese Fettzellen größere Einheiten und sind als Läppchen zusammengefasst.

Weiße Fettzellen dienen vor allem als Energiespeicher (Depotfett) und als Baufett. Letzteres hilft dabei, innere Organe in einer bestimmten Lage zu fixieren. Fettpolster sind zudem ein ziemlich druckelastisches Material, das uns nach außen recht gut vor Ecken und Kanten und spitzen Steinen schützen kann. Außerdem haben wir Baufett um die Nieren, um die Augäpfel, in den Kapseln der Kniegelenke, am Kehlkopf, an den Wangen, an den Handtellern und an den Fußsohlen eingelagert.[1] Wenn man zum Abnehmen Diät hält, wird es sinnvollerweise an diesen Stellen zuletzt abgebaut. Auch bei krankhafter Auszehrung (Kachexie) kann man den Schwund der Baufettdepots beobachten.

Weiße Fettzellen besitzen einen Durchmesser von 20 bis 120 Mikrometern. Innerhalb der Zelle befindet sich ein zentraler, mehr oder weniger großer Fetttropfen, der fast den gesamten Raum der Zelle einnimmt und den Zellkern und die anderen Zellorganellen an den Rand drückt. Dieser Fettzelltyp soll zum einen die aus der Nahrung stammenden überschüssigen Fettsäuren in Triglyzeridmoleküle packen und in dieser Form ablagern. Gleichzeitig soll er überschüssige Kohlenhydrate, genauer gesagt *Glukose* (Traubenzucker) aus dem Blut aufnehmen, diese in Fett umwandeln und ebenfalls als Triglyzeride einlagern. Dieser Prozess des Fettaufbaus wird *Lipogenese* genannt. Zum anderen sollen die Fettzellen bei einem Energiebedarf anderer Gewebe ihre Triglyzeride wieder in ihre Bausteine aufspalten und als »freie Fettsäuren« an das Blut abgeben. Diesen Vorgang nennt man *Lipolyse*. An Eiweiße (Albumin) gebunden, werden die Fettsäuren über das Blut dann an energiebedürftige Zellen in der Peripherie verteilt.

Die Aufnahme von Fettsäuren wie auch von Glukose in die Zellen wird von dem »anabolen«, d. h. aufbauenden Hormon Insulin gesteuert, während die Entleerung der Fettzellen dementsprechend von abbauenden, also »katabolen« Hormonen geregelt wird; dies sind zum Beispiel das Adrenalin und das Noradrenalin, das Kortisol oder das Glukagon. So können sich die Fettzellen zur Energiespeicherung problemlos füllen und sich dabei ausdehnen oder aber zur Energiebereitstellung entleeren und dabei schrumpfen.

Ist die Aufnahmekapazität der weißen Fettzellen erschöpft, werden aus Stammzellen beziehungsweise den Vorläuferzellen (Präadipozyten) neue kleine weiße Fettzellen gebildet. Wie effektiv dieser als »Hyperplasie« bezeichnete Effekt abläuft, hängt unter anderem auch von der individuellen genetischen Ausstattung und den Bedingungen in der Gewebematrix ab. Je besser man das kann, desto mehr kleine Fettzellen legt man an. Wer diese Neubildung weniger gut beherrscht, hat eher weniger Fettzellen, aber dafür umso größere, was mit »Hypertrophie« bezeichnet wird.[2] Je mehr Fettsäuren die Fettzellen abgeben, desto mehr schrumpfen sie. Lange Zeit dachte man, dass entleerte Fettzellen ein Leben lang erhalten bleiben. Aber das stimmt nicht: Fettzellen werden wieder abgebaut! Sie begehen quasi Selbstmord. Es gibt einen genetisch programmierten Zelltod, der *Apoptose* genannt wird. An der Stelle der abgebauten Fettzellen werden wieder neue gebildet. Dieser Austausch alte gegen brandneue Zellen ist eine sehr gesunde Sache. Pro Jahr tauscht der Körper etwa zehn Prozent seiner Fettzellen durch neue aus, sodass er in etwa einer Dekade seine Fettdepots runderneuert hat.[3] Zwischen 40 und 120 Milliarden Fettzellen trägt ein Erwachsener mit sich, je nach Fettansatz. Dabei gilt, dass Übergewichtige im Durchschnitt vor allem voluminösere Fettzellen besitzen als Schlanke. Bei massivem Übergewicht findet man sowohl zahlreiche als auch besonders große Fettzellen.[2]

Die einzelnen Adipozyten sind in ein Netzwerk zugfester Bindegewebsfasern eingebettet. Zudem tummeln sich im Fettgewebe noch jede Menge Hormone, Boten- und Entzündungsstoffe sowie Immun- beziehungsweise Fresszellen (Leukozyten und Makrophagen).[4] Makrophagen sind eine besonders interessante Spezies. Sie übernehmen in verschiedenen Geweben wichtige Aufgaben des Immunsystems. So sind sie beispielsweise in der Leber an den Verbindungsstellen zwischen den Leberzellen angesiedelt, wo sie den Namen »Kupfferzellen« tragen, oder auch im Gehirn, wo man sie als »Mikroglia« bezeichnet. Und sie sitzen an Blutgefäßen und Nervensynapsen.

Reichlich Makrophagen finden sich auch noch im Darmtrakt, wo sie die Funktionsfähigkeit des Darmepithels bewahren und im Störungsfall wiederherstellen sollen: Wenn sie einen Hilferuf von verletzten Darmschleimhautzellen empfangen, senden sie umgehend Befehle an die im Darm lagernden Stammzellen aus, sich als Ersatz einzubringen. Im Knochenmark stellen Makrophagen eine ausgewogene Blutbildung sicher, indem sie Stammzellen zurückhalten und nur bei Bedarf ins Kreislaufsystem entlassen.[5] Bei schlanken gesunden Menschen bestehen etwa 10 bis 15 Prozent des Fettgewebes aus Makrophagen.[5] Dieser Anteil scheint genetisch verankert zu sein, denn es gibt hier einen Setpoint. Vermindert oder vermehrt man ihre Zahl künstlich, so versucht der Körper, die ursprüngliche Zellmenge wiederherzustellen. Makrophagen kennen zweierlei Aktivitätszustände: einen klassischen »guten und beruhigenden« und einen alternativen »aggressiven und gefährlichen«.

Die erstere Konfiguration bezeichnet man mit M2 und letztere mit M1. In diesen aggressiven Zustand geraten sie, wenn der Körper beispielsweise mit Bakterien infiziert wurde. Dann attackieren sie die Eindringlinge oder die mit Bakterien befallenen Zellen und stoßen Gewebshormone aus, die eine starke Entzündung entfachen, wie zum Beispiel das Interferon-γ (INF-γ) und den Tumor-Nekrose-Faktor-α (TNF-α). Durch die Entzündungsreaktion kommen verschiedene weitere Immunabwehrmechanismen in Gang, mit deren Hilfe der Körper die Bakterien besser eliminieren kann. Die M1-Aktivierung der Makrophagen findet man gehäuft auch im Fettgewebe von Adipösen.[5] Der M2-Aktivitätszustand wird hingegen typischerweise bei Parasiteninfektionen und auch bei der Wundheilung beobachtet. Hier schütten die Makrophagen ein antientzündliches Gewebshormon namens Interleukin-10 (IL-10) aus. Die M2-Aktivierung findet man gehäuft im Fettgewebe von Schlanken. Etwa zehn Prozent des Fettgewebes von Schlanken besteht aus entzündungshemmenden M2-Makrophagen.[5]

Zurück zu den Fettzellen. Sie werden mit Nervenfasern versorgt und sind auf diese Weise mit dem Gehirn als Teil des Zentralnervensystems (ZNS) vernetzt. Auf diesem Wege kommunizieren sie ebenfalls mit dem Immunsystem. Und natürlich müssen die Fettzellen immer gut mit Blut versorgt werden, damit sie Nährstoffe und Sauerstoff erhalten, um ihre zahlreichen wichtigen Aufgaben erfüllen zu können.

Früher meinte man, Fettgewebe sei eine Art inaktiver Füllsack. Heute weiß man, dass es das größte endokrine Organ des Körpers ist: Das Fettgewebe schüttet ständig Gewebshormone und biochemische Botenstoffe aus, die an der Steuerung des Stoffwechsels, der Gefäßfunktionen, der Blutgerinnung und noch vieler anderer Körperfunktionen beteiligt sind. Diese Signalstoffe tragen entscheidend zur Verständigung zwischen Fettgewebe und Gehirn, Muskeln und inneren Organen bei. Bereits 100 Sekretionsprodukte des Fettgewebes sind bisher bekannt. Man bezeichnet sie als Adipozytokine oder kürzer Adipokine. Dazu zählen Substanzen wie das Adiponektin und das Leptin (siehe Kasten). Wenn diese Signalstoffe aus dem Gleichgewicht geraten, kann es zu weitreichenden Störungen im Körper kommen.

Adipokine

Etwa 100 der in Fettzellen gebildeten Substanzen (Adipokine) sind bis jetzt identifiziert worden. Viele scheinen Botenstoffe zu sein, mit deren Hilfe das Fettgewebe mit anderen Organen kommuniziert. Bei gesunden schlanken Menschen ist das System von inneren Signalen und Anweisungen fein ausbalanciert. Wenn die Fettmasse zunimmt, kann das System aus dem Gleichgewicht geraten. Einige Adipokine werden bei Übergewicht in besonders hoher, andere in besonders geringer Menge ausgeschüttet. Viele Funktionsweisen sind noch ungeklärt, aber so viel scheint sicher: In zu hoher beziehungsweise zu niedriger Konzentration schaden sie der Gesundheit! Einige der Substanzen seien an dieser Stelle kurz porträtiert.

Adiponektin

Das Hormon wird ausschließlich in Fettzellen gebildet. Paradoxerweise haben aber adipöse Menschen mit vielen gut gefüllten Fettzellen eine niedrigere Adiponektinbildung als Schlanke. Das ist ein Gesundheitsrisiko, denn Adiponektin wirkt entzündungshemmend und atherosklerosevorbeugend. Bei hohen Adiponektinspiegeln findet man typischerweise eine hohe Insulinsensitivität des Körpers, ein hohes HDL-Cholesterin und niedrige Triglyzeridspiegel. Typisch für Schlanke mit hohem Adiponektin sind niedrige Entzündungsmarker (C-reaktives Protein beziehungsweise CRP sowie Fibrinogen) und ein niedriger Langzeitblutzuckerwert (HbA$_{1c}$). Adiponektin hemmt auch die Zuckerbildung in der Leber. Wenn Menschen Fett zulegen und bei ihnen dadurch die Adiponektinkonzentration abnimmt, steigt damit auch ihr Risiko, einen Diabetes zu entwickeln.

Leptin

Das Leptin (vom griechischen leptos, »dünn«) ist ein Hormon, das primär in den Fettzellen, in sehr geringen Mengen aber auch in der Plazenta, in der Magenschleimhaut, im Knochenmark, im Skelettmuskel, in der Hypophyse und im Hypothalamus gebildet wird. Die Menge des in die Blutbahn ausgeschütteten Leptins verläuft proportional zur Fettzellmasse: je mehr Fettgewebe, desto höher die Leptinkonzentration im Blut. Leptin vermittelt dem Hunger- und Sättigungszentrum Informationen über die Menge der vorhandenen Fettdepots beziehungsweise über die Höhe der Energiereserven. Ein hoher Leptinspiegel hemmt das Auftreten von Hungergefühlen. Werden Fettdepots abgebaut, so sinkt auch die Konzentration des Leptins im Blut, was wiederum eine Zunahme des Appetits zur Folge hat. Bei vielen fettleibigen Menschen funktioniert diese Regelung aber nicht mehr. Trotz hoher Leptinspiegel sind sie ständig hungrig. Sie haben eine *Leptinresistenz* entwickelt. Dabei versuchen die Fettzellen, die reduzierte Leptinwirkung im ZNS durch eine erhöhte Ausschüttung des Hormons auszugleichen.

TNF-α

Der sogenannte Tumor-Nekrose-Faktor-alpha (TNF-α) wird von Fettzellen und Makrophagen ausgeschüttet und ist ein Entzündungsmarker. TNF-α wirkt nur lokal im Gewebe und hat katabole Effekte: Er hemmt die Neubildung von Fettzellen und stört die Insulinwirkung, beziehungsweise er hemmt den Glukosetransport in die Zelle. Gleichzeitig stimuliert er die Lipolyse, die Herauslösung der Fettsäuren aus den Fettzellen.

Angiotensin

Das Fettgewebe synthetisiert die Angiotensinvorstufe *Angiotensinogen* sowie die zu dessen Konversion zu verschiedenen Angiotensinformen notwendigen Enzyme in Abhängigkeit vom Körperfettgehalt. Ein Zuviel scheint die Entstehung von Bluthochdruck zu fördern. Hinzu kommt, dass Angiotensin die lokale Insulinresistenz fördert. Gleichzeitig werden die Zellteilung und -differenzierung gehemmt.

Das gesunde Depotfett lagert als Unterhautgewebe. Man nennt es deshalb auch »subkutanes Fettgewebe«. Diese Speckschicht fungiert als Isolator gegen Wärme und Kälte, da Fett die Temperatur um ein Drittel langsamer leitet als andere Gewebetypen. Die Isolierkraft hängt natürlich von der Dicke der Speckschicht ab. Dicke frieren bekanntlich nicht so schnell wie Dünne, schwitzen aber leichter.

Die Haut (Kutis) besteht aus drei Schichten: der Oberhaut (Epidermis), der Lederhaut (Dermis) und eben der Unterhaut (Subkutis). Hier können sich massig Fettzellen einlagern. Bei einem normalgewichtigen, gesunden jungen Menschen befinden sich etwa 80 Prozent des gesamten Körperfettes unter der Haut.[6] Wie viel weißes Depotfett im Körper gespeichert wird, hängt auch vom Geschlecht und vom Lebensalter ab. Junge, schlanke Männer besitzen im Durchschnitt einen Fettanteil von 15 bis 20 Prozent an der Körpermasse, junge, schlanke Frauen einen von 22 bis 26 Prozent. Austrainierte männliche Profisportler haben oft zehn oder weniger Prozent Körperfettanteil, fettleibige Menschen bis weit über 50 Prozent. Mit zunehmendem Alter nimmt unter unseren Lebensgewohnheiten der Fettanteil des Körpers zu und das Muskelgewebe entsprechend ab. Im Alter von 45 Jahren waren in früheren, schlanken Zeiten bei Männern Körperfettanteile von 22 bis 24 Prozent typisch, bei Frauen solche von etwa 25 bis 30 Prozent. Heute sieht man immer mehr Erwachsene mit höheren Fettanteilen, was generell als gesundheitlich bedenklich gilt. Entsprechend heißt es, Frauen sollten möglichst unter 30 Prozent und Männer unter 25 Prozent Körperfettanteil bleiben. Dass dieses pauschale Urteil aber Unsinn ist, werden wir später noch beleuchten.

Viele Frauen betrübt es, einen höheren Körperfettanteil mit sich zu tragen. Aber sie sollten sich vergegenwärtigen, dass dies biologisch sinnvoll und genau so vorgesehen ist. Hierin wird sogar ein ursprünglicher Überlebensvorteil für die Gesellschaft vermutet: Frauen mit großer Energiereserve während der Schwangerschafts- und Stillzeit konnten bei der früher typischen Nahrungsknappheit die Versorgung des Nachwuchses eher sicherstellen. Frauen legen ihre Fettspeicher typischerweise an den Gesäßbacken und an den Oberschenkeln ab. Oft haben selbst deutlich übergewichtige Frauen immer noch einen ganz flachen Bauch! Diesen weiblichen Fettansatztyp nennt man auch »gynoid« beziehungsweise »gluteofemuralen Fettansatz« oder man sagt einfach »Birnentyp«.

Männer speichern Unterhautfett hingegen hauptsächlich als Speckschicht am Oberkörper bis hinauf zum Hals (androider Fettansatz, »Apfeltyp«). Außerdem kann Fett auch in der Bauchhöhle gelagert werden – als intraabdominelles Fettgewebe. Männer haben weit mehr davon als Frauen. Da dieses Fett auch die inneren Organe und die Eingeweide einhüllt, nennt man es auch das »viszerale Fett« (von lateinisch viscera, »die Eingeweide«).

Viszerale Fettzellen unterscheiden sich von den weißen des Unterhautfettgewebes im Aufbau: Sie weisen eine erhöhte Dichte und eine stärkere Versorgung mit Blutgefäßen und Nerven auf. Die eigentliche Bedeutung der viszeralen Fettzellen ist noch nicht ganz klar. Möglicherweise sind sie als kurzfristiger Zwischenspeicher gedacht. Sie können sich bei Füllung nicht so weit ausdehnen wie die »original« weißen Fettzellen, reagieren verstärkt auf fettlösende Hormone und leiten wohl auch eher ihren eigenen Zelltod ein.[7] Das prädestiniert sie dazu, Probleme zu bereiten.

Die viszerale Fettmasse unterliegt sowohl bei schlanken als auch bei übergewichtigen Menschen nur geringen Schwankungen. Die Masse des Unterhautfettes ist hingegen sehr variabel und scheint stärker von externen Einflussfaktoren bestimmt zu sein. Der genetische Einfluss auf die Masse an Unterhautfettgewebe liegt nur bei etwa fünf Prozent, während die viszerale Fettmasse zu etwa 50 Prozent genetisch bestimmt ist.[8] Eine positive Energiebilanz fördert die intraabdominelle Fettakkumulation. Aber umgekehrt nimmt bei Gewichtsreduktion die viszerale Fettmasse interessanterweise sogar überproportional stark ab. Eine Erklärung für dieses Phänomen könnte die generell höhere lipolytische Kapazität des viszeralen Fettgewebes gegenüber dem subkutanen Fettgewebe sein.[8] Neben genetischen Faktoren bestimmen auch das Alter, das Geschlecht, die Gesamtkörperfettmasse sowie die Energiebilanz die Ausprägung des viszeralen Fettes und die Fettverteilung. Dabei spielt das Geschlecht für das Fettverteilungsmuster eine besondere Rolle, wie die Unterscheidung in bauchbetonte (android) und hüftbetonte (gynoide) Adipositas schon begrifflich verdeutlicht. Östrogene und Testosteron beeinflussen das Fettverteilungsmuster, wobei die Wirkungen der Sexualhormone auf Adipozyten unterschiedlicher Lokalisationen komplex sind und bisher nicht vollständig verstanden werden.[8] Da die Bauchhöhle nur begrenzt aufnahmefähig ist, findet ein zunehmender Fettspeicher im Bauch immer weniger Platz. Wenn die Energiereserven im Bauch wachsen wollen, muss sich der Bauch schließlich nach vorn wölben. Wer kennt nicht die Männer mit enormen Bäuchen, so prall, als hätten sie einen Medizinball verschluckt. Oft sucht man unterhalb der Taille aber zugleich vergebens nach einem Po, und die Beine sind oft arg dünn. Allerdings werden die Dicke und die Form des Bauches und des Gesäßes auch noch durch die Ausprägung der Muskulatur bestimmt. Die Fetteinlagerungen im Bauch des Mannes dienen ebenfalls als Energiereserve bei Nahrungsmangel. Evolutionär betrachtet könnte es sinnvoll gewesen sein, dass der Jäger relativ mehr Energiereserven in der Körpermitte lagerte. Dadurch wäre die Bewegungsfreiheit von Armen und Beinen nicht beeinträchtigt gewesen, was besseres Kämpfen und Jagen ermöglicht und damit das Überleben der Sippe besser gesichert hätte.

In der modernen Welt findet man häufig auch Frauen schon vor den Wechseljahren mit männlichem Fettansatz am und im Bauch. Neben einer individuellen genetischen Anlage könnte dafür die psychische Überlastung in ihrer Rolle als Verdienerin und Mutter und Hausfrau verantwortlich sein. Denn eine vermehrte Ausschüttung von Stresshormonen, vor allem, wenn sie nicht durch körperliche Kampf- und Fluchtreaktionen begleitet ist, mündet in einer Verstellung des Fettansatztyps – weg von Po und Hüften und hin zum Bauch. Diese Verlagerung des Fettansatzes zum männlichen Typ ist nicht nur von kosmetischer Bedeutung! Vielmehr verbirgt sich hier ein gewaltiges Krankheitsrisiko.

Als einfaches, wenn auch nicht sonderlich genaues Maß für die Menge viszeralen Fetts, welches im Bauch eines Menschen lagert, hat man den Bauch- beziehungsweise Taillenumfang auserkoren. Der definierte Messpunkt liegt in Europa auf dem halben Abstand zwischen der untersten Rippe und dem oberen Rand des Beckenkamms. In den USA misst man direkt auf dessen Rand.

Als relevante Grenzwerte wurden vor einiger Zeit international übereinstimmend ein Bauchumfang von 80 Zentimetern für kaukasische Frauen (Weiße europäischer Abstammung) und 94 Zentimeter für kaukasische Männer festgelegt.[9] Liegt bei kaukasischen Frauen der Bauchumfang über 88 Zentimetern beziehungsweise bei Männern über 102 Zentimetern, ist die statistische Wahrscheinlichkeit für diverse Erkrankungen deutlich erhöht. Für den zarteren Knochenbau von Asiaten gelten niedrigere Grenzwerte.

Wie man sieht, ist es alles in allem sehr gesund, genügend gut funktionierende Fettzellen unter der Haut zu haben. Die Betonung liegt auf *gesunde* Fettzellen und *unter der Haut*. Denn zu viele sehr prall gefüllte Fettzellen oder zu viele kranke Fettzellen und solche an den falschen Stellen bringen den Stoffwechsel erheblich durcheinander. Wenn das nicht rechtzeitig bekämpft wird, startet ein gefährlicher Kreislauf.

Schließlich sei der Vollständigkeit halber noch erwähnt: Warum sich bei manchen Menschen eine ausgeprägte Fettleibigkeit ausbildet und bei anderen nicht, ist häufig eine Frage der genetischen Ausstattung. Aber auch unterschiedliche Umwelteinflüsse, wie auch die von den Eltern auf die Kinder übertragenen Verhaltensmuster, spielen eine Rolle. Und schließlich üben die angelernten, aber veränderbaren Lebensgewohnheiten, wie das Ess- und Bewegungsverhalten, einen relevanten Einfluss aus. Daran wollen wir hier arbeiten.

KAPITEL 2

KRANKE FETTZELLEN STEHEN IN FLAMMEN

Mehr Kalorien zu essen als zu verbrauchen – das ergibt eine positive Energiebilanz. Die überschüssigen Nährstoffe werden nicht vergeudet, sondern in Fett umgewandelt und als Fetttröpfchen in die Fettzellen eingespeichert. Eine gesunde Fettzelle kann sich dafür bis auf das Sechsfache der Normalgröße ausdehnen.[1,2] Allerdings benötigt sie dabei ständig eine ausreichende Versorgung mit Blut und Sauerstoff. Deshalb muss die Bildung von Blutgefäßen mit dem Zellwachstum Schritt halten. Was passiert, wenn das misslingt? Wie wird wohl eine lebenswillige Fettzelle reagieren, wenn ihr der Sauerstoff abgedreht wird? Gegenmaßnahmen ergreifen und um Hilfe schreien – das wäre eine biologisch sinnvolle Reaktion!

Bei Menschen mit vollen, aber funktionsfähigen Fettzellen findet man normalerweise keine Störungen, keine erhöhten Blutfette, unauffälliges HDL-Cholesterin, einen normalen Blutdruck und normale Blutzucker- und Insulinspiegel. Nur etwa 20 bis 30 Prozent der Übergewichtigen fallen in diese Kategorie. In der Fachsprache bezeichnet man sie als »metabolically healthy obese« (MHO), was »stoffwechselgesunde Dicke« meint.[3] Ihre relativ kleinen, gesunden Adipozyten produzieren genügend schützende und nur zu vernachlässigende Mengen an potenziell gesundheitsgefährdenden Gewebshormonen.

Dehnen sich Fettzellen immer mehr aus und hält die Sauerstoffversorgung dem Bedarf nicht stand, entsteht ein akuter Sauerstoffmangel. In übergroßen Fettzellen, den »hypertrophen« Adipozyten ist das Gleichgewicht der Signal- und Botenstoffe gestört. Sie produzieren weniger schützendes Adiponektin, wodurch die Insulinsensitivität der Fettzellen herabgesetzt wird. Damit gehen auch die hemmenden Einflüsse gegen eine weitere Vergrößerung und gegen die Entstehung von Entzündungen verloren. Die randvollen, großen Adipozyten produzieren dann umso mehr entzündungsfördernde Adipokine, wie TNF-α und Interleukin-6, aber auch inflammatorische Lipide (Prostaglandine). Diese Situation begünstigt die Einwanderung von Makrophagen und T-Zellen in das Fettgewebe, die ihrerseits den Entzündungsprozess vorantreiben.[4] Eine besonders perfide Rolle spielt dabei vermutlich der Tumor-Nekrose-Faktor-alpha. Dessen

Bildungsrate steigt bei adipösen Personen stark an. TNF-α fördert zwar die Lipolyse und damit im Prinzip eine Reduzierung der Fettmasse, und er regelt auch die Anzahl der Adipozyten herunter, indem er ebenfalls die Apoptose der Fettzellen auslöst. Allerdings hat dieser Mechanismus der Wachstumsbeschränkung des Fettdepots eine Erhöhung der Blutfette zur Folge, vor allem wenn gleichzeitig die Kalorienzufuhr hoch bleibt.[3, 5] Die schon bedrohliche Situation schaukelt sich in einem krank machenden Wechselspiel immer weiter auf und der Entzündungsstatus des gesamten Organismus erhöht sich und beeinflusst schließlich auch viele Prozesse außerhalb des Fettgewebes.[3] Dabei gilt, dass Menschen mit einer geringeren Anzahl, aber dafür umso größeren Fettzellen stärkere Stoffwechselprobleme entwickeln als Menschen mit einer höheren Zahl an kleinen Fettzellen.

Eine besondere Rolle spielt noch das viszerale Fettgewebe. Ich hatte es im letzten Kapitel schon angedeutet, aber weil es so wichtig ist, soll es hier nochmals vertieft werden. Viszerale Fettzellen sind kleiner als die weißen Fettzellen unter der Haut. Sie sprechen stärker auf die katabolen Hormone zur Fettfreisetzung (Lipolyse) an. Und obwohl sie kleiner sind, geben sie verstärkt Adipokine ab, die einerseits die Gefäßbildung im Fettgewebe fördern[6] und andererseits entzündungs- und letztlich auch atheroskleroseförderend wirken.[7] Dabei kommt der anatomischen Lage des viszeralen Fettgewebes eine besondere Bedeutung zu: Da aus den viszeralen Fettzellen die freien Fettsäuren, Stoffwechselprodukte und Adipokine direkt in das Pfortadersystem vor der Leber freigesetzt werden, gelangen sie unverdünnt in die Leber und wirken dort »ungebremst«. Die ungewöhnlich hohe Fettansammlung löst eine verminderte Insulinsensitivität in der Leber aus. Damit wird, das sei schon vorangestellt, ein erster Teufelskreis auf dem Weg zum Diabetes angeworfen.

Eine Entzündung ist bekanntlich eine Funktion des Immunsystems, die den Körper schützen soll. Aber Fettspeicherung als Entzündungsherd – und Entzündung auf einmal als Überlebensnachteil? Warum tut der Körper sich das an? Das macht doch biologisch eigentlich keinen Sinn. Dafür muss es eine andere Erklärung geben!

Neue Forschungsergebnisse machen immer deutlicher, dass der Trigger für die Entzündungskaskade in der Ausdehnungsfähigkeit des Fettgewebes liegt. Problematisch ist hierbei die ausreichende Versorgung des sich ausdehnenden und vergrößernden Fettgewebes mit Blut, Sauerstoff und Nervenfasern. Wenn ein Mensch zunimmt und vermehrt Fett in die Fettzellen füllt und deren Grenze der Speicherfähigkeit erreicht ist, und wenn die Versorgung mit Sauerstoff über neue Blutgefäße nicht mehr gewährleistet ist, dann geraten die Fettzellen in einen Überlebenskampf. Der Sauerstoffmangel im Fettgewebe nennt sich *Hypoxie*. Die um ihr Leben kämpfenden Fettzellen senden ihre entzündungsfördernden Gewebshormone aus, die als erstes das Wachstum weiterer Blutgefäße ankurbeln sollen.

Sauerstoffmangel in der Fettzelle stellt einen massiven Stress dar.[6] Das Fettgewebe ruft mit der Entzündung quasi um Hilfe, damit schnell an einer Verbesserung der Durchblutung und damit der Sauerstoffversorgung gearbeitet wird. Tatsächlich können Makrophagen im Fettgewebe unter Sauerstoffmangel ganz viele Gewebshormone produzieren, die das Wachstum von Blutgefäßen fördern.[6, 8] Die antientzündlichen M2-Makrophagen verschwinden langsam und die M1-aktivierten entzündungsfördernden Exemplare entwickeln sich in Überzahl.[9] Ein weiterer Effekt der Entzündungsreaktion ist ein erhöhter Energieverbrauch im Gewebe. Das Hochregeln von Entzündungen hilft, durch eine vermehrte Wärmeproduktion die Energiebilanz wieder ausgeglichener zu gestalten oder gar negativ zu stellen. Deshalb werden diese Entzündungsprozesse inzwischen auch als Schutzmaßnahme gegen weitere Gewichtszunahme beziehungsweise gegen den Zuwachs an Fett in den Fettzellen verstanden.[8] Der ganze Prozess ist wohl als akute Nothilfemaßnahme gedacht und soll das System wieder in den regulären Zustand überführen, in der archaischen Erwartung, dass der Mensch sicherlich bald wieder weniger Kalorien aufnimmt (die übliche Nahrungsknappheit) und sich körperlich stärker aktiviert (das tägliche Jagen und Sammeln).

Wenn sich aber an der Ursache – der durch die positive Energiebilanz ständig zunehmenden Füllung der Fettzellen – nichts ändert, reichen diese Entzündungsreaktionen zur Abwehr der dicken Bedrohung nicht mehr aus. Es kommt schließlich zur Apoptose, zum selbst ausgelösten Zelltod. Daraufhin übernimmt eine um 50 Prozent vergrößerte Truppe von M1-Makrophagen das Regiment.[6, 10-13] Sie sezernieren alle TNF-α und locken weitere Immunzellen an, die ihrerseits die Entzündungsreaktion befeuern.

Allerdings benötigt die Vielzahl an Immunzellen für ihre Aktivitäten viel Energie. Diese Zellen verwerten als Treibstoff vornehmlich Glukose. Damit stünden sie in Konkurrenz zu den Muskel-, Nerven- und Fettzellen, die ihrerseits Glukose aus dem Blutkreislauf aufnehmen wollen. Doch in diesem fortgeschrittenen Stadium der Fehlsteuerung wird das Aufrechterhalten der Entzündungsreaktion durch das Immunsystem vom ZNS als wesentlicher Überlebensvorteil gewertet. So stellt es mit höchster Priorität die ausreichende Versorgung der Immunzellen mit Glukose sicher. Wie gelingt das? Das ZNS befiehlt den Immunzellen, Hormone in den Blutkreislauf zu schicken, damit diese das Insulinsignal an den Muskel-, Leber- und Fettzellen hemmen, sodass diese Gewebe die Glukose nicht wegschnappen können. Das bedeutet schlicht und einfach: Insulinresistenz!

Um das noch einmal deutlich zu machen: Entzündung und Insulinresistenz sollen in diesem Kontext einer übermäßigen Fettspeicherung vorbeugen und den krank machenden Stress im Fettgewebe mildern. Man kann davon ausgehen, dass dies von der Biologie nur als vorübergehende Lösung angelegt ist. Aber wenn die Entzündung und die Insulinresistenz chronisch werden, weil die Überernährung und der geringe Energieverbrauch chronisch sind, dann liegt hierin der Anfang eines Teufelskreises, der zu Diabetes und Herz-Kreislauf-Erkrankungen und vielem mehr führt. Auf die Insulinresistenz wird im Verlaufe des Buches noch öfter zurückzukommen sein.

Es ist fast kurios. Die längste Zeit hat man in der Medizin die Entzündungsreaktionen als Beelzebub angesehen und versucht, durch entzündungshemmende Medikamente den Diabetes zu therapieren. Kein Wunder, dass nicht immer Gutes dabei herauskam, denn man hat damit offenbar auch den sinnvollen Teil der Entzündung bekämpft. Immer wieder macht man den Fehler, solche Stoffe, die bei Krankheiten in gehäuftem Maße anzutreffen und als Blutwerte messbar sind, als die *Ursache* der Krankheit zu interpretieren. Korrelation ist aber nicht Kausalität – das muss man sich immer wieder klarmachen! Immer wieder vergisst man, dass der Körper sich nicht gerne selbst umbringt! Im Gegenteil, er will überleben und setzt zunächst alle möglichen, sinnvollen Reaktionen dafür in Gang. Vielleicht sollte man erst einmal diese »Schutzthese«

widerlegen, bevor man gegen die körpereigenen Reaktionen pharmakologische Geschütze in Stellung bringt. Die Natur hat die Entzündung als immunologisches Hilfsmittel für den Heilungsprozess vorgesehen. Gegen Entzündungen als Selbsthilfeprinzip vorzugehen, das erinnert an das Bild von Feuerwehrautos und Häuserbränden: Immer, wenn es brennt, befinden sich auffallend viele Feuerwehrautos in unmittelbarer Nähe der Häuser. Je größer die Brände, desto mehr Feuerwehrautos. Heißt das, dass Feuerwehrautos für die Brände verantwortlich sind?

Es bleibt folgendes Fazit: Entzündungen im Fettgewebe sind anfangs als Nothilfe gegen eine übermäßige Fettansammlung anzusehen, und für diese wichtige Maßnahme nimmt der Körper die Nebenwirkung »Insulinresistenz« in Kauf. Das Fettgewebe reguliert in hohem Maße und zunächst in sinnvoller Weise metabolische und inflammatorische Prozesse, die weit über dieses endokrine Organ hinausreichen. Wie sehr sich bei einem Menschen die Speicherkapazität des Fettgewebes voll funktionsfähig ausdehnen lässt, scheint letztlich über sein »Gesund« oder »Krank« zu entscheiden. Jeder Mensch hat eine genetisch individuell vorgegebene Grenze der Expandierbarkeit seines Unterhautfettgewebes und seiner viszeralen Fettdepots. Und was geschieht, wenn die Grenzen erreicht sind?

KAPITEL 3

VERIRRTES FETT

Fettzellen sollen Fett speichern – die weißen unter der Haut und die viszeralen im Bauchraum. Bedauerlicherweise ist ihre Speicherkapazität und Funktion bei chronischer Überernährung und zugleich mangelnder körperlicher Aktivität, und der dadurch unzureichenden Fettverbrennung, spürbar begrenzt. Bedauerlicherweise ist ein Abatmen oder Ausschwitzen überschüssiger Kalorien ja nicht möglich. Auch kann sich die zugeführte und nicht verwendete Energie nicht ins Nichts auflösen. Bei erschöpfter Speicherkapazität stellt sich also die Frage: Wohin mit den überschüssigen Kalorien?

In diesem Fall müssen Notspeichermöglichkeiten gefunden werden. Dann werden Gewebe, die gar nicht zur Fettspeicherung vorgesehen und nicht entsprechend ausgestattet sind, kurzerhand als Speicherort zwangsverpflichtet. So sammelt sich immer mehr Fett in anderen Organen des Körpers an. Hat sich das Fett erst einmal dorthin »verirrt«, wird es richtig gefährlich.

Als Super-GAU kann man in diesem Zusammenhang die *Lipodystrophie* betrachten. So bezeichnet man eine Gruppe angeborener und erworbener Erkrankungen, die den Verlust von subkutanem Fettgewebe gemeinsam haben.[1] Man unterscheidet genetisch bedingte und erworbene sowie generalisierte und partielle Formen der Lipodystrophien. Allen gemeinsam ist, dass die Betroffenen keine Energiereserven in Form von Unterhautfettgewebe am Bauch oder in der Brust und an den Armen ablagern können. Der Verlust an Unterhautfettgewebe lässt ihre Muskeln hervortreten. Solche Menschen wirken auf den ersten Blick schlank und muskulös. Aber diese Störung der Fettspeicherung hat bei den Betroffenen erhebliche Stoffwechselprobleme und Gefäßerkrankungen zur Folge. So findet man bei ihnen gehäuft Insulinresistenz, Diabetes mellitus, Hypertriglyzeridämie und Atherosklerose sowie Herz- und Hirninfarkte. Viele HIV-Patienten sind medikamentenbedingt von dieser Störung betroffen und weisen dann alle diese Herz-Kreislauf-Risiken auf.

Ist es nicht verblüffend? Diese Menschen haben keinen fetten Bauch, aber sie leiden an den gleichen Störungen wie die übergewichtigen Apfeltypen! Es besteht sogar ein direkter Zusammenhang: je heftiger der Verlust an Unterhautfettgewebe, desto schlimmer die Stoffwechselstörungen.[1] Wir ahnen die Erklärung für dieses Phänomen: Wenn es für überschüssige Kalorien keine Fettzellen unter der Haut gibt, wandern diese in alternative Speicherplätze! Dann landen sie als Fett in den Organen: Leber, Bauchspeicheldrüse, Skelett- und Herzmuskulatur – alle verfetten.[2] Diese Anreicherung von Triglyzeriden in Geweben, die nicht für die Fettspeicherung vorgesehen sind, nennt man »ektopes Fett« – Fett an untypischer Stelle –, »verirrtes Fett« also.

So erklärt sich, warum schlanke Patienten mit Lipodystrophie eine Fettleber entwickeln und warum ihre Bauchspeicheldrüse häufiger den Dienst versagt und nicht mehr genügend Insulin zur Verfügung stellt. Und ihre Leber schickt viel zu viele Fette ins Blut. Bei sehr hohen Triglyzeridspiegeln wird bei ihnen häufig eine akute Pankreatitis, eine Entzündung der Bauchspeicheldrüse, ausgelöst. Mit den hohen Neutralfettspiegeln kommt es gleichzeitig immer zu einem Abbau des HDL-Cholesterins und damit zu einer Erniedrigung des HDL-Cholesterinspiegels im Blut. Häufiger sieht man bei diesen Patienten auch noch eine Erhöhung des LDL-Cholesterins. Wen wundert es, wenn sie ein mächtig erhöhtes Risiko für Herz-Kreislauf-Erkrankungen in sich tragen.[1]

Es gibt auch normalgewichtige, schlanke Menschen ohne Merkmale einer Lipodystrophie, ohne Bauch oder nur mit kleinem Bauchansatz, die dennoch alle Merkmale der gefährdeten apfelförmigen Übergewichtigen aufweisen. Man nennt sie in der Fachsprache »metabolically unhealthy nonobese« – stoffwechselkranke Schlanke. Etwa 15 Prozent der Schlanken sind davon betroffen. Wenn man sie genauer untersucht, stellt man fest: Sie sind zwar äußerlich schlank, aber im Bauchraum verfettet! Sie haben viel viszerales Fett, und ihre Organe sind voll davon. Man nennt sie in der Fachsprache deshalb auch TOFIs, was für »Thin Outside and Fat Inside« steht – äußerlich schlank, aber innerlich verfettet.[3] Sie sind in ihrem gesundheitlichen Risiko absolut mit den dickbäuchigen Menschen mit Stoffwechselstörungen vergleichbar![4] Erkennen kann man dies weder durch Bauchumfangsmessungen noch mit der BMI-Berechnung. Man sieht das Fett aber deutlich in modernen bildgebenden Verfahren, wie der Magnetresonanztomografie (MRT) – auch als »Kernspintomografie« bekannt – oder in der auf ihr aufbauenden Magnetresonanzspektroskopie (MRS). Damit kann man die Fettmasse sogar aufs Gramm genau bestimmen.

Wir müssen dringend umdenken: Ektopes Fett stellt das eigentliche Risiko für die Gesundheit dar, nicht »Übergewicht«! Daher sind auch Schlanke eben nicht grundsätzlich davor gefeit![5-7] Das ist die neue Erkenntnis, die man verbreiten muss. Allerdings muss man auch beim ektopen Fett noch ein wenig genauer hinsehen, denn hier gilt es, quantitative und qualitative Aspekte zu beachten.

Ektopes Fett sollte man nach seiner Lokalisation unterscheiden und nach der Frage, ob es direkte, lokale Effekte auf die Funktion des jeweiligen Organs ausübt oder ob es die gesamte Körperfunktion beeinträchtigt, also »systemisch« wirkt. Überwiegend *systemische* Effekte gehen vom ektopen Fett um die Eingeweide aus sowie vom Fett in der Leber und in den Muskeln. Überwiegend *lokale* Effekte hat Fett, welches sich in den Herzbeutel oder in den Herzmuskel beziehungsweise in die Herzmuskelzellen ein- oder um die Blutgefäße im Herzen oder in den Nieren herum anlagert. Sogar in die Knochen, vielleicht auch ins Gehirn, kann es einwandern und dort Störungen auslösen.

Ob vermehrtes ektopes Fett und viszerales Fettgewebe unabhängige Risiken darstellen, steht immer noch zur Diskussion. Zweifelsohne tragen diese Fettzellen mit ihrem Ausstoß an entzündungsfördernden Gewebshormonen zur systemischen Entzündung des Körpers bei. Aber ob das per se schon so schädlich ist? Auf alle Fälle ist das reichliche Einlagern ektopen Fettes als viszerales Fettgewebe ein sicherer Marker für die Verfettung von Leber, Bauchspeicheldrüse und Skelettmuskulatur. Deren Funktionsfähigkeit wird durch das Fett beeinträchtigt. Die Folge: weniger Zuckeraufnahme aus dem Blut durch Leber und Muskel, ungeregelte Zuckerabgabe durch die Leber an das Blut und unzureichende Insulinfreisetzung aus der Bauchspeicheldrüse. Wenn dies alles gemeinsam eintritt, ist man schnurstracks auf dem Weg zu Zucker- und Fettstoffwechselstörungen. Wann letztlich die Diabetesdiagnose gestellt wird, ist dann nur noch eine Frage der Zeit.

Ein wenig anders, aber nicht minder gefährlich, ist die Situation bei den angesprochenen ektopen Fettablagerungen um die Blutgefäße, an den Herzkranzgefäßen, im Herzbeutel, am und im Herzmuskel sowie beim vermehrten Fett um die Nierengefäße. Diese unphysiologischen Fettablagerungen können direkte *toxische* Effekte auf das umliegende Gewebe ausüben.[8] So vermutet man, dass auch in die Fettablagerungen an der Außenseite der Blutgefäße Makrophagen einwandern und dort chronische Entzündungsreaktionen auslösen können. Damit würde die Gefäßwandfunktion beeinträchtigt, was einen zusätzlichen atheroskleroseförderenden Effekt erklären könnte. Das würde weiterhin das erhöhte Herzinfarktrisiko bei Menschen mit Stoffwechselstörungen und großem Bauchansatz erklären.[9] Die unphysiologischen Fetteinlagerungen im Herzmuskel wären eine Erklärungsmöglichkeit für die häufig zu beobachtende Beeinträchtigung der Pumpfunktion und die damit einhergehende Herzinsuffizienz bei Insulinresistenten mit oder ohne Übergewicht.[10] Und in der Niere könnten die ektopen Fetteinlagerungen die feinen Blutgefäße zusammenpressen und deren Funktion mindern, sodass es nicht nur zum Bluthochdruck, sondern auch zum chronischen Nierenversagen kommt – Störungen, die bei Patienten mit Fettleber und Diabetes häufig vorkommen.[5] Damit aber noch nicht genug: Führende Forscher spekulieren darüber, dass eine unphysiologische Fettakkumulation in den Gehirnzellen mit Alzheimer und anderen Demenzen oder auch mit Depression einhergehen könnte! Und dass ektope Fettansammlungen in Knochenzellen eine Ursache für Osteoporose darstellen! Denn dies alles sind Symptome und Befunde, die in deutlich erhöhtem Maße bei Menschen mit metabolischem Syndrom gefunden werden.[10] Und die haben typischerweise entweder einen großen Taillenumfang oder es handelt sich um TOFIs.

Es geht, wie erwähnt, aber nicht nur um die Menge der Fettablagerungen, sondern auch um deren Qualität und um die Begleitumstände ihrer Speicherung.[4] So lagern Ausdauersportler bei intensivem Training beispielsweise bemerkenswert viel Fett in die Muskelzellen ein. Das ist zwar auch »ektopes« Fett – bei diesen Sportlern wirkt es aber nicht hinderlich oder gar toxisch. Im Gegenteil verhilft es ihnen zu hoher, lang anhaltender Leistungsfähigkeit. Man nennt das auch das »athlete's paradox«. Der Sinn dahinter ist eine Anpassungsreaktion an das Training, sodass der wichtigste Treibstoff der Muskeln – das Fett – für ihren Dauerbetrieb möglichst nah am Verbrennungsmotor, an den Mitochondrien, lagert. So steht die Energie schnell und reibungslos zur Verfügung und die arbeitenden Muskeln müssen nicht darauf warten, dass Fettsäuren irgendwo im Körper aus dem Fettgewebe herausgelöst und über den Blutweg herangeschafft werden. Sie haben den Treibstoff »griffbereit«.

Dazu muss man nicht einmal Leistungssportler sein. Durch moderates, aber konsequentes körperliches Training können selbst ältere, übergewichtige, insulinresistente Menschen die Situation umkehren: Zwar nimmt ihr Muskelfettgehalt trotzdem weiterhin zu, aber wie durch ein Wunder nimmt die Insulinresistenz gleichzeitig deutlich ab. Wie es aussieht, verändert sich durch die regelmäßige Muskelaktivität die Qualität der Fettablagerungen in den Muskelzellen.[11] Offenbar spielen die körperliche Aktivität beziehungsweise das Muskeltraining eine entscheidende Rolle bei der Entscheidung, ob ektopes Fett physiologisch oder unphysiologisch abgelagert wird und ob es anschließend krank macht oder nicht. Über die Macht der Muskeln werde ich noch ausgiebiger in einem eigenen Kapitel berichten (siehe Kapitel 22).

Die aufgezeigten Zusammenhänge sind zwar noch nicht bis ins Letzte erforscht, aber nahezu täglich erscheinen neue wissenschaftliche Arbeiten, die sie weiter untermauern. Eigentlich gibt es schon jetzt keinen Zweifel mehr: Nicht »Übergewicht« ist das Problem, sondern verirrtes, ektopes Fett bei gleichzeitig fehlender körperlicher Aktivität. Die Wirkungen des ektopen Fetts und die damit zusammenhängenden vielschichtigen Stoffwechselreaktionen können endlich auch die vielen Rätsel aufklären, die man mit der herkömmlichen Definition von »Übergewicht« mittels BMI nicht zu lösen vermochte. So bleibt zu fordern: Eine gesundheitsorientierte Neubewertung des Begriffs »Übergewicht« ist überfällig.

KAPITEL 4

VOM ÜBERGEWICHTS- ZUM BMI-PARADOX

»Übergewichtige leben länger!« So lautete am 2. Januar 2013 eine Agenturmeldung, die durch den deutschen Blätterwald rauschte. »Übergewichtige und Menschen mit einem leichten Hang zur Fettleibigkeit leben länger als Normalgewichtige. Deutlich Fettleibige dagegen sterben früher«, hieß es weiter. Was war passiert?

Katherine Flegal, Statistikerin und Epidemiologin der US-Gesundheitsbehörden *(National Center for Health Statistics, Centers for Disease Control and Prevention, Hyattsville, Maryland)* hatte am gleichen Tag die bis dato größte Analyse aller Langzeitbeobachtungsstudien im »Journal of the Medical American Association« veröffentlicht.[1] Insgesamt waren von ihrer Arbeitsgruppe 41 Studien aus den USA und Kanada, 37 aus Europa und der Rest aus Australien, China und Taiwan, Japan, Brasilien, Israel, Indien und Mexiko zusammengefasst worden. Unvorstellbare 2,88 Millionen Frauen und Männer gingen in die Statistik ein. Während der Beobachtungszeit waren 270.000 Todesfälle eingetreten. Welch eine Datenbasis! Daraus könne man endlich einmal gesichertes Wissen ableiten – meinten viele.

Das Ergebnis der Mammutanalyse: Im Vergleich zu Normalgewichtigen (BMI 18,5 bis 25) lag das Sterblichkeitsrisiko für Übergewichtige (BMI 25 bis 30) um sechs Prozent niedriger. Sogar bei Fettleibigkeit des Grades 1 (BMI 30 bis 35) lag die Sterblichkeit fünf Prozent niedriger als bei Normalgewicht. Erst bei stark Fettleibigen (Adipositas Grad 2) mit einem BMI von über 35 stieg das Risiko im Vergleich zu Normalgewichtigen um 29 Prozent!

Nur einen Tag später, am 3. Januar 2013, legte die »Ärzte-Zeitung« nach: »Das Obesity-Paradox. Übergewicht hilft nach Schlaganfall! Rank und schlank macht kerngesund?« Eine deutsche Studie, die in Kooperation mit der Charité (Universitätsklinikum Berlin) durchgeführt und im »European Heart Journal« erschienen war, hatte herausgefunden, dass Übergewichtige einen Schlaganfall eher überleben, weniger Behinderungen davontragen und seltener pflegebedürftig werden als Normalgewichtige.[2] Schon ein paar Wochen zuvor hatten britische Forscher noch Paradoxeres berichtet: Übergewicht ist bekanntlich *das* Diabetesrisiko. Doch die Wissenschaftler entdeckten eher das Gegenteil, nachdem sie sich die Krankenakten von mehr als 100.000 Schotten mit Typ-2-Diabetes angesehen hatten.[3] Analysiert wurde die Sterberate der Patienten in Abhängigkeit vom BMI im Bereich zwischen 20 und 50. Die durchschnittliche Beobachtungszeit betrug fünf Jahre, und das niedrigste Sterberisiko hatten die übergewichtigen Diabetiker mit einem BMI zwischen 25 und 30. Demgegenüber war die Sterberate bei normalgewichtigen diabetischen Männern um 22 Prozent und bei normalgewichtigen diabetischen Frauen sogar um 32 Prozent erhöht! Mit Blick auf den BMI war ein statistisch merklich gesteigertes Sterblichkeitsrisiko erst ab Werten über 35 zu beobachten.

Unfassbar! Das wird manchem Gesundheitsapostel glatt den Atem verschlagen – sofern er vorher noch nichts vom »Übergewichtsparadoxon« gehört hat. Als fleißiger Fernsehgucker deutscher Talkshows dürfte man allerdings bereits informiert sein. Denn unübersehbar taucht dort regelmäßig zum Thema »Übergewicht« ein mächtig »g'wamperter« Lebensmittelchemiker auf. Seit Jahren verkündet er lebhaft gestikulierend: »Übergewicht ein Gesundheitsrisiko? Welch ein Mythos!« Längst widerlegt sei das – meint er. Vielmehr sei Dicksein ein Schutzeffekt, denn mit Übergewicht hätte man die längste Lebenserwartung. Diese Worte aus seinem Munde – das menschelt immer ein wenig …

Doch er hat Recht. Zumindest spricht er nicht gänzlich die Unwahrheit. Auch wenn seine Aussagen ein falsches und gefährliches Signal senden und viele Betroffene sich wohlig füllig in Sicherheit wiegen und sich zu weiterer Völlerei animiert fühlen dürften, so weist er doch auf ein Faktum hin, das von der Ernährungsmedizin gerne ignoriert oder zumindest gerne verschwiegen wird: Reihenweise sind in den letzten Jahren Langzeitstudien veröffentlicht worden, die das geringste Sterblichkeitsrisiko oder die höhere Lebenserwartung im Bereich eines erhöhten BMI fanden. Im Jahre 2002 tauchte der Begriff »Obesity-Paradox« erstmals auf, als Prof. Gruberg und Mitarbeiter aus dem *Cardiac Catheterization Laboratory / Cardiovascular Research Institute in Washington DC* (USA) die Ergebnisse ihrer Studie veröffentlichten:[4] Sie hatten herausgefunden, dass übergewichtige Herzpatienten mit Koronargefäßerkrankung eine bessere Prognose aufwiesen als die schlanken. Weitere Studien mit Herzpatienten konnten dieses Paradox bestätigen:[5, 6] Mit mehr Pfunden auf den Rippen fand man weniger Krankheitsrückfälle und weniger Todesfälle.[7] Selbst bei Diabetikern mit bereits bestehenden Herz-Kreislauf-Erkrankungen wurde bei einem BMI zwischen 30 und 35 eine geringere Zahl von Krankenhauseinweisungen und eine geringere Sterblichkeit beobachtet als bei vergleichbar kranken aber schlanken Diabetikern.[8] In der Fachliteratur und auf Fachkongressen wird seither über das »Obesity-Paradox« und seine verschiedenen Facetten heftig diskutiert. Die Frage ist, ob die genannten Zusammenhänge wirklich so paradox sind oder ob es nicht eher paradox ist, diese Zusammenhänge als »paradox« zu bezeichnen. Zur Erinnerung: Übergewicht und Adipositas werden am Body-Mass-Index festgemacht – Körpermasse! Die setzt sich zusammen aus Knochen, Muskulatur, Bindegewebe, Wasser oder Fett. Die Fettverteilung, die Fitness und der Gesundheitszustand gehen jedoch nicht in den BMI ein.

Ein niedriger BMI garantiert daher nicht, dass der Körper muskulös und fettarm ist. Vor allem mit dem Alter kommt es zu einem stetigen Abbau von Muskelmasse.

Muskelabbau wird insbesondere im Alter mit einem Anstieg der Fettmasse ausgeglichen, ohne dass sich damit der BMI ändert. Auf diese Weise kann man ganz »schlank« innerlich verfetten. Und dieses innere Fett, das man von außen weder sehen noch wiegen kann, steht bekanntlich in besonderem und gut begründetem Verdacht, ein wahrer Bösewicht zu sein.[9] In den meisten der genannten Langzeitstudien wurde nicht zwischen Fettmasse und fettfreier Körpermasse unterschieden und meist auch der Fettansatztyp (»Apfel« versus »Birne«) nicht berücksichtigt. Wenn Teilnehmer aufgrund einer höheren Muskelmasse schwerer waren, konnte ihr höherer BMI in der höheren muskulären Fitness begründet liegen. Oder umgekehrt: Die Normalgewichtigen sind vielleicht mitnichten »normal«. Wie kann ein BMI von 18,5 bei Menschen im mittleren und höheren Alter als »normal« gelten, so wie das in den genannten Studien behandelt wurde? Da sollten eigentlich die Alarmglocken schrillen! Ein BMI von 18,5 bedeutet bei einer Körpergröße von 180 Zentimetern ein Körpergewicht von 60 Kilogramm! Ist das bei einem oder einer 60- oder 70-Jährigen »normal«?

Wenn jemand im mittleren und höheren Alter mit einem BMI von 18,5 oder 19 oder 20 daherkommt, stecken mit gewisser Wahrscheinlichkeit Muskelschwund und/oder (nicht entdeckte) Krankheiten dahinter! Liegt darin des Rätsels Lösung?[7, 10] Viele Erkrankungen wie Herzinsuffizienz oder Krebserkrankungen oder die weltweit ständig zunehmende Krankheit der Atemwege (COPD) haben einen katabolen Stoffwechsel zur Folge und sind folglich »auszehrend«. Es ist leicht vorstellbar, dass bei solchen Erkrankungen mehr Körpersubstanz – mehr Reserven – die Chancen zum Überleben verbessern.

Ähnlich ist auch der Sachverhalt bei schlanken, auch innerlich nicht verfetteten Typ-2-Diabetikern. Man nennt sie gelegentlich auch »Typ-2a-Diabetiker«. Viele gibt es ja nicht, aber die wenigen haben ein besonders hohes Risiko, dass ihre Erkrankung erst (zu) spät entdeckt wird. Bei ihnen sind nicht falscher Lebensstil und Insulinresistenz die Ursachen des Diabetes, sondern sie haben einen Defekt geerbt. Der führt dazu, dass die insulinproduzierenden β-Zellen langsam aber sicher zugrunde gehen und mit der Zeit kein Insulin mehr produzieren. Diese sogenannte »progrediente absolute Betazellinsuffizienz« hat meist einen dramatischeren Krankheitsverlauf und entsprechend ist die Sterblichkeit erhöht.

Wenn aus der Gruppe der überschlanken bis »normalgewichtigen« Menschen im mittleren und höheren Alter in Wahrheit etliche mit gesundheitlichen Problemen in die Studien einbezogen werden, bewirkt das selbstredend eine Verzerrung der Statistik. Dann wäre die im Vergleich niedrigere Sterblichkeit bei leichtem bis mäßigem Übergewicht keine Folge der erhöhten Fettmasse, sondern ein statistisches Artefakt. Folglich wäre es auch nicht »gesünder«, übergewichtig zu sein.[11] Weitere störende Einflüsse in den Statistiken dürften die Einnahme von Medikamenten und das Rauchen sein. Es gibt den begründeten Verdacht, dass bei den Schlanken mehr Raucher anteilig sind und diese aufgrund ihres Lasters ein höheres Sterblichkeitsrisiko aufweisen, was aber statistisch nicht adäquat berücksichtigt wurde. Zudem kann man annehmen, dass Übergewichtige frühzeitiger in ärztlicher Betreuung sind als Schlanke und dass Störungen beziehungsweise Krankheiten entsprechend frühzeitiger behandelt werden, was ebenfalls ihr Sterblichkeitsrisiko mindert.[9, 11] Eine wesentliche Kritik am Übergewichtsparadox betrifft die körperliche Fitness.[9] In den meisten Studien wurde sie entweder gar nicht erfasst oder per Fragebogen erhoben. Wenn Übergewichtige von Wissenschaftlern nach ihren Lebensgewohnheiten befragt werden, diktiert das schlechte Gewissen gerne mal ein paar Stunden mehr Sport pro Woche! Nur in wenigen Studien wurde die Fitness objektiv mittels Leistungstests und entsprechend hohem Aufwand gemessen. Und siehe da, wenn Fitness objektiv festgestellt werden konnte, kam nahezu überein-stimmend heraus, dass der Grad der Fitness die Bedeutung des BMI in den Schatten stellt. Das heißt: Wenn man körperlich gut trainiert, also »fit« ist, hat der BMI keinen nennenswerten Einfluss auf das Sterblichkeitsrisiko. Und umgekehrt: Die Schlankheit nützt gar nichts, wenn man gleichzeitig unfit ist. Dann ist das Sterblichkeitsrisiko vor allem im Herz-Kreislauf-Bereich gnadenlos erhöht.[12, 13] Es gilt immer noch der alte Grundsatz: Lieber fit und dick als schlank und schlapp!

Bei der Diskussion um das »Adipositas-Paradoxon« sollte man endlich genauer berücksichtigen, welch schlechte Aussage der BMI über die gesundheitlich relevan-ten Fettdepots im Körper ermöglicht. Ich möchte im Anschluss gerne die Studien der Arbeitsgruppe um Gary Frost vom *Imperial College* in London (Großbritannien) in den Vordergrund stellen, da sie erhellende Einblicke geben. Seine Untersuchungsreihe hat die Schwäche des BMI schonungslos aufgedeckt. Sie hat mit exakten MRT-Messungen bewiesen, dass beispielsweise bei einem BMI-Wert von 24 der Gesamtkörperfett-gehalt bei Männern zwischen acht und 38 Prozent und bei Frauen zwischen 30 und 44 Prozent schwanken kann! Noch krasser: Bei einem normalgewichtigen BMI von 24 schwankte die viszerale Fettmenge bei Männern zwischen 0,6 und 3,7 Litern! Das ist ein Unterschied von 524 Prozent![14] Wir müssen endlich anfangen, bei der gesundheit-lichen Beurteilung des Körperfetts parallel immer auch wesentliche Risikoparameter zu betrachten. Denn etwa ein Viertel aller Übergewichtigen ist völlig stoffwechselgesund und weist keinen der typischen Risikofaktoren des metabolischen Syndroms auf (siehe auch den Kasten »Definition des metabolischen Syndroms«). Sie haben bei all ihren Pfunden kein erhöhtes Erkrankungsrisiko!

Definition des metabolischen Syndroms

Es finden sich bei Patienten auffällig häufig gleichzeitig ein erhöhter Nüchtern-blutzucker, erhöhte Blutfettwerte (Triglyzeride), ein niedriges HDL-Cholesterin, erhöhte Blutdruckwerte und ein bauchbetonter Fettansatz. Deren gemeinsa-mes Auftreten wird als metabolisches Syndrom bezeichnet. Als Ursache liegt wahrscheinlich die Insulinresistenz zugrunde. Das metabolische Syndrom erhöht das Risiko für Diabetes und Herz-Kreislauf-Erkrankungen. Betroffene Patienten weisen auch eine deutlich erhöhte Sterblichkeit auf.

Über eine einheitliche Definition des metabolischen Syndroms haben sich im Jahre 2009 folgende internationale Institutionen in einer gemeinsamen Ent-schließung verständigt. Die »International Diabetes Federation«, das »Heart, Lung and Blood Institute« der USA, die »World Heart Federation«, die »Inter-national Atherosclerosis Society« und die »American Heart Association«. Dabei wurde der Grenzwert für einen risikosteigernden Bauchumfang populations- und länderspezifisch festgelegt.

Für Kaukasier (Menschen europäischer Abstammung) gelten:

- Bauchumfang > 94 cm für Männer, > 80 cm für Frauen
- Triglyzeridspiegel > 150 mg/dl
- HDL-Cholesterin < 40 mg/dl bei Männern; < 50 mg/dl bei Frauen
- systolischer Blutdruck ≥ 130 mmHg oder diastolisch ≥ 85 mmHg
- Nüchternblutzucker ≥ 100 mg/dl

Treten mindestens drei der fünf Symptome gemeinsam auf, diagnostiziert man das metabolische Syndrom.

Die früher verwendeten Grenzwerte des Bauchumfangs von 88 Zentimetern bei Frauen beziehungsweise 102 Zentimetern bei Männern wurden als nicht streng genug erkannt, um Risikopatienten frühzeitig zu identifizieren. Für den zarteren Knochenbau bei Asiaten gelten entsprechend niedrigere Grenzwerte als die für Kaukasier genannten.

Der Tübinger Professor Norbert Stefan und seine Mitarbeiter fanden in einer Bevölkerungsstudie in Süddeutschland, dass 25 Prozent der adipösen Probanden (BMI > 30) diesem gesunden Typ angehörten.[15] In einer großen repräsentativen Bevölkerungsgruppe der USA fand man im Zuge der »NHANES«-Studie bei 29 Prozent der adipösen Männer und bei 35 Prozent der adipösen Frauen (BMI > 30) das »MHO«-Profil der »stoffwechselgesunden Dicken«. Umgekehrt waren 30 Prozent der normalgewichtigen Männer und 21 Prozent der adipösen Frauen metabolisch krank![16] Diese gefährdeten schlanken Typen werden in der Fachsprache gelegentlich auch mit »MONW« (Metabolically Obese Normal Weight) bezeichnet.[14] Im deutschen Sprachgebrauch hört oder liest man gelegentlich von den »dünnen Dicken« – zwar schlank, aber mit den typischen Stoffwechselmerkmalen der Übergewichtigen mit metabolischem Syndrom. Die Erklärung: Auch die »dünnen Dicken« sind insulinresistent und haben ein erhöhtes Diabetesrisiko, wie im letzten Kapitel beleuchtet.

Fett ist schlicht und einfach nicht gleich Fett, Normalgewicht nicht gleich Normalgewicht und Übergewicht nicht gleich Übergewicht. Entscheidend ist vielmehr, an welcher Stelle und in welcher Qualität das Fett im Körper eingebaut ist und welche metabolischen Konsequenzen das mit sich bringt. Genauso wie wir heute wissen, dass der »Cholesterinspiegel« zu wenig individuelle Aussagekraft bezüglich des Herzinfarktrisikos besitzt und wir mindestens die Blutfettfraktion genau differenzieren müssen – in LDL-Cholesterin und in kleine dichte oder große und lockere LDL-Partikel, in VLDL- und HDL-Cholesterin –, um eine akzeptable gesundheitliche Vorhersage zu ermöglichen, sollten wir den BMI für individuelle Aussagen schleunigst vergessen.

Wie überfällig die gleichzeitige Berücksichtigung des Gesundheitsstatus beziehungsweise der Risikofaktoren bei der Bewertung des BMI ist, belegt eine neue Studie aus England. Mark Hamer und Emmanuel Stamatakis vom *Department of Epidemiology and Public Health* am *University College London* hatten über sieben Jahre eine Gruppe von 22.203 Frauen und Männern im mittleren Alter (im Durchschnitt 54 Jahre) beobachtet.[17] Die Teilnehmer hatten zu Beginn der Studie keine Anzeichen von Herz-Kreis-lauf-Erkrankungen. Sie wurden basierend auf ihrem Taillenumfang, den Blutdruck-werten, dem HDL-Cholesterin, einem Entzündungsmarker (C-reaktives Protein) und Diabetesdiagnose in die Kategorien »stoffwechselgesund« oder »stoffwechselkrank« eingeteilt. Bei gleichzeitigem Vorhandensein zweier Risikofaktoren galten sie als »stoff-wechselkrank«. Darüber hinaus wurden sie ab einem BMI von 30 als »adipös« bezie-hungsweise darunter als »nichtadipös« eingestuft. Immerhin waren von den Adipösen 22 Prozent stoffwechselgesund, während umgekehrt 25 Prozent der nichtadipösen Teilnehmer als stoffwechselkrank eingruppiert wurden.

Während der Beobachtungszeit kam es zu 1.868 Todesfällen, davon 604 aus dem Herz-Kreislauf-Bereich. Im Vergleich zur Gruppe der nichtadipösen Stoffwechselgesun-den hatten die adipösen Stoffwechselgesunden kein erhöhtes Risiko – weder für die Herz-Kreislauf- noch für die Gesamt-Sterblichkeit. Dagegen hatten die stoffwechsel-kranken, nichtadipösen Teilnehmer eine deutlich erhöhte Sterblichkeit: um 59 Prozent bei der Gesamt-Sterblichkeit und ebenfalls um 59 Prozent bei der Herz-Kreislauf-Sterb-lichkeit. Im Vergleich dazu lagen die Stoffwechselkranken und zusätzlich auch noch Adipösen höher im Risiko: 79 Prozent bei der Gesamt-Sterblichkeit und 64 Prozent höher bei der Herz-Kreislauf-Sterblichkeit – wiederum im Vergleich zu der Gruppe der stoffwechselgesunden, nichtadipösen Teilnehmer.[17] Deutlicher kann man es nicht demonstrieren: Der BMI ist für eine individuelle Risikoabschätzung weitgehend untauglich! Und für Menschen über 60 Jahren ist er noch untauglicher.[18] Wie stark der Unsinn aber derzeit noch institutionalisiert ist, zeigt beispielsweise ein aktueller »Diabetes-Risiko-Rechner« aus England.[a] Die Kriterien für diesen Rechner sind nur Alter, Geschlecht, Größe und Gewicht. Wenn man sich realistischer an die Frage nach indi-viduellen Risiken herantasten will, muss man die Körpermasse als Kriterium verlassen und in den Körper hineinsehen. Denn im Bauch spielt sich die Entscheidung ab, ob der hohe BMI gutmütig und sogar gesundheitsförderlich oder ob er lebensgefährlich ist.

Als Näherungswert für das Fett im Bauch kann man die Fettverteilung heranziehen. Zahlreiche Studien der letzten Jahre haben das Verhältnis von Taille zur Hüfte oder den Taillenumfang in ihrer gesundheitlichen Aussagekraft überprüft. Ergebnis: Mit männlichem, »androidem« Fettansatz – dicker Bauch, fetter Oberkörper und dicker Hals, kein Po und dünne Beine – hat man viel schlechtere Karten als mit den typisch weiblichen Formen an Hintern, Hüften und Oberschenkeln. Im Gegenteil, wer viel Fett unter die Haut am Hintern und an den Oberschenkeln packt, der hat damit sogar einen klaren Schutzeffekt. Deshalb kann man heute mit großer Sicherheit behaupten, dass zumindest hinsichtlich des Herz-Kreislauf-Risikos zusätzlich zum BMI der Taillenumfang mit berücksichtigt werden muss, wenn man eine genauere individuelle Risikovorher-sage treffen will. Vieles spricht dafür, dass er sogar *primär* ins Kalkül gezogen werden muss.[19] Auf diese Weise sollte man nicht nur bei Noch-Gesunden, sondern auch bei Kranken vorgehen! Eine Metaanalyse aus dem Jahre 2011 stützt diese klare Position: Hier werteten Forscher der *Mayo-Klinik* in Rochester (Minnesota, USA) zusammenfas-send sechs Langzeitbeobachtungsstudien an Patienten mit Herzgefäßerkrankungen

---

a   http://www.lmsalpha.co.uk/beatdiabetes/

aus.[20] Insgesamt waren 15.923 Patienten aufgenommen worden. Während der Beobachtung kam es zu 5.696 Todesfällen. Setzte man die Sterblichkeit mit dem BMI in Beziehung, so fand sich ein statistisch signifikanter »Schutzeffekt«: Im Vergleich zu »Normalgewichtigen« hatten die »Übergewichtigen« eine um 16 Prozent geringere Sterblichkeit. Bei Adipositas Grad 1 lag das Risiko sogar um 25 Prozent niedriger und bei Adipositas Grad 2 immer noch um 22 Prozent!

Als die Wissenschaftler ihre Analyse mit dem Taillenumfang wiederholten, sahen sie ein ganz anderes Bild: Der Bauchfettansatz war ein eklatantes Sterblichkeitsrisiko. Je stärker der Bauchfettansatz, gemessen als Taillenumfang oder als Taille-Hüft-Quotient, desto höher das Risiko. Eine »zentrale Adipositas« bei »normalgewichtigem« BMI war mit einem 70 Prozent erhöhten Sterblichkeitsrisiko assoziiert. Das gleiche Bauchmaß in Kombination mit »Übergewicht« ging sogar mit einem um 93 Prozent erhöhten Sterblichkeitsrisiko einher!

Der Leiter dieser Studie, Thais Coutinho, hat im Januar 2013 eine noch wesentlich verbesserte Analyse nachgelegt.[21] Seine Arbeitsgruppe vereinigte die Daten von fünf Langzeitstudien aus drei Kontinenten mit insgesamt 15.547 Teilnehmern, die alle an einer Koronargefäßerkrankung litten, und berechnete das Sterblichkeitsrisiko, indem sie den BMI und den Taillenumfang beziehungsweise den Taille-Hüft-Umfangsquotienten gemeinsam betrachtete. Das Ergebnis fiel sehr deutlich aus: Das absolut niedrigste Sterblichkeitsrisiko hatten jene »Adipösen« (BMI > 30) die gleichzeitig einen Taillenumfang unter 83 Zentimetern aufwiesen. Kann man sich das bildlich vorstellen? Das sind entweder die »V-förmigen« mit überaus muskelbepackten Armen und Schultern, aber mit Wespentaille – das Rollenmodell des Kraftsports – oder aber eine extreme »Birne«: flacher Bauch, flache Brust, mit dünnen Armen und gewaltigem Unterbau! Demgegenüber fand sich das größte Risiko für die ganz »Schlanken« mit einem BMI von 18,5 bis 21,9 und gleichzeitigem Bauchumfang von mehr als 104 Zentimetern – die klassischen Äpfelbäuche auf dünnen Beinchen, ohne Hintern, mit schmalen Schultern und dünnen Ärmchen.

Eigentlich ist das nichts wirklich Neues. Kluge Köpfe hatten die Definition des metabolischen Syndroms sicherlich nicht zufällig ohne den BMI festgezurrt. Mit Recht wird hier bevorzugt der Taillenumfang in Kombination mit Blutzucker, Blutfetten und Blutdruck als Konglomerat von Risikofaktoren herangezogen, die das Herz-Kreislauf-Risiko merklich erhöhen.

Zugegeben, der Taillenumfang ist auch nur ein ungenaues Hilfsmittel. Er gilt zwar als ein Annäherungswert für die Fettmasse im Innern des Bauchraums, aber da kann man sich auch gewaltig täuschen. Denn leider kann das Maßband nicht zwischen der Dicke der Speckschicht und der Fettmasse in der Bauchhöhle unterscheiden. Viele große weiße Fettzellen um unsere Organe im Bauchinnenraum, die viel Platz benötigen, wölben sicherlich die Bauchdecke nach außen. Andererseits kann auch die Speckschicht sehr dick sein, während in der Bauchhöhle wenig Fett sitzt.

In der Tat findet man bei gleichem Taillenumfang individuell riesige Unterschiede bei Unterhautfett und viszeralem Fett. So haben Untersuchungen der bereits erwähnten Arbeitsgruppe um Gary Frost am *Imperial College in London* an Patienten bei einem

Taillenumfang von 84 Zentimetern Schwankungen im Ausmaß des viszeralen Fetts zwischen 0,5 und 4,3 Litern gefunden[14] – Unterschiede von bis zu 860 Prozent! Das mögen Extremfälle sein, sie untermauern aber die Erkenntnis, dass der Bauch- beziehungsweise Taillenumfang nicht hinreichend das wirkliche individuelle Risiko abbildet beziehungsweise keine genaue individuelle Prognose für den Patienten erlaubt.[14, 22] Um das Entscheidende zu erfahren, müssen wir die Verhältnisse *im* Bauch begutachten. Wie viel viszerales Fett umhüllt die inneren Organe und das Verdauungssystem des Patienten? Die beliebte und weitverbreitete Bioimpedanzmessung ist dafür ein leider völlig ungeeignetes Instrument, denn einerseits misst sie ziemlich ungenau und andererseits nur den Körperfettanteil, unabhängig von dessen Lokalisation. Auch die DEXA-Messung (Dual Energy X-Ray Absorptiometry), die den Körper mit Röntgenstrahlen abtastet, ist für diese Fragestellung leider nicht geeignet.

Es bleiben das MRT und das MRS (siehe voriges Kapitel). Mit diesem Verfahren, das mithilfe von starken Magnetfeldern sowie elektromagnetischen Wechselfeldern im Radiofrequenzbereich misst, kann man Schnittbilder des Körpers erzeugen, die den Fettgehalt der Organe wie auch die fettfreie Masse genauestens anzeigen, aber auch krankhafte Organveränderungen dingfest machen. MRS-Geräte sind zwar extrem teuer, aber ihre Verbreitung in den Kliniken nimmt zu, sodass diese Methode in Zukunft vielleicht nicht mehr nur Spezialabteilungen und Forschungseinrichtungen vorbehalten sein könnte. Immer näher kommen die Forscher mit bildgebenden Verfahren dem häufig als »böse« bezeichneten viszeralen Fett und können immer klarere Aussagen treffen. Das führt allerdings inzwischen auch zu der Erkenntnis, dass das viszerale Fett wahrscheinlich gar nicht so »böse« ist, wie bisher angenommen. Immer mehr Studien deuten darauf hin, dass das Ausmaß des viszeralen Fetts gar nicht so erheblich für die Gesundheit ist! Wieder einmal ein Trugschluss der Medizin?

Forscher der *Abteilung für Innere Medizin* der *Universität Tübingen* sind auf diesem Gebiet Weltspitze. Die Arbeitsgruppe um die Professoren Hans-Ulrich Häring und Norbert Stefan hat schon vor einigen Jahren darauf hingewiesen, dass das Ausmaß des viszeralen Fetts bei einem BMI über 30 wenig über die Stoffwechselgesundheit aussagt.[15] In den kommenden Kapiteln wird immer wieder von ihren spannenden Arbeiten zu lesen sein.

Noch eins drauf setzte kürzlich die Forschergruppe um Samuel Klein von der medizinischen Fakultät der *Washington University* in St. Louis (Missouri, USA) in Zusammenarbeit mit Wissenschaftlern der Universitäten von Rom und Athen.[23] Für eine Studie hatten sie übergewichtige Probanden gesucht, die ein identisches Maß an viszeralem Fett, aber unterschiedlich hohe Fettgehalte in der Leber aufwiesen. Parallel dazu hatten sie weiterhin auch Übergewichtige gesucht, die den genau gleichen Leberfettanteil aufwiesen, sich aber in der Menge ihres viszeralen Fetts unterschieden. Bei allen Probanden bestimmten sie die Insulinresistenz und die relevanten Fettstoffwechselparameter. Ergebnis: Der reine Umfang an viszeralem Fett sagte nichts über die Stoffwechselgesundheit aus!

Das ließ die Arbeitsgruppe noch längst nicht ruhen. Als Nächstes verglichen sie elf Übergewichtige nach »normaler« Magenbypass-Operation mit elf übergewichtigen Probanden, denen man während der gleichen Magen-OP noch das Omentum majus (das große Fettnetz in der Bauchhöhle als Teil des viszeralen Fetts) entfernt hatte. Ein Jahr nach der Magen-OP hatten alle Probanden mächtig abgenommen und als Belohnung eine doppelt so hohe Insulinsensitivität der Muskeln und eine vierfach gesteigerte Insulinsensitivität der Leber erreicht. Das Interessante: Alle hatten sich gleich verbessert – ob das viszerale Fett teilweise entfernt worden war oder nicht, machte keinen Unterschied.[24] In einer weiteren Untersuchung hatte die gleiche Forschergruppe zehn »übergewichtigen« Diabetikern wiederum das Fettnetz als Teil des viszeralen Fetts herausoperiert. Die Probanden bekamen anschließend die Aufgabe, in den nächsten drei Monaten nichts an der Ernährung zu ändern, um bloß nicht abzunehmen. Danach überprüfte man den Effekt: Es fand sich trotz geringerer viszeraler Fettmenge keine Verbesserung der Insulinsensitivität, und auch bei der Medikation konnte nichts eingespart werden.[24] Wir müssen uns offensichtlich darauf gefasst machen, dass ein weiteres Dogma vom Sockel stürzt: Die viszeralen Fettzellen mit ihren vielen aktiven, entzündungsfördernden Gewebshormonen scheinen für die Insulinresistenz und die gefährlichen Stoffwechselentgleisungen nicht primär entscheidend zu sein. Offenbar ist das Ausmaß des viszeralen Fetts eher ein Marker für die parallel ablaufende Verfettung der Organe im Bauchinnenraum.[25]

Ein Patient bedarf unabhängig von seinem BMI einer individuellen Erhebung seiner Krankengeschichte und einer individuellen Diagnose, und der Therapeut sollte sein Vorgehen individuell darauf abstimmen.[26] Was kann er tun, wenn er kein teures MRT einsetzen kann? Einen Ausweg gibt es jetzt schon: Einige kluge Köpfe haben eine sehr einfache, allerdings indirekte Diagnosemethode für die verfettete Leber erarbeitet, mit deren Hilfe auch ein niedergelassener Arzt oder jeder interessierte Leser das Risiko ablesen kann: Den *Fatty Liver Index*. Dieser umfasst mehrere, einfach zu bestimmende Parameter und wird selbstverständlich an späterer Stelle (siehe Kapitel 8 und 18) näher vorgestellt.

Als Fazit für dieses Kapitel kann man ziehen: Der BMI ist ohne gleichzeitige Betrachtung von Taillenumfang oder Taille-Hüft-Quotient für gesundheitsbezogene Aussagen ungeeignet. Das Risiko für Diabetes und für Herz- und Kreislauf-Erkrankungen ist nicht primär durch die Menge des viszeralen Fetts bestimmt, sondern kann direkt am Verfettungsgrad der Organe abgelesen werden. Davon können Dicke wie Schlanke betroffen sein.

Wir legen fortan das Kapitel »Übergewichtsparadox« unter dem wesentlich treffenderen Begriff »BMI-Paradox« ad acta, und Talkshowzuseher sollten sich in Zukunft nicht mehr von g'wamperten Lebensmittelchemikern in Sachen »Übergewicht als Schutzfaktor« veräppeln lassen. Wir wenden uns besseren Instrumenten zur Risikoeinschätzung zu.[26] Und für den Rest des Buches wird Übergewicht nur noch mit Gänsefüßchen als »Übergewicht« proklamiert.

»DIE MEISTEN MENSCHEN DENKEN, MAN KÖNNE ES JEMANDEM ANSEHEN, WIE FIT, AKTIV UND GESUND ER IST. ABER DAS STIMMT NICHT! FITTE UND GESUNDE MENSCHEN GIBT ES IN JEDER GRÖSSE UND MIT JEDER KÖRPERFORM.«

Steven Blair (Director of Research, Cooper Institute for Aerobics Research, Dallas, USA)

KAPITEL 5

MAMMUT ODER INSULINRESISTENZ

Die Insulinresistenz wurde in den vorigen Kapiteln bereits öfter gestreift. Sie ist wahrscheinlich *der* Grundstein unserer Zivilisationskrankheiten. Wir werden deshalb in diesem Kapitel den Blick auf diese Störung konzentrieren. Das Verständnis der Zusammenhänge ist wichtig, um die nachfolgenden Kapitel besser einordnen zu können.

Insulin benötigt man (unter anderem), um die verdauten, schließlich resorbierten und anschließend im Blut kreisenden Nährstoffe in die Zellen der verschiedenen Zielgewebe transportieren zu können. Der größte Kalorienanteil unserer westlichen Standardkost stammt aus Kohlenhydraten. Nach einer Mahlzeit ist die Skelettmuskulatur normalerweise der größte Abnehmer dafür. Die Muskelzellen können 300, 400 oder bei gut Trainierten sogar 500 Gramm Glukose aufnehmen und als Glykogen einspeichern. Die Leber schafft ebenfalls 80 bis 100 Gramm.

Herrscht bei den Zellen Insulinresistenz, kann zwar die Leber zunächst noch insulinunabhängig Glukose aus dem Blut aufnehmen, nicht jedoch die Muskel- und Fettzellen, da ihre Wahrnehmung des Insulinsignals gehemmt ist. Rezeptoren melden diese Fehlleistung an das Zentralnervensystem. Das reagiert sofort und sendet über Nervenbahnen den Befehl an die Bauchspeicheldrüse, schleunigst noch mehr Insulin zu produzieren und in den Blutkreislauf auszuschütten. Mit dem erhöhten Insulinangebot an den Zielgeweben lässt sich schließlich die Insulinresistenz durchbrechen. Dieser Kompensationsmechanismus geht viele Jahre lang gut.

Insulinresistenz bedingt folglich immer ungewöhnlich hohe Insulinkonzentrationen nach einer gemischten Mahlzeit. Das wird als (kompensatorische) Hyperinsulinämie (wörtlich »zu viel Insulin im Blut«) bezeichnet. Dank dieser stark erhöhten Insulinkonzentration wird die Glukose während der ersten zwei oder drei Stunden nach einer Mahlzeit aus dem Blut in die Zellen geschleust, sodass im Blut letztlich auch immer normale Glukosekonzentrationen vorliegen.

Es gilt dabei: Je insulinresistenter eine Person im Laufe der Jahre wird, desto mehr Insulin wird benötigt, um die gleiche Menge Glukose aus dem Blut in die Zellen zu schleusen. So kann ein Betroffener nach einer Mahlzeit die fünf- oder zehnfache Insulinmenge im Blut haben, ohne dass er das bemerkt. Auf diese Weise wird nach dem Essen über Stunden eine normale Blutzuckerkonzentration gewährleistet.

In diesem Zustand wird der Arzt nach einer testweisen Zuckergabe keine abnormen Blutzuckerwerte entdecken können. Die werden erst dann festgestellt, wenn die Bauchspeicheldrüse die hohen Anforderungen nicht mehr erfüllen kann. Wenn ihre insulinproduzierenden β-Zellen geschädigt sind oder gar vom Körper bereits abgebaut werden, kann die erforderliche Insulinmenge nicht mehr hergestellt werden, die den Zucker vollständig aus dem Blut in die Gewebe schleust. Ganz konkret: Wenn nach jahrelanger Insulinresistenz die Bauchspeicheldrüse nach einer Mahlzeit nicht mehr – wie bis dahin üblich – eine beispielsweise achtfache Überdosis Insulin zur Verfügung stellt, sondern nur noch die siebenfache Menge schafft, dann wird in den Stunden nach dem Essen eine übernormal hohe Blutzuckerkonzentration messbar sein. Diesen Zustand nennt man »gestörte Glukosetoleranz«. Damit ist man auf dem direkten Weg zum Diabetes. Man nennt dieses Stadium deshalb auch »Prädiabetes«. Beim Arzt lässt sich ein entsprechender Test auf Prädiabetes oder Diabetes unter standardisierten Bedingungen durchführen (siehe auch Exkurs »Diagnose der gestörten Glukosetoleranz und des Diabetes«).

Wenn man bei gestörter Glukosetoleranz nicht die Ursachen der Störung beseitigt – jene Lebensstilaspekte, die eine Insulinresistenz ausprägen –, wird die Bauchspeicheldrüse immer weiter ins Versagen getrieben. Mit der Zeit können immer weniger β-Zellen den hohen Anforderungen genügen, werden geschädigt und zerstören sich selbst. Wenn schließlich nach dem Essen nur noch eine zwei- oder dreifach überhöhte Menge Insulin ins Blut gelangt, wird der Zucker nicht mehr in die Zielgewebe geschleust. Dann werden eine Stunde nach dem Essen sehr hohe Blutzuckerkonzentrationen die Folge sein, und selbst nach ein paar Stunden wird immer noch viel Glukose um Blut verbleiben – ein Risiko, denn hohe Blutzuckerkonzentrationen schädigen die Blutgefäße.

Vor diesem Hintergrund wurde die Diabetesdiagnose festgelegt: Wenn zwei Stunden nach einer Gabe von 75 Gramm Traubenzucker die Blutzuckerkonzentration über 200 Milligramm pro 100 Milliliter Blut liegt, dann hat man die volle Diabetesschwelle erreicht beziehungsweise überschritten. Damit ist man offiziell Typ-2-Diabetiker. Das bedeutet, dass die meisten zum Diabetiker werden, obwohl sie im Grunde noch viel eigenes Insulin produzieren und ins Blut abgeben.

Wenn aber die verbleibenden β-Zellen noch fähig sind, die doppelte Menge Insulin zu produzieren, die einem schlanken, sportlichen, insulinsensitiven Menschen nach einer Mahlzeit genügen, um normale Blutzuckerwerte zu erreichen, könnte man sich als Betroffener die Frage stellen: Was muss ich essen, damit meine verbliebene β-Zell-Kapazität ausreicht, den Zucker zügig aus dem Blut zu schleusen?

Da der Zucker im Blut nach dem Essen zum Großteil aus dem Zucker und der Stärke der Nahrung stammt, sollte es für die Betroffenen nicht allzu schwierig sein, sich die schlüssige Antwort zu überlegen – Beschränkung der Kohlenhydrataufnahme! Mit einer entsprechenden Ernährungsumstellung wären sie dann keine »richtigen« Diabetiker mehr, weil sie die hohen Blutzuckerwerte nach dem Essen nicht erreichten. Damit würde auch der »Langzeitblutzuckerwert«, das »glykosilierte Hämoglobin« (HbA$_{1c}$) nicht so hoch ausfallen, als würden sie eine zucker- und stärkereiche Kost genießen, für die eine beschränkte Insulinmenge nicht ausreicht. Schließlich wird man erst zum »insulinpflichtigen« Typ-2-Diabetiker, der auf externe Insulingaben angewiesen ist, wenn die β-Zell-Kapazität noch weiter sinkt oder wenn die Zellen ganz den Dienst versagen.

Diagnose der gestörten Glukosetoleranz und des Diabetes

Zur Diagnose einer gestörten Glukosetoleranz und des Diabetes setzt man unter anderem den sogenannten oralen Glukosetoleranztest (OGTT) ein. Zur Testung wird in Wasser gelöste Glukose verwendet, da sie die Zuckerform ist, die der Körper am schnellsten aufnehmen kann und die zu einem steilen Anstieg der Blutglukosekonzentration führt.

Der Test soll morgens am zuvor zehn Stunden nüchternen Patienten durchgeführt werden. Um ein aussagekräftiges Ergebnis zu erhalten, muss sich der Patient an den drei vorangegangenen Tagen mit mindestens 150 Gramm Kohlenhydraten pro Tag beziehungsweise wie bisher ernährt und keine Diätversuche unternommen haben, um ein günstigeres Ergebnis zu erhalten. Zudem darf keine fieberhafte Erkrankung vorliegen, und bei Patientinnen muss ein dreitägiger Abstand zur Menstruation eingehalten werden. Während des Tests darf der Patient nicht essen, nicht trinken, nicht rauchen und auch nicht körperlich aktiv sein. Niedergelassene Ärzte, die ihre Patienten im Zuge eines OGTT mit den Worten »Kommen Sie in einer Stunde wieder zur nächsten Blutentnahme« aus der Praxis entlassen, haben das Testprinzip nicht verstanden.

Zur Messung von Glukose und HbA$_{1c}$ dürfen nur standardisierte und qualitätsgesicherte Labormethoden zum Einsatz kommen. Handelsübliche Messgeräte sind aufgrund ihrer (zulässigen) Schwankungsbreite von bis zu 15 Prozent nicht geeignet.

Die Messung der Glukose sollte möglichst im venösen Plasma erfolgen.

Der Test läuft wie folgt ab:

- Nüchterne Blutentnahme zur Nüchternglukosebestimmung.

- Anschließend werden 75 Gramm Glukose in 250 bis 300 Milliliter Wasser gelöst als Getränk zugeführt (bei Kindern 1,5 Gramm pro Kilogramm Körpergewicht). Die Flüssigkeit muss innerhalb von fünf Minuten getrunken werden.

- Die Blutentnahme zur Glukosebestimmung erfolgt nach 60 und 120 Minuten.

Nach den Leitlinien der Deutschen Diabetes Gesellschaft (DDG) liegt eine **gestörte Glukosetoleranz** (»Impaired Glucose Tolerance« beziehungsweise IGT) vor, wenn bei einem Nüchternblutzucker von unter 126 Milligramm pro 100 Milliliter der Zweistundenwert zwischen 126 und 200 Milligramm pro 100 Milliliter liegt.

Ein manifester **Diabetes mellitus** wird diagnostiziert, wenn entweder ein Gelegenheitsplasmaglukosewert von größer oder gleich 200 Milliliter pro 100 Milliliter ($\geq 11,1$ mmol/l) gefunden oder eine Nüchternplasmaglukose von größer oder gleich 126 Milliliter pro 100 Milliliter ($\geq 7,0$ mmol/l) gemessen wird oder wenn sich beim OGTT im venösen Plasma ein Zweistundenwert von größer oder gleich 200 Milligramm pro 100 Milliliter ($\geq 11,1$ mmol/l) ergibt.[1] Neu in dieser Leitlinie ist die Verwendung des HbA_{1c} zur Diabetesdiagnose (siehe Stellungnahme auf der Internetseite der DDG). Dies wurde einerseits durch die internationale Standardisierung der Messmethode möglich. Andererseits haben epidemiologische Untersuchungen der letzten Jahre gezeigt, dass die Spezifität eines $HbA_{1c} \geq 6,5$ Prozent (≥ 48 mmol/mol) groß genug ist, um die Diagnose Diabetes stellen zu können. Auch ist die Sensitivität eines $HbA_{1c} < 5,7$ Prozent groß genug, um damit die Diagnose Diabetes auszuschließen. Bei Patienten mit einem HbA_{1c} zwischen 5,7 und 6,4 Prozent empfehlen diese Leitlinien, die Diagnose des Diabetes und seiner Vorstadien durch Messung der Glukose nach herkömmlichen Kriterien zu stellen.[1]

Damit steht fest: Die eine Ursache des Typ-2-Diabetes ist die Insulinresistenz und die andere das β-Zell-Versagen – wobei ein krankhaft erhöhter Blutzuckerspiegel viele Jahre lang nicht wegen eines absoluten, sondern wegen eines *relativen* Insulinmangels auftritt! An dieser Stelle könnte man auch einmal darüber nachdenken, wie sinnvoll es sein mag, dass frisch diagnostizierten Diabetikern, die quasi noch im eigenen Insulin »schwimmen«, zusätzliche Insulininjektionen als »Therapie« angeboten werden. Nach dem Motto: Hauptsache der Zucker ist raus aus dem Blut!

Zurück zur Insulinresistenz. Sie fordert die Bauchspeicheldrüse heraus. Die Hyperinsulinämie nach jeder Mahlzeit schleust den Zucker aus dem Blut. Die Blutzuckerkonzentration bleibt im Normbereich. Was man diesem »normalen« Blutzuckerwert jedoch nicht ansieht, das ist das Schicksal der Glukose: Sie ist raus aus dem Blut – aber wohin ist sie gelangt? In welchem Gewebe ist sie untergekommen? Normal und wünschenswert wäre, wenn der Großteil der Glukose als Glykogen in Muskeln und Leber landet. Ob das tatsächlich gelingt, weiß man aber nicht. Man spürt es nicht, und selbst der Arzt kann das an keinem Routinelaborwert erkennen. Aber ist das überhaupt relevant? Ja, es ist sogar verdammt wichtig!

Es ist der eigentliche »Knackpunkt«: Denn Menschen mit Insulinresistenz schaffen es trotz ihrer hohen Insulinausschüttung nicht, die aus dem Blut abgezogene Glukose vollständig in den Muskel- und Leberzellen unterzubringen! Das heißt: Die Glukose kommt nur zum Teil am eigentlichen Zielgewebe an! Wo der Rest geblieben ist, das werden wir später noch verfolgen.

Da Insulinresistenz einen Diabetes und noch weitere schwere Krankheiten nach sich ziehen kann, sollten wir rechtzeitig klären, ob wir noch insulinsensitiv oder vielleicht schon resistent sind. Das kann man relativ einfach austesten. Im Exkurs »Diagnose einer Insulinresistenz« wird das kurz dargestellt.

Diagnose einer Insulinresistenz

Es sind verschiedene Methoden zur Bestimmung der Insulinresistenz eingeführt worden. Als wissenschaftlicher Goldstandard gilt der sogenannte »**euglykämisch-hyperinsulinämische Clamp-Test**«. Er ist sehr kompliziert und wird primär in der klinischen Forschung, nicht aber in der ärztlichen Praxis eingesetzt. Immer mehr Präventivmediziner lassen hingegen bei einem oralen Glukosebelastungstest nicht nur den Zucker, sondern nach 30, 60, 90 und 120 Minuten auch die Insulinkonzentration im Blut bestimmen. Aus der Höhe und dem Verlauf der beiden Konzentrationskurven kann man die Insulinresistenz beurteilen.

Die einfachste und am häufigsten angewandte Methode ist aber die Bestimmung des Nüchterninsulins. Ein Wert über 15 mU/ml weist auf eine Insulinresistenz hin. Besser ist die Berechnung des **HOMA-Index**. Der HOMA-Index steht für »Homeostasis Model Assessment« und ist primär ein Ersatzparameter für die Insulinresistenz der Leber. Er beruht auf der Annahme, dass die Insulinabgabe nach zwölf Stunden Nahrungskarenz im Gleichgewicht ist. Neben dem Nüchterninsulinwert ist dafür noch der Nüchternblutzuckerwert zu bestimmen. Er verliert allerdings in fortgeschrittenen Stadien des Diabetes, wenn die ß-Zellfunktion schon stark eingeschränkt ist, seine Aussagekraft. In diesem Fall wird das intakte Pro-Insulin bestimmt.

Die Berechnung geschieht wie folgt:

HOMA = Glukose (mg/dl) · Insulin (mU/ml) / 405 oder
HOMA = Glukose (mmol/l) · Insulin (mU/ml) / 22,5

Das Ergebnis zeigt eine Korrelation mit dem euglykämischen Clamp von $r = 0,88$, liegt also recht hoch!

Zur Wertung des Ergebnisses dient dieses Schema:

≤ 1	=	normal
> 2	=	Hinweis auf eine Insulinresistenz
> 2,5	=	Insulinresistenz sehr wahrscheinlich
> 5,0	=	Durchschnittswert bei Typ-2-Diabetikern

Beispiele:

Nü-BZ = 90 mg/dl	Nü-BZ = 90 mg/dl	Nü-BZ = 105 mg/dl
Nü-Insulin = 4,5 mU/ml	Nü-Insulin = 14 mU/ml	Nü-Insulin = 20 mU/ml
HOMA = 90 · 4,5/405 = 1,0	**HOMA = 3,1**	**HOMA = 5,2**

Als noch einfacheres Maß für die Insulinresistenz und die mit ihr assoziierten Herz-Kreislauf-Risiken wird in jüngerer Zeit verstärkt der Triglyzerid-HDL-Cholesterin-Quotient vorgeschlagen.[2] Wenn bei Frauen der Quotient über 2,5 und bei Männern über 3,5 liegt, kann man von einer signifikanten Insulinresistenz und einem markant erhöhten kardiometabolischen Risiko ausgehen.

Wie die meisten Körperreaktionen basiert auch die Insulinresistenz auf einer geneti-schen Anlage. Womit sich die Frage stellt, warum wir alle die Anlage zu diesem »Killer« fest verwurzelt in unseren Genen tragen? Wenn das Menschen umbringt, sollten sich die dafür verantwortlichen Gene im Laufe der letzten Hunderttausend Jahre wegge-mendelt haben und ihre Träger längst ausgestorben sein. Doch das Gegenteil ist der Fall – die Insulinresistenz erweist sich unter bestimmten Bedingungen als vorteilhaft. Noch heute entwickeln wir auch als schlanke gesunde Menschen, wenn schwer ver-letzt, akut eine Insulinresistenz, ebenso als Brandopfer oder mit einer Blutvergiftung oder in der Schwangerschaft. Warum? Eine sinnvolle Erklärung liefert nur die evolutio-näre Betrachtung.[3-7] Wie beschrieben hält Insulinresistenz die Glukose von den größ-ten Abnehmern, den Muskeln und der Leber, fern. Diese Organe benötigen für sich die Glukose auch gar nicht so dringend. Sie können die notwendige Energie ganz einfach auch aus Fettverbrennung gewinnen. Im Gegensatz zu ihnen sind andere Gewebe auf Glukose angewiesen, weil sie Fett nicht verwerten können: das Zentralnervensystem, die roten Blutkörperchen und das Nierenmark. Offensichtlich dient die Insulinresistenz dazu, die Glukose für diese für das Überleben wichtigsten Organe aufzubewahren. Es ist ein Überlebensvorteil, wenn Schwerverletzte ihre Steuerzentrale im Gehirn schnell und ausreichend mit Energie versorgen können. Es ist auch für den Erhalt unserer Gesellschaft überaus sinnvoll, wenn die werdende Mutter in Zeiten knapper Kost – wie es früher die Regel war – das Kind im Bauch mit ausreichend Glukose versorgen kann.

Allerdings dürfte von Natur aus die Schaltung einer Insulinresistenz auf vorüberge-hende Phasen ausgerichtet sein – als Anpassungsreaktion an ungünstige Lebensbedin-gungen. Dies besagt die »Carnivore-Connection« der australischen Ernährungswissen-schaftler Jennie Brand-Miller und Stephen Colagiuri.[6] Ihre These ist durchaus plausibel. Ich hatte sie auch schon vor 13 Jahren in meinem »Syndrom X oder Ein Mammut auf den Teller!« herangezogen, als ich damals die physiologische Basis für eine Ernährungs-umstellung bei Insulinresistenz formulierte.[a]

Die Carnivore-Connection geht davon aus, dass die Ernährung während der längsten Zeit unserer Entwicklungsgeschichte knapp an Kohlenhydraten war. So war es für den jagenden und sammelnden Menschen, der für die Nahrungsbeschaffung allein bereits viel Energie in seiner Muskulatur verbraucht haben muss, sicherlich von Vorteil, wenn er die wenigen gefundenen Kohlenhydrate nicht für die Muskelarbeit verfeuerte, son-dern sie für die lebenswichtigsten Organe – Denken und Fortpflanzen – aufbewahrte. Gleichzeitig schont Insulinresistenz den wichtigen Eiweißbestand – die Muskeln! Bei Insulinresistenz lernen die Muskeln, auf Glukose zu verzichten. Das ist sinnvoll. Denn wenn die Muskeln trotz Nahrungsknappheit weiterhin reichlich Glukose verwerten wollten, aber ihre Glykogenreserven nach kurzer Zeit bereits verbraucht sind, bliebe nur noch die Möglichkeit, schnell Muskeleiweiß abzubauen, um aus den Aminosäuren wieder Glukose zu synthetisieren. Das heißt, Insulinresistenz ist Teil eines evolutionären Mechanismus, der unter Hungerbedingungen die Versorgung des Gehirns mit Glukose sicherstellt.[8] Nach dieser These hat sich die Insulinresistenz der Muskeln (und der Leber)

---

a   Worm N., Syndrom X oder Ein Mammut auf den Teller! Mit Steinzeitdiät aus der
    Wohlstandsfalle. Lünen, systemed Verlag, 2012

als Überlebensvorteil genetisch durchgesetzt. Dabei gibt es einen krassen Unterschied zu heute: Bei unseren Vorfahren war Insulinresistenz nicht von hohen Insulinspiegeln gefolgt! Insulinresistenz ohne die Kohlenhydrate in der Kost bedarf keiner hohen Insulinmenge, und folglich kommt es nicht zur Hyperinsulinämie (und den damit verbundenen unerwünschten Nebenwirkungen)!

Heute verkehrt sich diese Genetik in einen Nachteil: Die Menschen aktivieren ihre Muskeln nicht und essen und trinken tagein und tagaus ganz viel Zucker und Stärke. Heutzutage wird Insulinresistenz nicht durch Kohlenhydratknappheit ausgelöst, sondern durch übermäßige und unphysiologische Fetteinlagerungen in Muskeln und Leber. Die Folge ist unausweichlich: Die Betroffenen haben nach jeder Mahlzeit und nach jedem gesüßten Getränk über Stunden hohe und höchste Insulinausschüttungen! Das viele Insulin durchströmt alle Gewebe des Körpers – auch die insulinsensitiven, was nicht ohne Nebenwirkungen bleibt. Diese werden in Kapitel 14 näher beschrieben. Sobald die Bauchspeicheldrüse die hohen Insulinmengen nicht mehr herzustellen vermag, werden die ständig hohen Blutzuckerkonzentrationen viele Jahre lang alle Nerven und Blutgefäße unerbittlich schädigen, bis der Diabetes endlich diagnostiziert und therapiert wird.

Mit der These von der Carnivore-Connection lässt sich auch erklären, warum Europäer für die Entwicklung von Diabetes weniger anfällig sind als alle Asiaten und Afrikaner sowie die Ureinwohner Australiens und der USA. In Europa gibt es seit einigen Tausend Jahren Landwirtschaft und für die Menschen nicht gerade wenig Kohlenhydrate zu essen, ohne sammeln und jagen zu müssen. Die Europäer haben sich somit länger und dadurch besser an diese Umweltbedingung anpassen können. Die anderen Völker übernahmen erst in jüngerer Zeit diesen westlichen Lebensstil und hatten deutlich weniger Zeit zur genetischen oder epigenetischen Passung. Entsprechend werden diese Völker mit all den neuen »modernen Umweltbedingungen« schneller Übergewicht und Diabetes entwickeln. Und tatsächlich taucht bei ihnen das Diabetesrisiko schon mit weniger Fetteinlagerungen und weniger Lebensstilfehlern auf als bei den Europäern.[9] Noch weitere »moderne« Lebensumstände tragen neben der Verfettung des Körpers und der Inaktivität dazu bei, dass unsere Genetik eine Insulinresistenz schaltet: mangelnde Sonnenbestrahlung und die damit einhergehende Vitamin-D-Unterversorgung[a], Rauchen, negativer Stress in Arbeit und Freizeit und zu wenig oder schlechter Schlaf.[b]

Diese typischen Lebensstilfaktoren unserer Zeit führen sowohl auf direktem als auch auf indirektem Weg zur Störung der normalen Insulinwirkung in der Skelettmuskulatur und in der Leber, in den Fettzellen, den α- und β-Zellen der Bauchspeicheldrüse und auch im Gehirn – zumindest in gewissen Arealen des Hypothalamus. Je mehr dieser wenig artgerechten Lebensstilfaktoren der Körper verkraften muss, desto schlechter reagieren seine Zellen auf den Insulinreiz. So ist es kein Wunder, dass die genannten Lebensstilmerkmale inzwischen als Risikofaktoren für Diabetes, Herzinfarkt, Hirninfarkt und weitere Erkrankungen etabliert sind.

---

a   Worm N., Heilkraft D, systemed Verlag, Lünen, 2009
b   Worm N., Die Schlafmangel-Fett-Falle, systemed Verlag, Lünen, 2011

Einige griechische Wissenschaftler erweitern das Bild vom biologischen Sinn der Insulinresistenz noch etwas.[5] Sie argumentieren, dass es neben der Anpassung an Nahrungs- und Kohlenhydratknappheit vor allem auch um das Meistern stressiger Situationen ging und dabei insbesondere um die Bekämpfung bakterieller Infektionen. Sie sehen Insulinresistenz als Anpassungsreaktion, wenn der Körper von einem anabolen (aufbauenden) in einen katabolen (abbauenden) Status wechseln muss. Insulinresistenz in Muskel und Leber bewirkt ja letztlich, dass auch beim Ausbleiben von Nahrung Fettsäuren aus den Fettzellen ins Blut gelangen und dass Zucker und Fett aus der Leber in den Kreislauf geschüttet werden. Das dient der Energieversorgung des Gehirns und der arbeitenden Muskeln! Beide Organe braucht man dringend im Kampf und auf der Flucht sowie beim Jagen wilder Tiere! Insulinresistenz begünstigt die Energieversorgung unter Stress.

In der heutigen Zeit werden als Stressantwort zwar jede Menge Stresshormone ausgeschüttet, die ebenfalls insulinresistent machen und Energie für Muskeln und Gehirn mobilisieren. Doch leben wir heute die Stressreaktion nicht körperlich aus, und die bereitgestellte Energie wird am Schreibtisch gar nicht genutzt. Zu allem Überfluss wird heute zur Stressbekämpfung auch noch zusätzlich Süßes in den Körper gestopft!

Wie Agathocles Tsatsoulis und seine griechischen Kollegen betonen, ist von der Insulinresistenz passenderweise nur der Energiestoffwechsel betroffen. Andere Aspekte der Insulinwirkung, wie die Förderung des Zellwachstums und die Hemmung der Apoptose, bleiben immer erhalten. Damit wappnet sich der Körper perfekt für die harte Umwelt. Seine Immunzellen können zur Bekämpfung von Infektionen ihre Entzündungsprozesse mit Glukose optimal unterhalten, da sie nicht mit den Muskeln darum konkurrieren müssen.

Das Fazit dieses Kapitels: Die Anlage für Insulinresistenz tragen wir alle in uns, aber wir haben aus einem archaischen Überlebensvorteil zu Zeiten des Sammelns und Mammutjagens in unserem heutigen Schlaraffenland ein gesundheitliches Problem erster Güte aus ihr gemacht. Umgekehrt leiten sich aus diesen Zusammenhängen sehr klare Präventions- und Therapiekonzepte ab, die man unbequemerweise nicht als Pille schlucken kann, sondern für die man einiges im Leben ändern muss.

KAPITEL 6

VON COUCHKARTOFFELN UND STOPFLEBER

Es blieben 24 übrig. Von 400 jungen, gesunden Menschen aus New Heaven, die man genauestens untersucht hatte. Alle schlank, alle Nichtraucher, keinerlei Gebrechen, niemand nahm Medikamente. Alle Schreibtischtäter und keine nennenswerten sportlichen Aktivitäten. Alle mussten morgens nüchtern antreten, Blut abgeben und anschließend die zuckersüße Plörre trinken. Danach wurde blutig gemessen – Insulin und Glukose. Gesucht wurden auf diese Weise seltene Exemplare: insulinresistente, aber noch schlanke und noch gesunde Probanden! Zwölf entdeckte man: acht Frauen, vier Männer. Im Schnitt waren sie 23 Jahre alt, 1,71 Meter groß und 70 Kilo schwer. Ihr BMI 24 – absolut normal, keine Risikofaktoren! Anschließend wurden sie in den Magnetresonanztomografen geschoben, und ihr Körper wurde digital in feinste Scheiben geschnitten: Man wollte ganz genau wissen, wo ihr Fett sitzt und wie viel Knochen- und Muskelmasse unter der Haut versteckt ist.[1] Anschließend suchten sich die Wissenschaftler aus der *Yale Universität* noch zwölf passende Vergleichskandidaten aus: gleich alt, gleich groß und schwer, gleicher BMI, gleiche Fettmasse, gleiche Blutwerte, gleicher Blutdruck. Nur in einem Aspekt sollten sie sich unterscheiden: insulinsensitiv mussten sie sein! Man fand sieben Frauen und fünf Männer, die genau passten.

Drei Tage lang wurden alle mit dem gleichen Essen und Trinken versorgt. Fettarm und kohlenhydratbetont war es, also vermeintlich »gesund« und kalorisch so angepasst, dass alle in ausgeglichener Energiebilanz lebten. Schließlich sollten alle die gleiche Ausgangsposition haben. Am dritten Tag erwartete man sie um 17 Uhr im Labor. Um 19 Uhr gab es dort eine letzte Mahlzeit. Dann ging es ins Bett. Am nächsten Morgen begann der eigentliche Test. Sie wurden sehr früh geweckt und bereits um 6.30 Uhr wurde noch nüchtern via MRT ihr Gehalt an Fett und Glykogen in Muskeln und Leber bestimmt. Anschließend ging es zurück ins Stoffwechsellabor. Endlich, um 10 Uhr, gab es das erste Testmahl für alle. Es entsprach allen Regeln: wenig Fett, moderates Protein und 55 Prozent der Kalorien kamen aus Kohlenhydraten. Allerdings wurde die Kost als Flüssignahrung gegeben, und sie wurde mit harmlosen Isotopen radioaktiv markiert. Um 14.30 Uhr gab es die zweite Testmahlzeit. Wieder flüssig und wieder radioaktiv! Mit den beiden Mahlzeiten wurde der Energiebedarf der Probanden absichtlich um

25 Prozent überschritten. Ein wenig Übertreibung war angesagt, schließlich wollten die Forscher bei ihrem Experiment die Effekte deutlich sehen. Jeweils 20 Minuten hatten die Probanden zum Aufessen. Rühren durften sie sich den ganzen Tag allerdings nicht. Bettruhe war angesagt, und über die Strecken zu den Untersuchungsräumen wurden sie mit dem Rollstuhl gekarrt.

Um 19 Uhr ging es wieder ab in den MRT. Jetzt konnte man perfekt und aufs Gramm genau bestimmen, wie viel Fett und Glykogen in welchen Organen an welcher Stelle abgespeichert worden war. Und natürlich wurde während des ganzen Tages immer wieder Blut abgenommen, um Blutzucker, Insulin und Blutfette zu messen.

Viele Kohlenhydrate hatten die 24 Mutigen an diesem Tag gegessen. Die Forscher interessierten sich für die spannende Frage: Wo waren all die »Carbs« geblieben? Die Wissenschaftler guckten in den Muskeln der Probanden nach. Dort hätten die Kohlenhydrate als Glykogen abgespeichert sein sollen. Man fand sie auch – allerdings nur bei den Insulinsensitiven. In den Muskeln der Insulinresistenten fand man nur eine mickrige Menge davon. Genau genommen hatten deren Muskeln bei gleicher Zufuhr in der identischen Zeit 60 Prozent weniger Glykogen eingespeichert! Woran lag's? Zu wenig Insulin vielleicht? Der Blick auf die Insulinkurven verneinte diese Erklärung: Die insulinresistenten Probanden hatten über den Tag etwa doppelt so viel Insulin in ihrem Blut kreisen wie die Insulinsensitiven! Aufgrund der Hyperinsulinämie hatten sie aber den identischen Blutzuckerverlauf wie die Insulinsensitiven!

Unterschiedlich allerdings – und das sehr deutlich – waren die Blutfettspiegel. Die Insulinresistenten hatten über den Tag einen um 60 Prozent erhöhten Triglyzeridspiegel, während der HDL-Cholesterinspiegel um 20 Prozent erniedrigt war. Keinen Unterschied fand man bei den wesentlichen Gewebshormonen und Entzündungsmarkern.

Nun suchten die Wissenschaftler das Glykogen in der Leber, dem zweiten typischen Speicherort. Vor dem Test besaßen beide Gruppen den gleichen Leberglykogengehalt. Hinterher hatten die Insulinsensitiven dort mehr Glykogen eingelagert. Das ist keine große Überraschung, wobei auch die Insulinresistenten doch recht viel Glykogen in der Leber abspeichern konnten – allerdings nicht ganz so viel wie die Insulinsensitiven. Wo waren sie nur geblieben, die Kohlenhydrate aus der Kost? Verstecken konnten sie sich im MRT ja nirgends.

Nun machten sich die Forscher daran, das Fettgewebe zu untersuchen. Was war mit dem Fett aus der überkalorischen Nahrung passiert? Man wurde fündig: Bei beiden Gruppen fand sich in den Muskeln ein leicht gesteigerter Fettgehalt. Dann sah man sich die Leber an, die ja auch Fett speichern kann. In der Tat hatte die Leber der Insulinsensitiven nach dem überkalorischen Tag etwas mehr Fett eingelagert. Aber erst die Insulinresistenten: Dort fand man mehr als das Doppelte an Fetteinlagerung! Neu gebildetes Fett! »De novo Lipogenese«, wie die Forscher das ausdrücken. Woher kam das Mehr an Fett? Schließlich hatten alle Probanden tagsüber dieselbe Fettmenge zu sich genommen!

Es kann nur eine Erklärung geben: Als Fett in der Leber waren sie schließlich gelandet – die guten Kohlenhydrate. Aber warum nicht als Glykogen in den Muskeln? Wozu hat die Bauchspeicheldrüse sich so angestrengt und das viele Insulin in die Blutbahn gespült?

Die Antwort geben die Wissenschaftler um Gerald Shulman aus den Elite-Universitäten *Yale* und *Harvard* ganz kühl: Bereits eine geringe Insulinresistenz hat einen Defekt der Glykogensynthese in der Muskulatur zur Folge! Ist man insulinresistent, kann man Glykogen trotz des vielen Insulins nicht adäquat bilden. Das zwingt den Körper in den einzig möglichen alternativen Stoffwechselweg: Er muss aus den restlichen Kohlenhydraten Fett herstellen und versuchen, es irgendwo im Körper unterzubringen. Dafür ist die Leber selbst, die nie so insulinresistent wird wie die Muskeln, die erste Option. Und was die Leber nicht sofort als Fett einspeichern kann, schickt sie nochmals in den Kreislauf, damit es irgendwo seinen Platz findet. Da Fett im Blut nicht wie Fettaugen auf der Suppe treiben kann, packt die Leber es auf spezielle eiweißhaltige Fetttransporter, die auch schon so heißen – Lipoproteine. Auf dem Rücken dieser VLDL-Transporter gelangt das Fett schließlich in den Blutkreislauf. Auf dem Weg durch den Körper gibt das VLDL-Molekül da und dort Fettsäuren ab, wobei der Transporter kleiner und dichter wird. So wandelt er sich unterwegs in einen kleinen dichten LDL-Transporter um. Im Gegenzug werden die HDL-Transporter mit ihren Cholesterinpartikeln aus der Peripherie in der Leber abgebaut.

Hohes VLDL-Cholesterin, hohe Triglyzeridkonzentrationen, kleines dichtes LDL-Cholesterin und niedriges HDL-Cholesterin – diese Blutwertekonstellation ist typisch für Menschen mit Insulinresistenz. Es handelt sich um die sogenannte »atherogene Dyslipoproteinämie«, und sie ist genauso gefährlich wie sie tönt. Sie ist ein krasses Atherosklerose- und Herzinfarktrisiko! Und dieses verstärkt sich, wenn Insulinresistente … Nun, was wohl? Wenn sie viele gute Kohlenhydrate essen. Sehr gut funktioniert das mit den feinen, raffinierten, wohl komplexen, aber dennoch »schnellen« Kohlenhydraten aus Stärke. Noch besser gelingt das mit dem geliebten Rohr- oder Rübenzucker und allem Süßen, was aus ihm kreiert wird. Unter den verschiedenen Zuckern gibt es schließlich noch ein ganz besonders fürchterliches Früchtchen, das seine Liebhaber so effektiv verfettet, dass ihm weiter hinten im Buch gleich ein eigenes Kapitel gewidmet wird: die Fruktose.

Vielleicht sollte man an dieser Stelle einmal kurz innehalten und ein Zwischenfazit ziehen: ein überkalorischer Tag – keine so große Seltenheit in unserem üppigen Leben. Falls man vielleicht schon ein klein wenig insulinresistent ist – aber wer weiß das schon – und man fleißig den ganzen Tag regungslos am Schreibtisch schuftet, dann landen die geliebten Spaghetti und das Abendbrötchen einfach als Fett in der Leber. Kann das sein?

Ja, genau so ist es!

Wie viele Tage im Jahr leben wir mit einer positiven Energiebilanz? Offenbar die meisten! Sonst würde die Mehrheit nicht von Jahr zu Jahr neue Jahresringe ansetzen! Runde 60 Prozent der Erwachsenen sind bei uns »übergewichtig«. Als Jugendliche sind viele noch schlank. In der Ausbildung oder im Studium kommen meist die ersten fetten Pfunde dazu. Im Berufsleben verschieben sich schnell die Prioritäten: Leistung statt »Look«. Und nach einer Heirat geht es meist rasant bergauf mit den Kilos.

Die geschilderte Studie aus Yale ist ein Experiment, das bewusst überzeichnete, um die Mechanismen zu erforschen. In der Realität wird es nicht so krass ablaufen, aber doch ähnlich, peu à peu, ohne dass man viel bemerkt. Wie viele Millionen Menschen leben wohl in Deutschland, Österreich und in der Schweiz, die ein bisschen mehr auf den Rippen haben und deshalb schon ein wenig oder ein wenig mehr insulinresistent sind?

Wie unglaublich schnell man mit nur ein paar Kilo mehr eine Insulinresistenz entwickelt, beleuchtet eine spannende Studie aus meiner Heimatstadt München. An der *Technischen Universität am Klinikum Rechts der Isar* arbeiten die Professoren Johannes Erdmann und Volker Schusdziarra. Sie hatten vor einigen Jahren zehn mutige Freiwillige rekrutiert – oder sollte man sie vielleicht besser »Leichtsinnige« nennen –, die bereit waren, sich Pfunde anzufressen. Sie waren im Schnitt 1,80 Meter groß und mit 71 Kilo für heutige Zeiten auffallend schlank. Außerdem waren sie gesund, hatten nichts mit Diäten im Sinn, und vor allem waren sie insulinsensitiv. Für die Studie hatten sie eingewilligt, sich über viereinhalb Monate täglich zwischen 300 und 500 Kalorien mehr zu geben, als sie es gemeinhin taten. Zuvor mussten sie aber eine Testmahlzeit einnehmen und sich dem Glukosetoleranztest unterziehen. Danach begann die Völlerei mit der Gewichtszunahme! Sie durften alles essen, nur *mehr von allem* sollte es sein. Wenn es nicht so richtig klappte mit dem Zunehmen, bekamen sie von der eigens abgestellten Diätassistentin den Tipp, es doch mit »Erfrischungsgetränken«, neudeutsch »Softdrinks«, oder mit guten Fruchtsäften zu versuchen.

Damit klappte es dann postwendend. Sie nahmen um sechs Kilo zu und brachten es letztlich im Mittel auf 77 Kilo. Der BMI steigerte sich dadurch von 22 auf 24. Würde ein junger Mann mit BMI 24 heute im Straßenbild auffallen? Höchstens, weil er überdurchschnittlich schlank ist. Nach der ersten Mast- kam die Testphase. Es gab die gleiche Testmahlzeit wie vor der Gewichtszunahme und den gleichen OGTT. Dann kam es zum Vorher-Nachher-Vergleich: beim Blutzucker vorher wie nachher das exakt gleiche Bild. Nicht der geringste Unterschied zwischen den Blutzuckerkurven. Alles blieb völlig im normalen Bereich. Aber die Insulinkurven! Die lagen signifikant höher als vor der Gewichtszunahme! Die Freiwilligen waren insulinresistent geworden! Nur weil sie ihren BMI von sehr schlanken 22 auf schlanke 24 erhöht und sechs Kilo zugelegt hatten! Und man fand, dass sie trotz der erhöhten Insulinspiegel weniger Glukose in die Gewebe ausschleusen konnten. Wie in New Heaven, nur dass man in München nicht in die Leber geguckt hat. Aber wir können uns jetzt vorstellen, wo die Kohlenhydrate geblieben sind …

Ist Ihnen das auch schon einmal passiert? Ein paar Kilo zuzunehmen? Es kommt sogar noch schlimmer! Man muss nicht einmal zunehmen, um insulinresistent zu werden! Immer fleißig bei der Arbeit auf dem Hosenboden sitzen, alle Wege mit dem Auto zurücklegen und in der Freizeit vor allem vor dem Fernseher sitzen, liegen oder einschlafen genügt bereits. Wem kommt das bekannt vor?

Um den Einfluss körperlicher Inaktivität auf die Körperfunktion zu erforschen, spitzt man die Situation ebenfalls gerne ein wenig zu. Man kann ja das normale inaktive Leben, das die meisten von uns dauerhaft führen, nicht jahrelang im Stoffwechsellabor simulieren. Deshalb holt man sich Probanden, die dazu bereit sind, strikte Bettruhe zu halten. Solche Studienansätze gibt es bereits seit 60 Jahren.[2] Aber die neuen sind noch spannender, beispielsweise die Arbeiten aus dem *Copenhagen Muscle Research Centre:* Da hatte man im Jahre 2011 zwölf junge, gesunde, schlanke und sportliche Männer gewinnen können, die nicht nur zu einem siebentägigen Bettaufenthalt bereit waren – sie ließen sich vor und nach der Studie auch noch mit einer Nadel freiwillig Gewebe aus einem Muskel ziehen, also eine Muskelbiopsie über sich ergehen. Außerdem war mit einem DEXA-Röntgenscanner ihre Körperzusammensetzung geschätzt worden. Während der sieben Studientage durften sie tagsüber bis zu fünf Stunden sitzend verbringen. Aber gehen durften sie keinesfalls: Jeden notwendigen Weg wurden sie im Rollstuhl geschoben. Ansonsten durften sie lesen und fernsehen und essen, so viel sie wollten: Es gab leckere Krankenhauskost, die selbstverständlich fettarm und kohlenhydratbetont war.[3] Immerhin hatten sie trotz der sieben Tage Ruhe nicht zugenommen – vielleicht ein Nebeneffekt des Krankenhausessens?

Nach einer Woche überaus ruhigen Lebens hatten sich die Muskeln der jungen Männer bereits umgebaut. Die enzymatische Ausstattung zur Energiebereitstellung hatte signifikant abgenommen, und die Genaktivität zur Bereitstellung von Mitochondrien – den Kraftwerken der Muskelzellen, die Energie aus der Fett- und Zuckerverbrennung gewinnen – war bereits um 15 Prozent reduziert. Wie sinnvoll unser Körper doch reagiert: Was man nicht benötigt, das wird abgebaut! Weniger Mitochondrien – woraufhin prinzipiell weniger Fett und Glukose aus der Nahrung verbrannt werden kann. Zu allem Übel waren die Muskeln der Kopenhagener Jungmänner auch noch insulinresistent geworden; der Glukosetransporter GLUT-4 war schon merklich abgebaut. Vor allem funktionierte aber das Enzymsystem »Glykogensynthase«, das nach dem Verzehr von Kohlenhydraten für den Aufbau von Glykogenreserven im Muskel verantwortlich ist, nicht mehr adäquat. Seine Aktivität hatte sich reduziert.[4] Letztlich nahmen die Hauptabnehmer der Kohlenhydrate aus dem Essen, die Muskeln, 22 Prozent weniger Kohlenhydrate auf als vor der Bettruhe.

Wo werden die Kohlenhydrate gelandet sein? Leider wurde das nicht untersucht, aber wir können uns das schlüssig vorstellen. Man muss es sich einmal genüsslich auf der Zunge zergehen lassen: Im Krankenhaus gibt es aus Budgetgründen wie aus Überzeugung eine kohlenhydratbetonte Kost. Nach sieben Tagen Bettruhe sind junge, schlanke und sportliche Männer bereits insulinresistent, und ihr Körper kann die Kohlenhydrate nicht mehr adäquat verarbeiten. Wir wissen heute genau, was mit den Kohlenhydraten passiert. Sie werden vorwiegend als Fett in der Leber und an anderen »falschen« Speicherplätzen landen. Bekanntlich kommen in der Überzahl aber nicht mehr ganz junge, nicht mehr ganz schlanke und nicht allzu sportliche Patienten ins Krankenhaus, um sich therapieren zu lassen. Was dieses tage- oder wochenlange Zusammenspiel von Bettruhe und Kohlenhydratdominanz bei ihnen wohl anrichtet? Aus dieser Sicht ist der Begriff »Krankenhaus« wahrlich berechtigt.

Die Kopenhagener Testmänner müssen aber nicht bangen, denn sie sind jung und werden ihre Sportlichkeit nicht aufgegeben haben. Tatsächlich wurde in der Studie schließlich noch demonstriert, dass durch eine anstrengende Muskelbelastung nach den sieben Tage Ruhe eine Normalisierung der Kohlenhydratverwertung erreichbar ist. Hätte man das nicht geahnt oder gewusst, hätte man für die Untersuchung bestimmt keine Zustimmung der Ethik-Kommission erhalten. Aber vielleicht sollten sich die Ethik-Kommissionen einmal mit der Krankenhausverpflegung beschäftigen …

Nach 60 Jahren Forschung über die Auswirkungen körperlicher Inaktivität besteht viel gesichertes Wissen darüber, welch gravierende Störungen sie setzen kann. Inaktivität ist sicherlich der Hauptrisikofaktor für die herkömmlichen Stoffwechsel- und Herz-Kreislauf-Erkrankungen und sogar für zahlreiche Krebsarten.[5, 6] Es bietet sich folgendes Gesamtbild: Bei Couchkartoffeln kommt es zu einer Kettenreaktion. Der Muskel wird insulinresistent; das erfordert eine höhere Insulinausschüttung nach den Mahlzeiten, um den Zucker aus dem Blut zu fischen. Das ist lebenswichtig, denn hohe Zuckerkonzentrationen sind toxisch für alle Gewebe. Die Muskeln verändern ihre Struktur. Die hellen beziehungsweise weißen Fasern nehmen zu. Das sind schnell kontrahierende Muskelfasern, die auf Kohlenhydratverwertung spezialisiert sind. So werden zwar mehr Kohlenhydrate vom umgebauten Muskel aufgenommen und oxidiert. Dafür hemmt dies zugleich die Fettverbrennung und Fettaufnahme in den Muskel. Dadurch wird von den Muskeln nach dem Essen weniger Fett zur Verbrennung aus dem Blut aufgenommen. Umso mehr Fett muss in andere Körperbereiche verteilt werden. Die bei Insulinresistenz und »normaler Mischkost« hohen oder sogar sehr hohen Insulinspiegel fördern die besonders effektive Ablagerung ektopen Fettes. Vor allem die Leber ist unter diesen Bedingungen das erste Ziel für die Fetteinlagerung, und die Leber wird bei Hyperinsulinämie aus Kohlenhydraten besonders effizient noch mehr Fett herstellen. Wenn das mit einer nur leicht erhöhten oder auch ausgewogenen Energiebilanz gekoppelt ist, wird die Fettspeicherung die Fettverbrennung in der Leber übertreffen. Die Folge ist eine Fettleber! Und da die fetter werdende Leber zusätzliches Fett weder speichern noch verbrennen kann, schickt sie es in Gestalt des VLDL-Cholesterins ins Kreislaufsystem.[2] Zu welchen weiteren Effekten dies im Fettstoffwechsel führt, habe ich schon beschrieben. Was die fette Leber hingegen im *Kohlenhydratstoffwechsel* anstellt, wird hier noch nicht verraten. Dafür wartet ein eigenes Kapitel.

Inaktivität, Insulinresistenz und Fettbildung

Inaktivität hat weitreichende unerwünschte Wirkungen.[7] Eine verminderte Verbrennungsleistung des Muskelgewebes führt zusammen mit dem Überangebot an freien Fettsäuren aus den Fettdepots zu einer ständig vermehrten Neusynthese von speicherbaren Fetten. Normalerweise werden Fette als Triglyzeride in Fettdroplets in der Zelle gespeichert. Triglyzeride heißt: drei Fettsäuren an einem Glyzerinmolekül. Dieser Prozess bedingt weitere Lipidakkumulation, u.a. von Ceramiden und Diacylglycerol. Nach neueren Befunden kommt es bei unphysiologischen Bedingungen, wie der chronischen Inaktivität, vermehrt zur Bildung von Diacylglycerol, also zwei Fettsäuren an einem Glyzerinmolekül. Diese Verbindung steht im Verdacht, eine Schlüsselfunktion bei der Ausbildung der muskulären Insulinresistenz einzunehmen. Tatsächlich ist das Lipid ein potenter Aktivator der PKCθ - einer Enzym-Isoform aus der Proteinkinase-C-Familie (PKC), die insbesondere in der Muskulatur lokalisiert ist. Die Phosphorylierung der Insulinrezeptorsubstrate (IRS) stellt eine Voraussetzung für die zelluläre Vermittlung des Insulinsignals dar.

Während die Phosphorylierung der IRS unter normalen Bedingungen an den Tyrosinresten verläuft, katalysiert PKCθ einen alternativen Weg: Unter ihrem Einfluss erfolgt die Phosphorylierung an den Serinresten des IRS-Signal-Moleküls. Dadurch ist der physiologische Ablauf der nachgeschalteten IRS-abhängigen Phosphorylierungskaskade nicht länger gewährleistet, wodurch es letztlich zu einer Störung der insulinstimulierten Translokation der GLUT-Transporter in die Plasmamembran und zu einer Abnahme der Glykogensynthese kommt - die Muskelzelle ist insulinresistent geworden, das heißt, das Insulin büßt seinen blutzuckersenkenden Effekt ein.

Neben der Diacylglycerolvermittelten, PKCθ-abhängigen Fehlphosphorylierung scheinen auch Adipozytokine wie TNF-α und IL-6 an der Ausbildung der muskulären Insulinresistenz beteiligt zu sein. Beide Entzündungsmediatoren aktivieren verschiedene Serinkinasen (IK Kinase b und Jun-N-terminale Kinase), wodurch es ebenfalls zu einer alternativen Phosphorylierung der IRS-Serinreste kommt.

Insulinresistenz fördert auch in der Leber eine gesteigerte Synthese von Diacylglycerol. Dieses führt – wie im Muskelgewebe – über die Aktivierung eines PKC-Isoenzyms (PKC e) zu einer Störung der IRS-vermittelten Insulinsignaltransduktion. Ausdruck der hepatischen Insulinresistenz ist eine verminderte Glykogensynthese bei gleichzeitiger Steigerung der Glukoseneubildung aus Nichtkohlenhydraten (Glukoneogenese) und vermehrter De-novo-Synthese von Triglyzeriden. Letztere werden zum einen vermehrt in der Leberzelle akkumuliert, was längerfristig zur Ausprägung der nichtalkoholischen Fettleber (NAFLD) führt. Zum anderen versucht die Leberzelle, das Überangebot an Triglyzeriden in Form von VLDL-Partikeln aus der Leber zu schleusen, was die Hypertriglyzeridämie erklärt. Diese Vorgänge zählen zu den Störungen des hepatischen Stoffwechsels, die mit dem metabolischen Syndrom vergesellschaftet sind.

Um den einzigen Ausweg aus dem Desaster unseres immobilen Lebensstils zu erfassen, wenden wir uns noch einmal den Studien der berühmten Arbeitsgruppe um Professor Gerald Shulman an der *Yale Universität* zu. Sie hatte sich für ein weiteres Experiment nur insulinresistente junge, gesunde Menschen gesucht: zwölf Probanden, im Schnitt 24 Jahre, und ihr BMI war auch 24 – aber dennoch waren sie alle schon insulinresistent. Erneut gab es drei Tage lang eine kontrollierte fettarme, kohlenhydratbetonte Diät. Alles war wie beim vorigen Test. Am Testtag wurden die Probanden wieder mit dem Rollstuhl ins Labor gefahren und bekamen während des Tages zwei Flüssigmahlzeiten, die zusammengenommen 25 Prozent über ihrem Energiebedarf lagen. Und wiederum wurde das Essen radioaktiv markiert. Der große Unterschied zur ersten Studie: Diesmal wurden bei denselben Personen zwei unterschiedliche Bedingungen getestet. Einmal gab es die überkalorische kohlenhydratbetonte Kost in Ruhe. Zum Vergleich mussten sie ein zweites Mal vor der Nahrungsaufnahme ein wenig sporteln. Gefordert waren drei Sätze à 15 Minuten auf einem Ellipsentrainer mit einer Belastungsintensität von 75 bis 80 Prozent ihrer maximalen Herzfrequenz. Zwischen den Sätzen durften sie fünf Minuten ruhen.[8] Diese 45 Minuten Sport haben die Leber vor dem Schlimmsten bewahrt. Trotz Insulinresistenz und überkalorischer Nahrung waren die Muskeln der Probanden nun dazu fähig, eine mehr als dreifach höhere Menge Kohlenhydrate aus der Nahrung in Form von Glykogen einzulagern. Dafür kam es umgekehrt zu einer 40-prozentigen Minderung der Leberfettbildung. Die Wissenschaftler betonen folgerichtig, dass offensichtlich eine anstrengende Muskelaktivität über eine dreiviertel Stunde ausreicht, um bei insulinresistenten Menschen die Kohlenhydrat- und Fettstoffwechselsituation entscheidend zu verbessern. Und sie sehen in ihren Ergebnissen einen weiteren starken Beleg dafür, dass die muskuläre Insulinresistenz ganz am Anfang der Kette an krank machenden Störungen steht, hin zur Fettleber und zu den hohen atherosklerosefördernden Blutfettwerten.

Das Fazit ist wahrscheinlich für viele ernüchternd, aber gleichzeitig liegt darin eine große Chance: Wer nicht mehr ganz jung und nicht mehr ganz schlank und mit hoher Wahrscheinlichkeit schon mehr oder weniger insulinresistent ist und die Ausbildung einer »Stopfleber« mit all ihren gefährlichen Folgen vermeiden will, der muss sich lecker Pane, Pasta, Patate, Pizza oder Polenta vorher zunächst durch Muskelarbeit verdienen!

KAPITEL 7

EINE KALORIE IST NICHT EINE KALORIE

Physikalisch schon – physiologisch nicht! So wie man hoffentlich einsieht, dass »Übergewicht« und »Übergewicht« zwar physikalisch beziehungsweise BMI-seitig das Gleiche ist, doch physiologisch riesige Unterschiede bestehen können, so sollte man sich auch an den Gedanken gewöhnen, dass eine Kalorie aus Fett oder Protein im Körper deutlich anders wirkt als eine Kalorie aus Alkohol oder Kohlenhydraten.

Diesmal besuchen wir Berkeley an der schönen Westküste der USA, gleich neben San Francisco, wenn man dem Dwight-D.-Eisenhower-Highway nordöstlich über die San-Francisco-Bay folgt. Am *Department of Nutritional Sciences and Toxicology* der *University of California* forscht Jean-Marc Schwarz mit seinem Team.[1] Er beschäftigt sich seit Langem mit der Fettneubildung, der »de novo Lipogenese«. Einiges Aufsehen erregte er in den kohlenhydrataffinen Ernährungskreisen Deutschlands im Jahre 2003, als er die Ergebnisse eines Experiments veröffentlichte, die der herkömmlichen Sichtweise mehr als nur ein wenig widersprachen. Bis dahin hatten die Gelehrten, mit Professor Volker Pudel an der Spitze, den Bürgern versichert nur von Fett werde man fett. Um aus Kohlenhydraten nennenswert Fett zu bilden, müsse man mehr als 500 Gramm pro Tag vertilgen. So steht es bis heute in vielen Lehrbüchern. Deshalb, so empfehlen es viele Gelehrte damals und heute, sollten vor allem Übergewichtige versuchen, Fett einzusparen und sich dafür viele Kohlenhydrate gönnen.

In Berkeley hatten sich Jean-Marc Schwarz und Mitarbeiter drei verschiedene Probandentypen ins Labor geholt. Neun schlanke Insulinsensitive mit einem BMI von 24, sechs »übergewichtige« Insulinsensitive mit einem BMI von 35 und acht »übergewichtige« Insulinresistente mit einem BMI von 34. Das Durchschnittsalter lag bei 36 beziehungsweise 33 und 40 Jahren. Fünf Tage lang erhielten alle eine »ausgewogene« Kost. Der Fettanteil lag bei 40 Prozent, der Proteinanteil bei 14 und der Kohlenhydratanteil entsprechend bei 46 Prozent. Etwas weniger als die Hälfte der Kohlenhydrate war »komplex«, der Rest bestand aus Einfachzuckern. Zudem war die Kost in der Energiezufuhr individuell so angepasst, dass die Probanden ihr Gewicht hielten. Die Schlanken aßen pro Tag im Schnitt 322 Gramm Kohlenhydrate, die insulinsensitiven »Übergewichtigen«

374 und die insulinresistenten »Übergewichtigen« 348 Gramm. Nach fünf Tagen wurde gemessen: Die Fettneubildung in der Leber betrug unter der kalorisch angepassten Kost bei den beiden insulinsensitiven Gruppen – ob schlank oder dick – nur drei beziehungsweise vier Prozent. Die insulinresistenten Dicken hingegen brachten es auf eine etwa viereinhalbfach höhere Fettneubildung – und das bei »nur« 348 Gramm Kohlenhydraten! Aber an Körpergewicht zugenommen hatten sie nichts!

In einer zweiten Studienphase wechselten die Forscher die Diät und es wurden nur noch insulinsensitive Schlanke mit insulinresistenten Dicken verglichen. Beide Gruppen bekamen eine energetisch angepasste Kost, aber in diesem Falle war sie wahrlich fettarm, dafür mit 68 Prozent extrem kohlenhydratreich. Darunter verzehrten die Schlanken 436 Gramm und die Dicken 526 Gramm Kohlenhydrate pro Tag. Nach fünf Tagen wurde wieder gemessen. Überraschung! Unter diesen Bedingungen gab es keinen Unterschied in der Fettneubildung! Sowohl die insulinsensitiven Schlanken als auch die insulinresistenten Übergewichtigen hatten die Fettneubildung in der Leber um etwa 400 Prozent erhöht – die Schlanken sogar einen Tick mehr! Und das ohne ein Gramm an Körpergewicht zuzunehmen!

Was lernen wir daraus? Trotz ausgeglichener Energiebilanz bauen insulinresistente Menschen mit herkömmlichen, kohlenhydratbetonten Nährstoffverhältnissen im Körper Fett auf! Bevorzugt ektopes Fett in der Leber! Sie verfetten damit innerlich, obwohl sie nicht eine Kalorie zu viel gegessen haben! Bei den Insulinsensitiven passiert dagegen nichts Bemerkenswertes, wenn es übliche Mengen sind! Könnte es demnach sinnvoll sein, bei Ernährungsempfehlungen für unsere überwiegend »übergewichtige« Bevölkerung zumindest zwischen Gesunden und Insulinresistenten zu unterscheiden? Fraglos!

Noch ein spannendes Experiment: Wir besuchen das *Department of Endocrinology and Internal Medicine* am *Aarhus University Hospital* im schönen Dänemark. In Kooperation mit ihrem *Magnetic Resonance Center* hat die Arbeitsgruppe um den berühmten Fettstoffwechselforscher Arne Astrup vom *Department of Human Nutrition* der *Universität Kopenhagen* eine spektakuläre Studie aufgelegt.[2] Die Forscher hatten 47 »übergewichtige« Personen dafür gewinnen können, sich einem Trinktest zu unterziehen. Sie wurden nach Zufallskriterien in vier Gruppen unterteilt. Die eine Gruppe musste sechs Monate lang täglich einen Liter Cola »classic« trinken, also mit normalem Zucker als Süßungsmittel (diese *Saccharose* besteht zu 50 Prozent aus Glukose und zu 50 Prozent aus Fruktose). Die zweite Gruppe sollte sich genau gleich verhalten, bekam aber die Aufgabe, täglich einen Liter fettarme Milch (1,5 Prozent Fett) zu trinken.

Die dritte Gruppe trank Cola light (kalorienfrei mit Aspartam gesüßt) und die vierte Gruppe durfte nur Mineralwasser trinken. Alle Getränke wurden kostenfrei zur Verfügung stellt. Alle Probanden waren mittleren Alters und es gab zwischen den Gruppen keine Unterschiede bei Körpergewicht, Körperfettgehalt und BMI. Die Ernährung war den Probanden nicht vorgegeben, sie konnten ihre gewohnte Ernährung also beibehalten und dabei in der Menge variieren, falls das Getränk zu einer vermehrten Sättigung beitragen sollte.

Der Liter Cola classic lieferte 430 und der Liter fettarme Milch 454 Kilokalorien. Der Zuckergehalt im Liter Cola classic betrug 106 Gramm und mit der Milch kam man auf 47 Gramm (Milchzucker). Der Fett- und Proteingehalt in der Cola war natürlich null, mit der Milch hingegen erreichte man zusätzliche 34 beziehungsweise 15 Gramm zur Basisernährung. Vor, während und nach den sechs Monaten wurden die Probanden körperlich untersucht, und mittels MRS wurde der Fettgehalt der Gewebe genau bestimmt. Zusätzlich protokollierte man die Ernährungsgewohnheiten genau. Nett war auch der Service für die Softdrinkgruppe: Sie bekamen Zahnpasta und Zahnbürste gestellt und wurden in Sachen Mundhygiene informiert und von einem Zahnarzt alle eineinhalb Monate untersucht, damit da bloß kein Karies aufblühte!

Die Ergebnisse sind einigermaßen spektakulär und sollten zum Nachdenken anregen! Zunächst die Ernährung: Die Auswertung der Ernährungsprotokolle ergab für die Testphase zwischen den Gruppen keinen Unterschied in der Kalorienaufnahme. Die beiden Gruppen mit den energiehaltigen Getränken hatten also das Mehr an Kalorien durch weniger Essen kompensiert. Entsprechend fand sich nach sechs Monaten zwischen den Gruppen auch kein statistisch signifikanter Unterschied im Körpergewicht. Hätten sie nicht kompensiert, wäre theoretisch in den sechs Monaten ein Gewichtszuwachs von sieben bis acht Kilo zu erwarten gewesen. In der Realität nahm die Colagruppe nur 1,3 Kilo zu und die Milchgruppe 1,4 Kilo. Der Körperfettanteil stieg um 3,1 beziehungsweise 1,4 Prozent. Die Cola-light- und die Wassergruppe nahmen jeweils nur ein paar Gramm zu, und am Körperfettgehalt änderte sich bei ihnen nichts.

Nach dem Wiegen wurden die Probanden in die MRT-Röhre geschoben, und die MRS-Messung brachte es an den Tag: Das viszerale Fett hatte in der Milchgruppe um knapp zehn Prozent ab-, in der Cola-classic-Gruppe aber um etwa 20 Prozent zugenommen – ein Unterschied von 31 Prozent nach nur sechs Monaten! Insgesamt verschlechterte sich das Verhältnis von Unterhaut- zu viszeralem Fett in der Cola-classic-Gruppe um 18 Prozent, während es sich in der Milchgruppe sogar um 13 Prozent verbesserte! Der Fettgehalt der Leber hatte in der Milchgruppe um ein Prozent signifikant abgenommen, sich in der Cola-classic-Gruppe aber um etwa 135 Prozent erhöht, sodass ein Unterschied von 143 Prozent entstand! Das gleiche Bild bei der ektopen Fetteinlagerung in den Muskeln: Unter der fetthaltigen Milch eine leichte Reduktion, aber beim zuckergesüßten Erfrischungsgetränk eine dramatische Zulage, sodass zwischen diesen beiden Gruppen ein Unterschied von 221 Prozent entstand!

Entsprechend stieg der HOMA-Index (der Indikator für die Insulinresistenz) bei den Cola-classic-Trinkern im Trend um 22 Prozent. Darüber hinaus stieg bei ihnen auch der Cholesterinspiegel signifikant um elf und der Triglyzeridspiegel um 32 Prozent. Gleichfalls stiegen der systolische Blutdruck im Trend um etwa drei Prozent und der diastolische um etwa sechs Prozent. Mit der fett- und cholesterinhaltigen Milch erhöhte sich der Cholesterinspiegel hingegen nur um irrelevante 0,6 Prozent und die Triglyzeride sanken im Trend sogar geringfügig. Zusätzlich kam es in der Milchgruppe noch zu einem Absinken des Blutdrucks.

Das ist doch mal eine schöne Botschaft für die DGE-geschulten Ernährungsberater: das eine Getränk, fettfrei und reich an einfachen Kohlenhydraten, lässt »übergewichtige« Menschen innerlich verfetten und den Stoffwechsel entgleisen, selbst wenn sie damit gar nicht zunehmen. Das andere, vergleichbar energiereiche Getränk, das seine Kalorien über tierisches Fett und tierisches Protein liefert und überdies auch noch Cholesterin enthält, lässt »Übergewichtige« ohne jede Gewichtsreduktion innerlich *entfetten* und verbessert die Stoffwechselwerte!

Wer nun immer noch glaubt, dass die Nährstoffrelation für alle Menschen – dicke wie dünne, gesunde wie insulinresistente – gleich sein sollte oder wer immer noch ans Kalorienzählen glaubt, der sollte unbedingt weiterlesen. Es kommt nämlich noch fetter …

KAPITEL 8

FETTLEBER UND FATALE FOLGEN

Schlanke, das haben wir gelernt, sind keineswegs vor ihr gefeit. Man spürt sie nicht kommen. Unspezifische Symptome wie Abgeschlagenheit, Müdigkeit, Schmerzen im rechten Oberbauch – wer hat das nicht schon erlebt. Sie wird spät und oft nur zufällig erkannt, und auch dann wird sie immer noch unterschätzt, ja verharmlost. Aber sie ist groß im Kommen, die Fettleber. Genauer gesagt die »Nichtalkoholische Fettlebererkrankung«, die mit NAFLD (aus dem Englischen »Non-Alcoholic Fatty Liver Disease«) abgekürzt wird. Schätzungsweise 70 Prozent der »Übergewichtigen« tragen sie in sich. Angesichts zwei Dritteln »übergewichtiger« Erwachsener in Deutschland kann man die vielen Millionen Ahnungslosen einfach hochrechnen. Typ-2-Diabetiker haben sogar zu etwa 90 Prozent eine nichtalkoholische Fettleber! Hans-Ulrich Häring hat kürzlich zugespitzt formuliert: »Ohne Fettleber gibt es keinen Typ-2-Diabetes.« Professor Häring und sein Kollege Professor Norbert Stefan gehören mit ihrer Arbeitsgruppe an der Universität Tübingen zu den weltweit führenden Forschern auf diesem Gebiet. Wir sind ihnen hier bereits begegnet und werden es noch öfter tun.

NAFLD verschont selbst unseren Nachwuchs nicht: Etwa 35 bis 40 Prozent aller adipösen Kinder haben bereits eine verfettete Leber, und von den jungen Typ-2-Diabetikern ist fast jeder Zweite betroffen.[1] Die NAFLD ist die »Lebererkrankung des 21. Jahrhunderts«. In den neuesten Leitlinien der amerikanischen Gastroenterologen und Hepatologen stehen – getrennt nach verschiedenen Ländern und Untersuchungsmethoden – noch erschreckendere Zahlen:[2] Demnach sind in manchen Industriestaaten schon bis zu 46 Prozent der Erwachsenen von der nichtalkoholischen Fettleber heimgesucht. In den Entwicklungsländern zählt man im Schnitt erst zehn Prozent NAFLD, aber die Menschen dort holen rasend schnell auf. In Asien, allen voran in Indien und China, nimmt die Entwicklung von »Übergewicht« so schnell zu wie noch niemals zuvor auf der Welt. Dabei haben die Asiaten ein doppeltes Problem: Sie bekommen ihren Typ-2-Diabetes typischerweise bereits mit weit weniger überschüssigen Pfunden als Kaukasier. Auch ist bei ihnen bereits ein BMI von 18,5 bis 24,9 mit einem zweifach höheren NAFLD-Risiko verbunden, wenn man die Fallzahlen mit BMI-Werten von weniger als 18,5 vergleicht.[3-5] Warum ist die nichtalkoholische Fettleber auf einmal so bedenklich? Sie wurde bislang doch als recht harmlos, im Fachjargon »blande«, eingeschätzt. In einer Ausgabe des medizinischen Wörterbuchs »Pschyrembel« aus dem Jahr 1998 steht beispielsweise, dass Fettleber meist alkoholisch bedingt sei, und in Bezug auf die Prognose heißt es zur alkoholischen Fettleber: »Bei Ausschaltung der Ursache voll rückbildungsfähig, sonst Übergang in Leberzirrhose.« Sonst ist nichts zu lesen! Auch die Ärzteschaft hat die längste Zeit mit Ultraschall eine Fettleber diagnostiziert – nur gab es danach keine therapeutischen Konsequenzen.

Heute steht die NAFLD im begründeten Verdacht, zumindest Mitursache für Diabetes, Herz-Kreislauf-Erkrankungen und chronische Nierenerkrankungen zu sein und damit auch zu vorzeitigem Tod beizutragen.[6] In Bezug auf die Zuckerkrankheit sind die Verdachtsmomente inzwischen sogar erdrückend. Seit Kurzem mehren sich auch in medizinischen Fachzeitschriften die Berichte über die große, aber unterschätzte Gefahr, die von der NAFLD ausgeht. Und auch die Pharmaindustrie ist erwacht und prüft, ob altbewährte Medikamente aus anderen Bereichen vielleicht helfen. Und sie sucht nach neuen effektiven und möglichst nebenwirkungsfreien Mitteln. Bisher ist die Suche vergeblich.

Bis auf Weiteres existiert daher nur eine wirksame Therapie: die Änderung des Lebensstils. Im Normalfall speichert eine gesunde Leber Fett in einer Größenordnung von 1,0 bis 1,5 Prozent ihres Gewichts. Von einer »Leberverfettung« (in der Fachsprache »Steatose«) spricht man, wenn mehr als fünf Prozent der Leberzellen sichtbar Fett einlagern. Eine »Fettleber« wird diagnostiziert, wenn mehr als 50 Prozent der Leberzellen sichtbar Fett speichern oder wenn der Fettgehalt mehr als fünf Prozent des Lebergewichts ausmacht.

Als die Menschen früher noch zu Fuß liefen, körperlich hart arbeiten mussten und schlank waren, war der Alkoholmissbrauch die häufigste Ursache der Fettleber. Das hat sich nunmehr radikal verändert. Die alkoholbedingte Variante ist heute weit in der Minderzahl. Das ist aus neuer Sicht wahrscheinlich metabolisch nicht wirklich relevant[7], sollte aber dennoch den Blick der Ärzte für dieses immense Problem schärfen. Denn die hohen Zahlen an NAFLD verdeutlichen, wie viele Millionen Menschen, die nicht übermäßig Alkohol konsumieren, diese gefährliche Störung in sich tragen.

Für die Diagnose »nichtalkoholische Fettlebererkrankung« muss ein erhöhter Alkoholkonsum als Grund für diese Störung ausgeschlossen sein. Definitionsgemäß meint man damit weniger als 20 Gramm (entsprechend 25 Milliliter) reinen Alkohol pro Tag bei Frauen beziehungsweise weniger als 30 Gramm (entsprechend knapp 40 Milliliter) bei Männern. Zur Veranschaulichung: Ein 0,2-Liter-Glas Wein (mit 12,5 Vol%) enthält genau 20 Gramm Alkohol.

Damit die Diagnose NAFLD gestellt werden kann, darf die Leberverfettung auch nicht auf eine familiäre Veranlagung oder auf bestimmte Grundkrankheiten wie chronische Hepatitis B und C, Autoimmunhepatitis, Abetalipoproteinämie, Morbus Wilson oder eine Hämochromatose zurückzuführen sein. Ferner müssen medikamentös bedingte Leberschädigungen ausgeschlossen werden, etwa durch Amiodaron, Methotrexat, Kortikoide oder Tamoxifen.

Zur apparativen Diagnostik dieser Lebererkrankungen stehen verschiedene Verfahren zur Verfügung, wovon die meisten sehr aufwendig und/oder teuer sind (siehe Exkurs).

Im ärztlichen Alltag wird meist die Lebersonografie (Ultraschall) eingesetzt. Diese kann die krankhaften Veränderungen allerdings erst ab einem mittleren Verfettungsgrad der Leber sichtbar machen. Alternativ kann man aber gemeinsam mit dem Arzt ein paar einfachere und leicht verfügbare Körpermaße und Blutwerte heranziehen und in einem »Score« die Wahrscheinlichkeit für das Vorliegen einer Fettleber berechnen. Im Kapitel 18 »Risiko erkennen« wird darüber berichtet.

Bei 10 bis 20 Prozent der Patienten mit NAFLD entwickelt sich in der Leber eine Entzündung.[1] Man spricht dann von einer nichtalkoholischen Fettleberhepatitis beziehungsweise NASH (»Non-Alcoholic Steato Hepatitis«). Sie kann verschiedene Schweregrade durchlaufen, entsprechend Grad 1 bis Grad 3 der Entzündungsskala. Aus der NASH kann sich eine Fibrose entwickeln, bei der Lebergewebe untergeht und durch funktionsloses Bindegewebe ersetzt wird. Und bei 14 bis 28 Prozent der Patienten mit einer NASH schreitet die Erkrankung über 10 bis 20 Jahre zur Zirrhose mit ihrem zunehmenden Ausfall der Leberfunktionen fort.[8] Schätzungsweise 40 Prozent der Zirrhosepatienten entwickeln innerhalb von zehn Jahren ein Leberversagen und in zehn bis 25 Prozent der Fälle muss mit einem Leberkarzinom gerechnet werden. Auch mit einer »einfachen« NAFLD steigt bereits die Wahrscheinlichkeit, ein Leberkarzinom zu bekommen.[9]

Diagnose der nichtalkoholischen Fettlebererkrankung (NAFLD) und der nichtalkoholischen Fettleberhepatitis (NASH)

Der Goldstandard zur Diagnose einer nichtalkoholischen Fettleber beziehungsweise der daraus resultierenden Folgen wie Steatohepatitis (NASH) oder Leberfibrose sowie -zirrhose ist die Leberbiopsie. Diese ist jedoch mit den typischen Risiken eines invasiven Eingriffs verbunden, sodass dieses Verfahren in den frühen Erkrankungsstadien routinemäßig nicht zum Einsatz kommt, außer in Fällen, wo eine Diagnosesicherung das weitere therapeutische Vorgehen wesentlich beeinflussen würde. Weitere diagnostische Verfahren sind CT, MRT und MRS. Insbesondere die MRS ist aufwendig und teuer und kommt daher üblicherweise nur in klinischen Studien zum Einsatz.

Im ärztlichen Alltag spielt die Lebersonografie die diagnostische Hauptrolle, wobei deren Sensitivität beziehungsweise Spezifität in der Literatur für erfahrene Untersucher mit jeweils bis zu 80 bis 90 Prozent angegeben wird. Nachteilig ist, dass erst ab einer mittelgradigen Leberverfettung (> 20 bis 30 Prozent der Leberzellen zeigen makrovesikuläre Fetteinlagerungen) die hohe Sensitivität der Untersuchungsmethode erreicht wird.

Zusätzlich können im klinischen Alltag Labor- und anthropometrische Daten unterstützend zur Diagnosesicherung herangezogen werden. Als Laborparameter zieht man oft die Aminotransferasen heran. Allerdings ist der isolierte prädiktive Wert dieser Parameter gering.

Weitere Hilfsmittel, um eine NASH nichtinvasiv zu diagnostizieren, bieten sogenannte »Scoringsysteme«. Hierbei werden z. B. das Vorliegen einer arteriellen Hypertonie, eines Typ-2-Diabetes, eines Schlafapnoesyndroms, die Zugehörigkeit zu einer ethnischen Gruppe und bestimmte Cut-offs für die Aminotransferasen zusammengefasst. Auch Variablen wie Alter, Geschlecht, Körpergröße, Körpergewicht, Trigylzeride, Gesamtcholesterin, Alpha-2-Makroglobulin, Apolipoprotein A1, Haptoglobin und Gesamtbilirubin werden zu Scores verrechnet. Auch der Titer bestimmter Antikörper, die Bestimmung von Azeton in der Ausatemluft, Nüchternwerte von Insulin, C-reaktivem Protein, dem Intercellular adhesion molecule-1 (sICAM) oder Thioredoxin finden Eingang in die Beurteilung des Vorliegens einer NASH.

Am zurzeit vielversprechendsten erscheint die Erforschung der Bedeutung des Apoptosemarkers Cytokeratin-18 in der Diagnostik der NASH. Es ist aber weitgehend ungeklärt, ob diese Marker und Scores auch die metabolischen Komplikationen einer NASH vorhersagen.[1] Bedogni und Mitarbeiter aus dem *Centro Studi Fegato* der *Universität in Triest* (Italien) haben auf der Basis der Werte von BMI, Taillenumfang, Triglyzeriden und γ-GT einen sogenannten **»Fatty Liver Index«** (FLI) entwickelt, der mit annähernd ähnlicher Sensitivität und Spezität wie die Oberbauchsonografie auf eine Leberverfettung hindeuten kann und der in diesem Buch als praktikabler Marker propagiert wird (Details siehe Kapitel 18 »Risiko erkennen«).[10, 11] Bei der Entwicklung einer NASH aus einer nichtalkoholischen Fettleber finden sich histologisch eine lobuläre Entzündungsaktivität, ballonierte Hepatozyten sowie Kennzeichen vermehrter Apoptose und Fibrose. Hier ist, ebenso wie bei Verdacht auf Leberfibrose und Leberzirrhose, eine Diagnosesicherung mittels Leberbiopsie unabdingbar, wenn daraus das weitere therapeutische Vorgehen abgeleitet werden soll. Blutwerte zur Diagnose einer NASH, wie der Apoptosemarker Zytokeratin-18, befinden sich noch in der Evaluation im Rahmen laufender Studien, sodass diese bislang noch nicht für die gängige ärztliche Praxis empfohlen werden können.

Diese Aspekte der Fettleber sind bedenklich genug und wohl jedem Arzt zumindest in etwa bekannt. Auch hat das vorliegende Buch nicht den Anspruch, diese Krankheit adäquat zu beschreiben. Es soll vorrangig diejenigen Aspekte in den Vordergrund rücken, die die Volkskrankheit NAFLD beziehungsweise NASH noch viel gefährlicher machen als bislang eingeschätzt, und es sollen vor allem die Lebensstilaspekte beleuchtet werden, die dabei eine Rolle spielen.

Dass die NAFLD im direkten Zusammenhang mit den häufigsten Todesursachen in unserer Gesellschaft steht, ist eine relativ neue Entdeckung. Auf welche Weise Menschen mit NAFLD mit hoher Wahrscheinlichkeit einen Typ-2-Diabetes entwickeln, wird im nächsten Kapitel diskutiert. Dass Diabetes beileibe kein Zuckerschlecken ist, dürfte bekannt sein; dass sich allein durch ihn das Risiko für die Entwicklung einer Herz-Kreislauf-Erkrankung um den Faktor drei erhöht, wohl etwas weniger. Dass Menschen mit

NAFLD beziehungsweise NASH, selbst wenn sie keinen Diabetes bekommen, bereits in frühen Jahren der Herzinfarkt droht und eine chronische Nierenerkrankung wahrscheinlicher wird, soll dann einige Kapitel später vertieft werden.

Woher kommt das viele Fett in der Leber? Eine seltene Ursache ist eine spezifische Störung: Die Leber kann nicht genügend Fett in den Blutkreislauf schicken, wenn sie zu wenige der speziellen Fetttransporter (Apo- beziehungsweise Lipoproteine) produziert. Wer zu wenig davon hat, staut das Fett in seiner Leber an.

Bei den meisten Menschen entstammt das Leberfett diesen drei Quellen: An erster Stelle nimmt die Leber jene Fettsäuren auf, die aus dem übervollen Unterhautfettgewebe »ausgerissen« und über die Blutbahn zur Leber gelangt sind. Zweitens – sehr relevant und häufig verkannt – entsteht aus den Kohlenhydraten der Nahrung mittels der bereits vorgestellten »de novo Lipogenese« neu formiertes Fett in der Leber. Interessanterweise baut die Leber aus Kohlenhydraten nur eine einzige Fettsäure. Sie heißt Palmitinsäure und ist weltberühmt, weil sie jene gesättigte Fettsäure mit 16 C-Atomen ist, die den Cholesterinspiegel am stärksten ansteigen lässt. Das ist wichtig in Erinnerung zu behalten! Erst in dritter Linie stammt das Fett in der Leber aus dem Fett im Essen.[12] In der Gesundheitsliteratur warnt man aber meist an erster Stelle – wie wäre es anders zu erwarten – vor dem »zu fettreichen« Essen und vor den gesättigten Fettsäuren. Diese sollen uns eine Fettleber bescheren.

Auch wenn diese Behauptung seit Jahren widerlegt ist, wird sie weiterhin ständig wiederholt. Spätestens nach der hochrangigen Veröffentlichung von Prof. Donnelly und Mitarbeitern aus dem Jahr 2005 sollten es alle, die sich mit diesem Thema befassen, eigentlich besser wissen. Damals hatten die Gastroenterologen und Ernährungsmediziner der *University of Minnesota* in einem sehr sorgfältigen Experiment nachgewiesen, dass die Kohlenhydratzufuhr für die Fettbildung in der Leber viel relevanter ist als der Fettkonsum.[12] Dazu hatten die Wissenschaftler »übergewichtige«, insulinresistente Patienten mittleren Alters rekrutiert und exakt deren individuellen Energiebedarf bestimmt. Anschließend wurden sie instruiert, eine kalorisch angepasste Kost einzuhalten, sodass sie in einer ausgeglichenen Energiebilanz blieben und weder zu- noch abnahmen. Schließlich ging es ab ins Labor. Dort erhielten sie eine individuell ausgerichtete Kost, die den Gewohnheiten der Probanden angepasst war, nur dass eine exakte Nährstoffrelation eingehalten wurde, die manchem Leser bekannt vorkommen wird: 55 Prozent Kohlenhydrate, 30 Prozent Fett und 15 Prozent Protein. Zusätzlich erhielten sie vier Tage lang Infusionen mit harmlosen stabilen Isotopen, um die Nahrung radioaktiv zu markieren. Auf diese Weise konnten die Forscher den Weg der Fettsäuren aus dem Fettgewebe über das Blut zur Leber wie auch die Stoffwechselwege der verzehrten Fettsäuren und Kohlenhydrate genau verfolgen.

Das Ergebnis war eindeutig: mit einem Anteil von 26 Prozent entstammten fast doppelt so viele Fette in der Leber der de novo Lipogenese aus Kohlenhydraten. Im Vergleich waren es nur 15 Prozent aus dem Nahrungsfett. Die übrigen 59 Prozent des Leberfettes stammten aus den körpereigenen Fettdepots. Wie schon mehrfach erwähnt: Insulinresistente Fettzellen verlieren ihre ureigenste Funktion, speichern das Fett nicht mehr richtig, sondern geben ständig Fettsäuren an das Blut ab, was auf diesem Weg zur Leber gelangt und dort in Form von Fetttröpfchen eingelagert wird.

Die Leber ist dazu ausgestattet, bei hohem Kalorienangebot, vor allem nach dem Essen, Nährstoffe zwischenzuspeichern. Dort landet zunächst vieles, was zu viel war – zu viel Fett, zu viele Kohlenhydrate und wahrscheinlich auch zu viel Protein. In Zeiten der Nahrungskarenz gibt die Leber die Nährstoffe dann wieder ab. So sollte es normalerweise ablaufen. Bei Insulinresistenten kommt es bei »gesunder« fettarmer, kohlenhydratbetonter Diät jedoch bereits ohne Kalorienüberschuss zu einer gesteigerten Fetteinlagerung in der Leber – wobei fast doppelt so viel Fett aus Kohlenhydraten als aus dem Fettanteil der Nahrung stammt! Was schließlich geschieht, wenn sich Insulinresistente von der ihnen von den »Fachleuten« meist empfohlenen fettarmen, kohlenhydratbetonten Kost auch nur ein wenig mehr gönnen als es ihrem Kalorienbedarf entspricht, kann man sich gut vorstellen. Inzwischen kennt man die molekularen Mechanismen, mit denen eine kohlenhydratreiche Kost insbesondere bei insulinresistenten Menschen die Fettansammlung in der Leber fördert. Insulinresistenz führt bei kohlenhydratbetonter Kost *immer* zu einem besonders hohen Insulinspiegel. Das Insulin stimuliert wiederum die Aktivierung von Genen, die eine Fettbildung aus Kohlenhydraten anstoßen. Ebenso stimuliert ein hoher Blutzuckerspiegel Gene zur Fettbildung in der Leber.

Hyperinsulinämie und Fettleber

Insulin stimuliert die Bildung eines Proteins in der Leber, das für die *de novo Lipogenese* Voraussetzung ist. Es heißt Sterol Regulatory Element-Binding Protein 1c (SREBP-1c). Das viele Insulin stimuliert auch noch einen weiteren für die Fettbildung notwendigen Faktor, den Liver X-Activated Receptor (LXR). Des Weiteren stimulieren eine hohe Glukosezufuhr beziehungsweise auch ein hoher Glukosespiegel die Bildung eines weiteren Transkriptionsfaktors, der sich Carbohydrate Response Element-Binding Protein (ChREBP) nennt und ebenfalls zur Fettneubildung benötigt wird.

Deswegen stehen Einfachzucker und stärkereiche Nahrungsmittel mit einer hohen Blutzuckerwirkung (hoher glykämischer Index) im Verdacht, die Fettleber besonders intensiv zu fördern. Am sichersten gelingt aber die Fettneubildung in der Leber, wenn in größerer Menge Fruchtzucker konsumiert wird. Obwohl Fruchtzucker kein Insulin lockt, scheint er die Gene der Fettbildung richtig anzufeuern.[13, 14] Ähnliches berichtet man von »gesättigten Fettsäuren«, wobei eigentlich immer nur die Palmitinsäure gemeint ist. Das ist genau jene schon vorgestellte Fettsäure, die aus Kohlenhydraten in der Leber gebildet wird. Daraus wird häufig geschlossen, dass auch ein hoher Konsum von Palmitinsäure zwingend zu hohen Konzentrationen dieser Fettsäure in den Geweben des Körpers führt. Doch das ist falsch geschlossen! Es kommt sehr darauf an, wie viele Kohlenhydrate und welche Fettsäuren dazu gegessen werden. Dazu gibt es schöne, aber weithin unbeachtete Untersuchungen.[15]

Bei zunehmender Verfettung und Fortschreiten der Leberentzündung entwickelt sich eine immer stärkere Insulinresistenz der Leber. Folglich nimmt diese das Insulinsignal immer weniger oder gar nicht mehr wahr. Als Konsequenz daraus startet ein erster Teufelskreis, der im nächsten Kapitel beschrieben wird.

Wie einfach wäre das Leben, wenn man nur Gut und Böse unterscheiden müsste wie im Film: die Guten mit weißen, die Halunken mit schwarzen Cowboyhüten?! Doch das Leben ist hart und die Graustufen sind unzählig. Warum sollte es der Leber anders ergehen?

In der Tat bedeutet eine Verfettung der Leber nicht automatisch, dass daraus Krankheiten entstehen. Man findet genügend Menschen, die trotz NAFLD insulinsensitiv sind und keine Risikofaktoren aufweisen. Sie haben also eine gutartige, eine harmlose (»blande«) Fettleber.[7,16] Auch die Bildung der lange Zeit verdächtigten Fettverbindungen, der *Ceramide* und des *Diacylglycerols,* ist kein hinreichender Grund, aus der Fettleber eine Krankheit zu machen. Entscheidend ist vielmehr, ob das Fett in den Leberzellen physiologisch in Fetttröpfchen eingelagert, verbrannt oder es geordnet in die VLDL-Cholesterintransporter eingebaut werden kann – dann ist alles gut. Wenn nicht, kann es zu den unphysiologischen Fettablagerungen kommen.[7] Dies hat außer mit einer fehlenden Muskelaktivität offenbar auch mit der Störung unseres zirkadianen Rhythmus, unserer inneren biologischen Uhr zu tun.[7] Unter natürlichen Lebensbedingungen würden Menschen nach Anbruch der Nacht nichts mehr essen. Der Insulinspiegel wäre niedrig, die Fettverbrennung würde voll anlaufen und die Fettoxidation in der Leber würde die Glukoseneubildung energetisch stützen. Nebenbei würde in der Leber überschüssiges Fett abgebaut. Tagsüber würde Nahrung aufgenommen werden, das Insulin wäre hoch, die Fettverbrennung gebremst und die Fetteinlagerung verstärkt. Die verfügbare Glukose würde den Muskeln bei der Arbeit zur Verfügung stehen. Was davon nicht gebraucht wird, würde als Glykogen eingelagert werden.

Vieles spricht dafür, dass dieser Ablauf als zirkadianer Rhythmus in unseren Genen festgeschrieben ist.[7] Doch heute essen und trinken wir abends und nachts und dann mit Vorliebe Süßigkeiten. Anstatt den β-Zellen die verdiente Ruhe zu gönnen, müssen diese nun auch nachts ran. Dann ist der Insulinspiegel hoch und die Fettverbrennung stoppt. Dafür wird mehr Fett in die Leberzellen eingelagert, das dort aber eigentlich gar keinen Platz mehr hat. Also versuchen die Leberzellen, das Fett zu verbrennen. Aber sie verbrennen ja gerade schon die Glukose, weil das Insulin so hoch ist. Dieses Tohuwabohu widerspricht dem Programm der Mitochondrien und anderer Zellorganellen. Sie bekommen erheblichen Stress! Es kommt zu unphysiologischen Reaktionen und zur Ablagerung unfertig verbrannter Fettverbindungen, und die Lipotoxizität mit ihren Entzündungsprozessen wird gestartet. Daraus entwickeln sich schließlich all die geschilderten inflammatorischen Effekte und es kommt zu gravierenden Störungen, allen voran zum Diabetes mellitus, dem honigsüßen Durchfluss.[7]

»DIE HÖHE DES INSULINSPIEGELS IM PFORT-ADER-BLUT BESTIMMT, WIE SCHNELL ÜBERSCHÜSSIGER ZUCKER IN DER LEBER ZU FETT UMGEBAUT WIRD.«

Taylor R. Diabetes Care 2013;36:1047-55.

KAPITEL 9

EIN TEUFELSKREIS MACHT SÜSS

Die Ernährungsregeln der Fachgesellschaften besagen bekanntlich: Mehr als die Hälfte der täglichen Energiezufuhr soll aus Kohlenhydraten stammen. Das ist schön und gut für jene, die diese Kohlenhydrate immer zu Energiezwecken verbrennen oder zunächst in ausreichendem Maße zwischenspeichern können. Wenn jedoch die Glykogenspeicher voll sind, weil sie ständig nachgefüllt, aber selten oder nie durch Muskelaktivität verbraucht werden, oder wenn Menschen insulinresistent werden und die Glykogensynthese streikt, dann hat der Körper ein Problem: Wohin mit dem Zeug? Zunächst versucht er es mit Verbrennung. Dazu fährt er die Insulinausschüttung hoch. Das viele Insulin hemmt die Fettverbrennung und in der Folge werden mehr Kohlenhydrate verbrannt. Aber wenn es keinen erhöhten Energiebedarf gibt? Dann gibt es für alle übrig gebliebenen Kohlenhydrate zwingend nur einen Weg: ab in die Fettdepots, vor allem in die Leber.

Nun sitzt die Leber auf dem Problem. Was tun mit dem neu gebildeten Fett? In der Leber kann es entweder verbrannt, wieder ins Blut abgegeben oder in den Leberzellen eingelagert werden. Bei Menschen mit insulinresistenten Muskeln und insulinresistentem Fettgewebe und dem deshalb ständig hohen Insulinspiegel ist die Fettspeicherung in der Leber die naheliegendste Option. Auf diese Weise ist die Insulinresistenz der Muskulatur wahrscheinlich der erste Schritt auf dem Weg zur Fettleber.[1, 2] Eine Fettleber ist häufig, aber nicht immer begleitet von erhöhten Blutkonzentrationen der Leberenzyme. Hierzu zählen u. a. die berühmten »Leberwerte«, die Aminotransferasen ALT (beziehungsweise GPT) und AST (beziehungsweise GOT) sowie die Gamma-GT (GGT). In der *West of Scotland Coronary Prevention Study*, einer 15 Jahre dauernden Interventionsstudie an 6.595 Männern, hat man einmal systematisch überprüft, welche Dynamik die ALT-Werte auf dem Weg zum Diabetes entwickeln. Man fand heraus, dass etwa 18 Monate vor der Diagnose »Diabetes« die ALT-Werte kontinuierlich anstiegen, insgesamt um circa 30 Prozent.[3] Allerdings blieb der Anstieg im hoch normalen Bereich, sodass ein Arzt diesem Einzelbefund wahrscheinlich keine besondere Aufmerksamkeit schenken würde. Es ist dies wohl die Zeitspanne, in der das Fett in der Leber besonders stark zunimmt und die Leberenzyme »um Hilfe schreien« – aber niemand hört sie.[2] Bei gesunden, insulinsensitiven Menschen führt die Insulinausschüttung unter anderem zum Aufbau von Glykogen in der Leber, welches brav in den ersten Stunden nach dem Essen in den Leberzellen zurückbehalten wird. Bei einer immer fetter werdenden Leber und ihrer zunehmenden Insulinresistenz kommt allerdings das Insulinsignal nicht mehr bei ihr an. Das Insulin kann folglich die Glukoseproduktion und die Glukoseausschüttung der Leber nicht mehr unterdrücken!

Das hat Konsequenzen: Obwohl gerade erst Kohlenhydrate verzehrt wurden, der Blutzuckerspiegel angestiegen ist und auch der Insulinspiegel entsprechend steigt, kommt in der Leber eine falsche Botschaft an – nämlich dass dringend Zucker benötigt wird. Sie schüttet folglich noch zusätzlich Glukose ins Kreislaufsystem! Nun steigt der Blutzuckerspiegel noch weiter an. Das ruft erneut die Bauchspeicheldrüse auf den Plan, die nochmals kräftig Insulin nachschießt. Das viele Insulin durchbricht schließlich die Insulinresistenz der Muskel-, Leber- und Fettzellen und bringt den vielen Zucker doch noch in den Zellen unter – umgewandelt als Fett natürlich auch in der Leber! Woraufhin die Leber noch fetter und noch insulinresistenter wird und nach der nächsten – voraussichtlich wieder kohlenhydratbetonten – Mahlzeit kann sie das Insulinsignal noch weniger wahrnehmen. Sie schüttet deshalb wieder eine Menge Glukose ins Blut …

Der erste Teufelskreis des Diabetes hat begonnen.[2, 4, 5] Die Insulinresistenz der verfetteten Leber erklärt die hohen Nüchternblutzuckerspiegel auf dem Weg zum Diabetes und beim manifesten Diabetes. Die Leber macht den Morgenzucker! Der hat mit dem Essen am Abend zuvor und mit den Kohlenhydraten darin nichts zu tun! Der endgültige Beweis kommt aus der Umkehrung der Verhältnisse. Die chirurgische Adipositastherapie (Magenband oder Magenbypass etc.), aber auch radikale Diättherapien sind die Kronzeugen: Mit beiden Methoden haben die Patienten schon nach wenigen Tagen morgens normale oder normnahe Blutzuckerwerte! In dieser Zeit haben die Patienten noch gar nicht oder so gut wie nicht an Körpergewicht abgenommen. Nach so wenigen Tagen Therapie sind ihr Fettgewebe und ihre Muskeln vergleichbar insulinresistent und entzündet wie zuvor! Verantwortlich für dieses »Wunder« der Blutzuckersenkung ist allein die sich ganz rasch entfettende Leber![2]

Es ist ein physiologisches Grundgesetz: Bei einem starken Energiedefizit holt sich der Körper die benötigte Energie aus den Reserven. Notabene: Als Erstes wird immer die Leber angezapft! Sie verbrennt unter diesen Bedingungen sofort reichlich Fett und damit all die unphysiologischen Fettverbindungen, die sich in den Stressphasen des früheren Lebens dort abgelagert haben. Sie verschwinden aus den Leberzellen. Die Folge: Innerhalb von vier Tagen wird die Leber wieder insulinsensitiv. Sie nimmt auf einmal wieder das Insulinsignal wahr. Sie verbrennt wieder Glukose oder Fett, je nach Bedarf. Kein gestresster Mix aus beidem. Und vor allem: Sie schickt nachts keine unkontrollierten Mengen Zucker mehr ins Blut. Dass die frisch operierten Diabetiker nach vier Tagen schon wieder normale oder normnahe Blutzuckerwerte aufweisen, hat offenbar wenig mit den viel diskutierten gastrointestinalen Hormonen, den Inkretinen oder mit anderen endokrinen Folgen der OP oder mit der Art der OP zu tun. Es ist nachweislich vor allem die radikale, schnelle Kalorienreduktion, die für die rasche Normalisierung der Leberfunktion sorgt.[6, 7]

Das war der erste Teufelskreis – und der zweite folgt sogleich. Wie schon mehrfach erwähnt, versucht die Leber das viele Fett, das sie nicht auf einmal speichern kann, auf VLDL-Transporter zu packen und im Körper zu verteilen. Es lagert sich mithilfe der hohen Insulinspiegel in viele Gewebe ein, unter anderem auch in die Bauchspeicheldrüse.[2] Bei näherer Betrachtung gelangt das Fett auch in die α-Zellen der Bauchspeicheldrüse, die für die Glukagonproduktion verantwortlich sind, und sogar die β-Zellen, die das Insulin produzieren, werden verfettet. Was dann kommt, ist wahrlich kein Zuckerschlecken.

»WENN JEMAND TYP-2-DIABETES HAT, BEFINDET SICH IN DER LEBER UND IN DER BAUCHSPEICHELDRÜSE MEHR FETT ALS ER ODER SIE VERKRAFTEN KANN.«

Taylor R. Diabetes Care 2013;36:1047-55.

KAPITEL 10

EIN ZWEITER TEUFELSKREIS MACHT DIABETES

Die meisten bleiben verschont. Sie sind zwar fettleibig und insulinresistent, aber Diabetes haben sie nicht. Und sie werden ihn auch nicht bekommen. Fast 60 Prozent der Erwachsenen und 20 Prozent der Jugendlichen in Deutschland sind »übergewichtig«. Aber unter 82 Millionen Einwohnern findet man »nur« fünf Millionen Typ-2-Diabetiker.[1] Wie kann das sein? Sind das alles Dicke mit gesunden Fettzellen? Nein, sicherlich nicht. Alle frei von Fettleber? Nein, ganz und gar nicht! Aber bei diesen Menschen schafft es die Bauchspeicheldrüse, den intensiven Stress durchzuhalten, tagein, tagaus die benötigten riesigen Insulinmengen zur Verfügung zu stellen. Kann das nebenwirkungsfrei bleiben? Eine weitere interessante Frage.

Hohe Blutzuckerkonzentrationen sind toxisch. Allein deshalb muss die Glukose raus aus dem Blut, und zwar möglichst schnell. Der umgekehrte Fall – zu wenig Zucker im Blut, bei dem man in Ohnmacht oder gar tot umfällt – kommt nicht so leicht vor; es sei denn, ein Diabetiker spritzt sich zu viel Insulin. Normalerweise funktioniert die Blutzuckerregulation einfach und präzise: Nach dem Essen gelangen Kohlenhydrate in den Darm. Bereits dort lösen Darmhormone (Inkretine) ein Signal aus, das erst zum Gehirn und von dort zur Bauchspeicheldrüse gelangt. In Abhängigkeit von der Kohlenhydratmenge wird so frühzeitig die erste Insulinausschüttung in den β-Zellen vorbereitet. Wenn schließlich die Glukose vom Darm peu à peu ins Blut gelangt und der Blutzuckerspiegel ansteigt, folgen weitere Signale an Gehirn und Bauchspeicheldrüse. Als Reaktion gibt die Bauchspeicheldrüse noch mehr Insulin ins Blut ab, damit die Muskel- und Fettzellen zur Glukoseaufnahme bereit sind.

In der Bauchspeicheldrüse sind den β-Zellen die α-Zellen benachbart. Sie produzieren den Gegenspieler des Insulins mit dem Namen Glukagon, ein Hormon, das die Zuckerfreigabe in der Leber auslösen kann. Nach dem Essen hemmen die Inkretine frühzeitig die Freisetzung von Glukagon aus den α-Zellen. Und wenn nach dem Essen die Insulinproduktion einsetzt, bekommen auch die α-Zellen etwas vom Insulin der β-Zellen ab.

Das wirkt als eindeutiges Signal und hemmt deutlich deren Glukagonabgabe, sodass die Leber in den Stunden nach dem Essen ihren Zucker zurückhält. Ist nach einigen Stunden der Zucker aus dem Blut in die Gewebe abgegeben und das nunmehr überflüssige Insulin durch die Leber ebenfalls abgebaut, erreichen sowohl Blutzucker- als auch Insulinspiegel wieder ihre normalen Nüchternwerte.

Nach einiger Zeit der Nüchternheit müssen verschiedene Zellen wieder mit Glukose versorgt werden, allen voran das Zentralnervensystem. Wenn zu diesem Zeitpunkt kein Zucker aus Nahrung zur Verfügung steht, muss der Glukosenachschub aus den Reserven kommen. Diese Situation bringt die α-Zellen in Stellung. Sobald der Insulinspiegel sehr niedrig ist und die α-Zellen kein Insulinsignal mehr erhalten, werden sie enthemmt. Dann senden sie Glukagon in den Blutkreislauf aus, und die Leber erhält damit die Aufforderung, ihr Glykogen aus den Speichern zu entlassen und als Glukose in den Blutkreislauf zu schicken. Anschließend wird wieder etwas Insulin benötigt, um den »neuen« Zucker aus dem Blut in die Gewebe zu schleusen.

Zwischenfazit: Solange immer genügend Insulin produziert wird, sinkt der Blutzucker immer wieder in den Normalbereich zurück, und solange genügend Glukagon bereitsteht, kommt es nüchtern nicht zu bedrohlichem Unterzucker. So weit, so gut.

Problematisch wird es, wenn die Insulinresistenz in Muskel- und Fettzellen so hoch ist, dass das ausgeschüttete Insulin nicht mehr wirken kann. Noch problematischer wird es aber, wenn selbst die α-Zellen verfetten und insulinresistent werden. Dann nämlich nehmen sie das Insulinsignal nicht mehr wahr! Sie »spüren« kein Insulin mehr und »meinen« daher, der ganze Zucker sei wohl bereits aus dem Blut in die Zellen verschoben worden und das Insulin im Blut sei bestimmt schon gänzlich abgebaut. Dementsprechend »schlussfolgern« sie, dass sie nun ganz schnell eingreifen müssen, bevor es zum Unterzucker kommt, und so senden sie ganz schnell ganz viel Glukagon zur Leber, damit diese flugs ihren Zucker zur Verfügung stelle.[2-7] Das ist in der Tat ein böser Fehler, denn in Wirklichkeit kreist ja noch viel Glukose aus dem Essen im Blut! Und der ohnehin noch erhöhte Blutzuckerspiegel steigt noch zusätzlich, weil die Leber einen draufsetzt! Dieses Regelsystem kann sogar noch weiter gestört werden: Unter Stress bekommt die Leber von einem insulinresistenten, verwirrten Gehirn auch noch die Meldung »Bitte das Kampf- und Fluchtprogramm einschalten!« Das heißt: Stell den (vermeintlich) kämpfenden und flüchtenden Muskeln mehr Glukose zur Verfügung! Noch mehr Glukose? Geht denn das? Das schafft die Leber glatt. Unglücklicherweise weiß sie nicht, dass die Stresshormone gar keine Flucht vorbereiten, sondern nur deshalb ausgeschüttet wurden, weil man sich über den Chef oder über den Lebenspartner geärgert hat. Der Kampf oder die Flucht finden ja höchstens im Tagtraum statt!

Am Anfang der ganzen Fehlregulation steht – man kann es nicht oft genug betonen – die Insulinresistenz der Muskeln (und der Fettzellen). Diese bewirkt auch eine Umverteilung von Fett in die Leber. In der Folge gewinnt die nunmehr insulinresistente Leber ihre Energie vor allem durch Fettverbrennung. Dies treibt die Bildung von Glukose in der Leber voran und erhöht weiterhin die Glukoseausscheidung im Nüchternzustand. Eine gestiegene Blutzuckerkonzentration wiederum spüren Rezeptoren im Gehirn und senden Nervenimpulse an die Bauchspeicheldrüse.[8, 9] Die wird ständig erheblich gefordert und versucht sich anzupassen, indem sie mehr β-Zellen bildet. Die Masse an

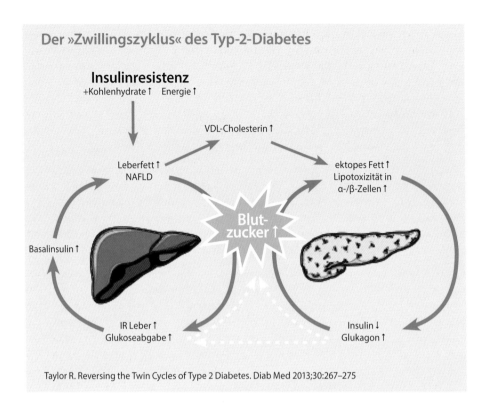

Der »Zwillingszyklus« des Typ-2-Diabetes

Insulinresistenz
+Kohlenhydrate ↑   Energie ↑

VDL-Cholesterin ↑

Leberfett ↑
NAFLD

ektopes Fett ↑
Lipotoxizität in
α-/β-Zellen ↑

Basalinsulin ↑

Blut-zucker ↑

IR Leber ↑
Glukoseabgabe ↑

Insulin ↓
Glukagon ↑

Taylor R. Reversing the Twin Cycles of Type 2 Diabetes. Diab Med 2013;30:267–275

β-Zellen unterliegt nämlich natürlichen Schwankungen. Die Bauchspeicheldrüse kann dabei nicht nur die Zahl der β-Zellen erhöhen, sondern diese auch vergrößern. Und alte oder verbrauchte Exemplare werden mithilfe des natürlichen Zelltods entsorgt.[10] Das sind so weit alles ganz normale Anpassungsvorgänge.

Irgendwann schleichen sich aber die ersten Funktionsstörungen der β-Zellen ein. Dafür ist auch das Gehirn mitverantwortlich, aber das werden wir später diskutieren. Früher oder später sind die β-Zellen dem hohen Insulinbedarf nämlich nicht mehr gewachsen: Es werden ja bereits in der Früh – also nüchtern – erhöhte Blutzuckerwerte gemessen. Vor allem die Reaktion auf die Kohlenhydratzufuhr wird jedoch immer schlechter, da die erste Phase der Insulinausschüttung sich immer weiter abschwächt. Mit der Zeit kommt es bei den taumelnden β-Zellen zum verstärkten Abbau durch den programmierten Zelltod. Sofern diese abgestorbenen Zellen nicht mehr durch neue ersetzt werden können und die noch vorhandenen β-Zellen nicht richtig funktionieren, dekompensiert schließlich die Situation und der Blutzucker steigt deutlich an.

Und jetzt erst gilt dieser Mensch als krank, denn jetzt lässt sich »Diabetes« diagnostizieren.[10] Warum und wodurch die β-Zellen in ihrer Funktion gestört werden, wird seit Jahren heftig diskutiert. Einerseits werden Gewebe durch eine erhöhte Blutzuckerkonzentration geschädigt – so auch die β-Zellen. Man spricht von »Glukotoxizität«. Andererseits nehmen β-Zellen gerne auch Fettsäuren aus dem Blut auf und beziehen daraus ihre Energie, um Insulin zu produzieren. Durch die Insulinresistenz, die dem Diabetes viele Jahre vorausgeht, können die Fettsäuren in den β-Zellen nicht vollständig zur Energiegewinnung verbrannt werden. Sie lagern sich in immer größerer Menge in den Zellen ein und es entstehen unphysiologische Fettverbindungen, die für die β-Zellen ebenfalls giftig sind. Dies wird als »Lipotoxizität« bezeichnet. Wahrscheinlich müssen sich aber beide Faktoren – Glukotoxizität und Lipotoxizität – ergänzen, um einen merklichen Schaden anzurichten. Es wird angenommen, dass die sogenannte »Glukolipotoxizität« die Bauchspeicheldrüse besonders nachhaltig schädigt.[11, 12]

In jüngster Zeit wird allerdings zunehmend davon ausgegangen, dass beim Versagen der β-Zellen insbesondere die ektopen Fetteinlagerungen in die Bauchspeicheldrüse die Hauptverantwortlichen sind. Hinlänglich verfettete β-Zellen stellen offenbar mit der Zeit ihre Arbeit ein (das bedeutet weniger Insulin), während die α-Zellen ungebremst weiterarbeiten (das bedeutet mehr Glukagon), sodass die Leber ständig dazu angeregt wird, Zucker ins Blut auszuschütten. Idealvoraussetzungen für einen Typ-2-Diabetes!

Dieser zweite Teufelskreis des Diabetes erlaubt ein weiteres Fazit: Die Zuckerkrankheit hat nicht zwangsläufig etwas mit »Übergewicht«, sondern vor allem etwas mit ektopen Fetteinlagerungen zu tun! Als Beleg für unser zweites Fazit lässt sich die früher schon erwähnte Lipodystrophie heranziehen. Wenn Menschen kein subkutanes Fettgewebe haben, können sie Fett nicht auf normalem Weg speichern und auch keine Fettpolster aufbauen. Ernähren sie sich überkalorisch – was in unserer Zeit ja nicht selten ist –, treten häufig schon im Kindesalter leicht erhöhte Leberenzymwerte auf. Denn das Fett wird in den Bauchinnenraum und in die Leber transportiert, obwohl auch diese nicht weiß, was sie mit dem anflutenden Fett machen soll. Mit der Zeit stellen sich immer höhere Blutzuckerwerte ein, die anfangs noch medikamentös behandelt werden können. Parallel steigen die Blutfette (Triglyzeride) und das HDL-Cholesterin fällt immer weiter ab. Die Leberwerte verschlechtern sich immer weiter und falls man die Leber untersucht, sieht man pralles Fett. Bald sind trotz intensiver Diabetesmedikation stark erhöhte Blutzuckerwerte nicht mehr vermeidbar. Und das bei ganz »dünnen« Menschen.

Was bedeutet das? Mit gesundem Menschenverstand könnte man schlussfolgern, dass eine sinnvolle Therapie für Typ-2-Diabetes möglichst bei der Ursache angreifen sollte. Aber wie wird man die Insulinresistenz wieder los? Theoretisch ganz einfach: Nachhaltig abnehmen und dabei täglich die Muskeln anstrengen! Das ist den meisten Betroffenen allerdings zu mühsam, ja ihr Körper wehrt sich förmlich mit genetischen Programmen dagegen. Wenn man demnach also nicht direkt an der Ursache eingreifen will oder kann, bleibt noch die Möglichkeit, an den zwischengeschalteten Stellgrößen einzugreifen – bei der verfetteten Leber und der verfetteten Bauchspeicheldrüse. Auch durch einen gezielten Eingriff an diesen beiden Stellschrauben müsste ein Diabetes doch noch zu verhindern sein. Einfach die beiden Teufelskreise wieder zurückdrehen!

Im letzten Kapitel habe ich darüber berichtet, dass die Leber durch eine sehr plötzliche, krasse Kalorienrestriktion (Magen-OP) innerhalb weniger Tage so massiv entfettet, dass sie wieder insulinsensitiv wird und ihre ständige Glukoseabgabe ins Blut einstellt. Könnte es sein, dass auch die Bauchspeicheldrüse durch eine solch radikale Kur entfettet werden und daraufhin ihre normale Arbeit wieder aufnehmen kann?

Diese spannende These zu beweisen, sind Forscher aus England angetreten. Die Arbeitsgruppe um Professor Roy Taylor von der *Newcastle University* in England hat hierzu hervorragende, ja bahnbrechende Arbeiten vorgelegt.[9, 13, 14] Zur Kalorienrestriktion wählte sie keine Magen-OP, sondern eine normale Formula-Diät.[14] Die Forscher rekrutierten dafür übergewichtige Diabetiker, deren Erstdiagnose weniger als vier Jahre zurücklag und die bereit waren, sich acht Wochen lang auf den Verzehr dreier Flüssigmahlzeiten mit zusammengenommen 600 Kalorien pro Tag zu beschränken. Diese Shakes waren relativ eiweißbetont und hatten dadurch eine recht gute Sättigungswirkung. Außerdem durften die Probanden noch Gemüse bis zu einem Gegenwert von 200 Kilokalorien pro Tag zu sich nehmen. Die Effekte der Therapie wurden nicht nur mit der Körperwaage, sondern mit den aufwendigsten diagnostischen Verfahren inklusive Magnetresonanzmessungen überprüft.

Mit der Formula-Diät nahmen die Probanden in der ersten Woche 3,9 Kilo ab, was etwa vier Prozent des Anfangsgewichts entsprach. Der Leberfettgehalt war allerdings nach diesen sieben Tagen bereits um 30 Prozent gesunken! Parallel dazu verminderte die Leber ihre unnütze, fehlgesteuerte Glukoseabgabe. So hatte sich der Nüchternblutzucker nach sieben Tagen bereits normalisiert! Der erste Teufelskreis des Diabetes war nach nur einer Woche durchbrochen!

Wichtig ist dabei folgende Erkenntnis: An der Insulinresistenz der Muskeln oder der Fettzellen hatte sich nach den ersten sieben Tagen rein gar nichts verbessert. Nur die Leber funktionierte wieder richtig. Am Ende der Studie, also nach acht Wochen, waren insgesamt »nur« 15 Prozent vom Ausgangsgewicht (15 Kilo Körpergewicht), aber ganze 70 Prozent des Leberfetts abgespeckt. Die zusätzliche Fettreduktion in der Leber brachte für den Nüchternblutzucker nichts mehr. Die Leber hatte schon nach einer Woche und den ersten verlorenen 3,9 Kilo wieder normal funktioniert.

Professor Taylor und seine Mitarbeiter nahmen natürlich auch die Bauchspeicheldrüse ganz genau unter die Lupe. Dazu hatten sie einerseits einen speziellen Test zur β-Zellfunktion aufgelegt, andererseits prüften sie kontinuierlich den Fettgehalt der Bauchspeicheldrüse mit der MRS. In der ersten Woche der Diät nahm der Pankreasfettgehalt der Probanden um zehn Prozent ab. Und siehe da: Parallel zur Entfettung nahm die erste Phase der Insulinsekretion signifikant zu! Diese erste Phase ist bekanntlich der Kasus knaxus! Wenn sie irgendwann ausfällt, wird man zum Diabetiker. Die Forscher trauten ihren Augen nicht: Nach nur einer Woche war wieder Leben in den tot geglaubten β-Zellen!

Während der restlichen sieben Wochen der Studie nahm das Pankreasfett weiter ab, insgesamt um 23 Prozent, und parallel dazu normalisierte sich die Insulinsekretion immer weiter. Am Ende war die erste Phase der Insulinausschüttung fast so hoch wie bei Gesunden, und sogar die maximale Insulinsekretion war wieder so hoch wie die von gesunden Kontrollpersonen!

Der zweite Teufelskreis war ebenfalls durchbrochen! Bei diesen Diabetikern waren die β-Zellen durch eine krasse Formula-Diät wieder aufgeweckt worden! So leblos und abgewickelt, wie es den β-Zellen eines Diabetikers immer nachgesagt wird, waren sie offensichtlich gar nicht. Sie waren vorher durch Lipotoxizität offenbar nur metabolisch gehemmt.[9] Dies ist vorher auf der Welt noch nie zweifelsfrei demonstriert worden: Man kann β-Zellen wieder zum Arbeiten bringen, indem man sie entfettet! Allerdings muss man einschränkend betonen, dass die getesteten Probanden maximal vier Jahre ihren Diabetes hatten. Ob das Ganze auch nach sechs, acht oder zehn Jahren noch auf diätetischem Wege zu realisieren ist, muss erst noch überprüft werden.

Die vielen Studien mit Magenoperierten wären hervorragend geeignet, den Einfluss der Entfettung der Bauchspeicheldrüse unter die Lupe zu nehmen. Aber die Studienleiter sind bedauerlicherweise an dieser Fragestellung bislang nicht sonderlich interessiert. Bei ihnen steht zurzeit immer noch die Frage im Vordergrund, durch welche OP-*Methode* die besseren metabolischen Effekte erzielt werden und der Diabetes damit am besten »wegoperiert« werden kann. Hoffentlich verbreitet sich bald die Einsicht, dass es nicht so sehr auf die OP, sondern auf die Entfettung zweier Organe ankommt.[15] Und dafür braucht man kein Skalpell. Allerdings verdienen die Chirurgen dann natürlich auch kein Geld mehr.

Roy Taylor und Mitarbeiter haben den Beweis geliefert: Die Verfettung von Leber und Bauchspeicheldrüse hält zwei Teufelskreise in Gang. Diese treiben sich gegenseitig an, bis die β-Zellen aufgeben und die Situation außer Kontrolle gerät. Die Insulinresistenz der Muskeln und der Fettzellen ist die Basis und zugleich der Motor dieser Zivilisationskrankheit – die β-Zellfunktion die Reifen, die die Beschleunigung tragen, bis ihnen die Luft ausgeht.

Beide Teufelskreise lassen sich mit einer einfachen Formula-Diät zurückdrehen, zumindest, wenn man innerhalb von vier Jahren nach Diabetesdiagnose damit anfängt. Taylor und seine Arbeitsgruppe haben das große Verdienst, dies als Erste gezeigt zu haben. Wie dieses Prinzip des »Zurückdrehens« in der Praxis optimal gestaltet und wie es durch weitere unterstützende Ernährungsmaßnahmen noch optimiert werden kann, werde ich am Ende des Buches vorstellen. Ich habe dieses alternative Therapiekonzept »Leberfasten« getauft. Ein Konzept ohne OP, das an zwei entscheidenden Stellschrauben ansetzt.

KAPITEL 11

AUF HERZ UND NIERE

Ein gesundes Herz braucht Fett. Es lagert um den Hohlmuskel herum und in den Herzmuskelzellen. Auch die Koronarien, wie auch alle anderen Herzgefäße, sind von einem dünnen Fettmantel umhüllt. Dieses Fettgewebe besteht nicht nur aus Fettzellen, sondern auch aus Nervenzellen, Makrophagen und Blutgefäßen, von denen das Fettgewebe versorgt wird. Zudem lagern hier auch noch Stromazellen. Diese können feststellen, ob neue Blutgefäße benötigt werden und im Bedarfsfall durch die Produktion von Wachstumsfaktoren deren Neubildung einleiten. Die neuen Blutgefäße verbessern dann die Sauerstoffversorgung des Gewebes.

Eine »normale« Menge Fett dient dem Herzen einerseits als mechanischer Schutz, andererseits bietet es die Versorgung mit Gewebshormonen und dient als energielieferndes Substrat. Schlanke kommen zusammengenommen auf etwa 100 Gramm Herzfett. Bei dicken Diabetikern können es schon 400 bis 800 und in Ausnahmefällen auch mal 900 Gramm sein.[1] Ob so ein Haufen Fett um und in unserer so lebenswichtigen Pumpe sinnvoll ist? Wohl kaum. Vielmehr stellt es das Ungleichgewicht zwischen zu hohem Angebot und zu geringem Verbrauch beziehungsweise Verbrennung von Fettsäuren dar. Wie in anderen Organen auch, entsteht dabei metabolischer Stress, der zur Bildung unphysiologischer Fettverbindungen führt. Diese wirken toxisch und schädigen die Zellen. Außerdem leiden immer größer werdende Fettzellen mit der Zeit an Sauerstoffmangel (Hypoxie), was wiederum Makrophagen, T-Zellen und andere Immunkörper anlockt und lokale Entzündungen entfacht. Die Lipotoxizität in den Herzmuskelzellen fördert letztlich auch hier den programmierten Zelltod. Daraus entwickeln sich mit der Zeit Funktionsstörungen des betroffenen Gewebes. Dann leidet die Füllungs- und Pumpfunktion des Herzens.[1] Auf der Basis des vielen Fettes kann sich eine klassische Herzschwäche, eine »Herzinsuffizienz« entwickeln.

Die Funktionsveränderungen im linken Herzanteil, der die Hauptpumparbeit zu leisten hat, kann man bei insulinresistenten Menschen bereits frühzeitig feststellen. Dazu passt auch diese Beobachtung: Je mehr Faktoren des metabolischen Syndroms vorliegen und je ausgeprägter sie sind, desto mehr Herzfett findet man. Parallel dazu sinkt bei den Betroffenen die Konzentration des schützenden Adiponektins. Stattdessen steigen parallel zum Herzfett die Entzündungsmarker im Blut an.[1] So verschlechtert sich mit der zunehmenden Menge an Fett im Herzen das kardiovaskuläre Risikoprofil immer mehr.[2] In jüngerer Zeit hat man entdeckt, dass das außen an den Herzarterien gelegene Fett etwas mit den fetthaltigen Ablagerungen in deren Innenwand zu tun haben muss! Wenn auch nicht alle, so zeigen doch viele Studien, dass atherosklerotische Ablagerungen (Plaques) primär in jenen Gefäßabschnitten entstehen, die außen von dickem Fett ummantelt sind. Weiterhin zeigt sich, dass der Verkalkungsgrad der Koronargefäße direkt mit der Stärke des umhüllenden Fetts korreliert. Es ist vorstellbar, dass eine Entzündung der außen an den Gefäßen angelagerten Fettzellen bis in die Innenschichten der Gefäßwand voranschreitet und dort das physiologische und biochemische Gleichgewicht stört. Damit könnten Schutzmechanismen gehemmt, unkontrolliertes Zellwachstum gefördert und atherosklerotische Prozesse vorangetrieben werden.[1] Alles in allem werden durch dieses ektope Fett wichtige Funktionen der Gefäßwände behindert, wodurch die Durchblutung des Herzmuskels beeinträchtigt wird und folglich die Sauerstoffversorgung kritisch werden kann. Entsprechend findet man bei Menschen mit den typischen Brustschmerzen (Angina pectoris), die bekanntlich durch Sauerstoffmangel im Herzmuskel ausgelöst werden, reichlich Fettablagerungen im und am Herzen.[1]

Zurück zu unserer Fettleber. Sie hat nicht nur eine enge Beziehung zum Verfettungsgrad des Herzens, sondern – wie hier schon öfter beleuchtet – zum gesamten kardiometabolischen Risikoprofil. Das entzündete Leberfett verursacht eine systemische Entzündung und ist für das die Atherosklerose fördernde Blutfettprofil verantwortlich: die hohen VLDL- und Triglyzeridspiegel, das niedrige HDL-Cholesterin und das kleine und dichte LDL-Cholesterin.[2] Letzteres kann leichter in die Gefäßwand eindringen und den Atheroskleroseprozess vorantreiben. Hinzu kommt noch eine Störung des Gerinnungssystems, die von der Fettleber initiiert wird: Das Blut verklumpt leichter und formt schneller thrombotische Blutgerinnsel. Andererseits ist die Fähigkeit, solche Blutgerinnsel wieder aufzulösen, die sogenannte Fibrinolyse, gestört. Alle Störungen zusammen erhöhen das Herzinfarktrisiko massiv.[3, 4]

Dies hat die berühmte *Framingham Heart Study* etwas näher beobachtet.[5] Bei 2.589 Teilnehmern wurden BMI, Taillenumfang, viszerales Fett und Leberfett bestimmt. Man fand »nur« bei 17 Prozent eine Fettleber. Diese Teilnehmer wurden anschließend mit dem Rest verglichen. Die Wahrscheinlichkeit, dass sie insulinresistent waren, lag im Vergleich zu den anderen bei 616 Prozent! Für das metabolische Syndrom lag das Risiko bei 522 Prozent, für Diabetes bei 298, für gestörte Glukosetoleranz bei 295 und für Bluthochdruck bei 273 Prozent! Auch war das Risiko für erniedrigtes HDL und Adiponektin sowie für erhöhte Triglyzeride signifikant erhöht. Dann brachte man bei den Teilnehmern mit NAFLD noch den BMI und die Menge viszeralen Fettes in die Statistik ein. Dennoch blieb für erhöhtes Leberfett das signifikant erhöhte Risiko für das metabolische Syndrom, niedriges Adiponektin und HDL, erhöhte Triglyzeride und erhöhten Nüchternblutzucker und auch für Typ-2-Diabetes bestehen. Das alles sind für das Herz Risikofaktoren erster Ordnung.

Weitere Bevölkerungsstudien deuten auf einen direkten Zusammenhang zwischen Fettleber und Atherosklerose hin. Als Indikator verwendet man häufig die Stärke der Gefäßinnenwand an der Halsschlagader, die sogenannte Intima-Media-Dicke. Sie liefert einen guten Hinweis auf den zu erwartenden Zustand der Herzarterien. Die Studienergebnisse sind weitgehend einheitlich: Je verfetteter die Leber, desto mehr und stärker die Ausdehnung atherosklerotischer Plaques der Halsschlagader – und zwar auch unabhängig vom Fettgehalt oder vom BMI des Menschen und unabhängig von anderen klassischen Risikofaktoren des metabolischen Syndroms.[6-9]

Diesen Zusammenhang sieht man sogar schon bei »übergewichtigen« Kindern im Altersbereich von 6 bis 16 Jahren, wie eine neue Studie aus der *Universität von Kayseri* in der Türkei belegt. Von allen Risikofaktoren konnte nur die Fettleber bei diesen Kindern die Stärke der Intima Media vorhersagen.[6] Zur Bedeutung der Fettleber als unabhängiger Risikofaktor für Herz-, Gehirn- und Gefäßerkrankungen hat sich in besonderer Weise die Tübinger Arbeitsgruppe um Hans-Ulrich Häring und Norbert Stefan verdient gemacht. Diese hatte als erste dokumentieren können, dass die Fettleber bei der Entstehung des Typ-2-Diabetes und von kardiovaskulären Erkrankungen eine sehr wichtige und wahrscheinlich die bedeutendere Rolle als das viszerale Fett spielt. Sie fanden, dass insbesondere bei Adipositas eine Fettleber die wichtigste bestimmende Größe für Insulinresistenz und für die Intima-Media-Dicke der Halsschlagader darstellt. Sie fanden auch, dass dem ein gestörter Adiponektinstoffwechsel zugrunde liegt.[10] Weiterhin konnten sie die herausragende Bedeutung der Fettleber dadurch belegen, dass sie ein lebertypisches Enzym (Hepatokin) näher betrachteten. Das sogenannte *Fetuin-A* ist ein Protein, das in der Leber gebildet und ins Blut abgegeben wird. Mit Verfettung der Leber wird verstärkt Fetuin-A gebildet. Viel Fetuin-A erhöht die Spiegel von TNF-α, der als Entzündungsmediator an den Gefäßen wirkt. Und Fetuin-A hemmt auch die Bildung von Adiponektin, des schützenden Hormons der Fettzelle. Zusammengenommen wurde klar, dass Fetuin-A die Ausprägung einer Insulinresistenz fördert.

Als nächsten Schritt zogen die Forscher die Epidemiologie heran. Zusammen mit Kollegen des *Deutschen Instituts für Ernährungsforschung (DIfE)* in Potsdam zeigten sie in ihrer Studie an 2.500 Teilnehmern aus dem europäischen EPIC-Projekt, dass Menschen mit sehr hohem Fetuin-A-Blutwert ein um 75 Prozent erhöhtes Diabetesrisiko haben.[11] Im gleichen Jahr veröffentlichte die Tübinger Arbeitsgruppe auch noch eine Analyse der deutschen EPIC-Kohorte zu Herz-Kreislauf-Erkrankungen. Innerhalb des achtjährigen Beobachtungszeitraums hatten 227 Teilnehmer einen Herzinfarkt erlitten, 168 einen Schlaganfall. Bei ihnen und bei knapp 2.200 Kontrollpersonen wurden die Fetuin-A-Serumspiegel bestimmt. Es kam heraus, dass Fetuin-A ein kardiovaskulärer Risikomarker ist – unabhängig von den Blutfetten, vom Diabetes oder von »Übergewicht« und Rauchen. Die Personen mit hohen Fetuin-A-Werten hatten, verglichen mit Teilnehmern mit niedrigen Werten, ein 3,3-fach erhöhtes Herzinfarkt- und ein 3,8-fach erhöhtes Schlaganfallrisiko.[12] Professor Stefan hat somit frühzeitig darauf hingewiesen, dass dieser Fettlebermarker Vorhersagen zum Diabetes-, Herzinfarkt- und Schlaganfallrisiko ermöglicht, und zwar unabhängig von klassischen Risikofaktoren. Er hat auch schon frühzeitig deutlich gemacht, dass man Fetuin-A möglicherweise als geeigneten Marker für die Kontrolle des Therapieerfolgs heranziehen kann.[10]

Inzwischen sind viele weitere Studien veröffentlicht worden, welche die nichtalkoholische Fettleber als unabhängigen Risikofaktor nicht nur für den Diabetes,[13, 14] sondern auch für Atherosklerose und Herz-Kreislauf-Erkrankungen bestätigt haben.[6-9, 15-18] Es gibt übrigens einen ganz alten, etablierten Leberwert, der sich zur Überraschung vieler nunmehr als unabhängiger Marker für das Risiko für Herz-Kreislauf-Erkrankungen bewährt: Die Gamma-Glutamyl-Transferase, abgekürzt »γ-GT« oder GGT. Das Enzym kommt zwar in allen Organen vor, aber das meiste stammt aus der Leber. Die GGT kann schon bei geringfügigen Zellschädigungen erhöht sein und ist der wichtigste und empfindlichste Parameter in der Diagnostik von Lebererkrankungen. Sie ist nicht spezifisch für NAFLD, sondern kann bei anderen Erkrankungen der Leber oder der Gallenwege, bei Alkoholmissbrauch oder durch Medikamente und bei sonstigen Vergiftungen erhöht sein. Immer mehr epidemiologische Arbeiten zeigen jedoch an, dass ein erhöhtes GGT einen hohen Vorhersagewert für Herz- und Gefäßerkrankungen besitzt.[19-25] Auch eine bekannte deutsche Arbeitsgruppe um Professor Winfried März (Universität Heidelberg/Mannheim) hat im Rahmen der LURIC-Studie an 3.500 Personen belegt, dass die GGT das Herz-Kreislauf-Risiko und sogar die Gesamtsterblichkeit unabhängig von anderen Risikofaktoren vorhersagen kann.[21]

Fettleber – Diabetes – Herzinfarkt! Und die Nieren? Denen geht es auch an den Kragen. Zunächst einige Grundlagen: Jede der beiden Nieren besitzt mehr als eine Million Nierenkörperchen (Glomeruli). Diese sind wiederum aus Knäuel kleinster Äderchen aufgebaut. Täglich werden darüber ungefähr 180 Liter Primärharn abgepresst. Über verschiedene Filter und Transportmechanismen werden Schadstoffe entfernt und mit dem Sekundärharn ausgeschieden; das ergibt etwa eineinhalb Liter Urin pro Tag. Bei einer Nierenschwäche kann der Körper die giftigen Stoffwechselprodukte nicht mehr ausscheiden. So sammeln sich die sogenannten »harnpflichtigen Substanzen« im Blut und verursachen eine Harnvergiftung (Urämie). Zudem kommt es zu Wassereinlagerungen im Gewebe, da die Nieren die mit Essen und Trinken aufgenommene Flüssigkeit nicht mehr vollständig ausscheiden können.

Eine Reihe von Erkrankungen kann zu einem Nierenversagen führen. Wenn das Nierengewebe betroffen ist, geht ein Teil der Nierenkörperchen mit den dazugehörenden Nierenkanälchen zugrunde. Die restlichen Nierenkörperchen müssen dann die Aufgaben des erkrankten Teils übernehmen. Meist gelingt das zunächst hinreichend, weshalb die Betroffenen von ihrer Erkrankung lange nichts bemerken. Die Nierenschwäche fällt erst auf, wenn mehr als 60 Prozent des Nierengewebes ausgefallen sind.

Von einer chronischen Nierenschwäche (chronische Niereninsuffizienz) spricht man, wenn die Nierenfunktion dauerhaft vermindert ist. Die chronische Nierenschwäche kann zum Nierenversagen führen, das unbehandelt lebensbedrohlich ist. Die ausgefallene Entgiftungsfunktion und die Wasserausscheidung müssen dann durch eine künstliche »Blutwäsche« (Dialyse) ersetzt werden. Alternativ können insuffiziente Nieren heute immer häufiger mittels Transplantation durch Spenderorgane ersetzt werden.

Wenn die Leber, die Bauchspeicheldrüse und das Herz ektopes Fett einlagern, warum dann nicht auch die Nieren? Sie sind zur Lagefixierung und zum Schutz gegen Erschütterungen ja ohnehin schon in ein Fettpolster eingebettet. Warum sollten die Nieren nicht auch im Innern übermäßig fett werden? Sie werden es – das ist für Menschen und Mäuse beschrieben.[26-34] Im Innern der Nieren liegt der sogenannte Sinus renalis, der Nierensinus, der vom Nierenbecken und von Fettgewebe ausgefüllt wird. Und genau dort sammelt sich vermehrt das ektope Fett. Wenn man sich die vielen feinsten Gefäße in den Nieren vergegenwärtigt, dann kann man sich leicht vorstellen, dass größere

Fettansammlungen dort allein schon mechanisch die Funktion stören. Hinzu kommen noch Einflüsse durch Gewebshormone (Zytokine) aus den fett werdenden Zellen auf das umgebende Gewebe sowie die schon häufig beschriebene Lipotoxizität in den Nierenzellen. Strukturelle und funktionelle Veränderungen führen zum Auftreten der »Mikroalbuminurie«: Wenn ein Protein namens Albumin im Urin auftaucht, ist das ein Zeichen für eine Störung der Filtrationsfunktion der Nieren. Damit droht eine chronische Nierenerkrankung und letztlich ein Nierenversagen, sofern nicht rechtzeitig entsprechende therapeutische Maßnahmen ergriffen werden.

Die Forschung hat dieses Thema erstaunlicherweise bisher relativ wenig beleuchtet. Dennoch sprechen immer mehr wissenschaftliche Daten dafür, dass verfettete Nieren krank machen. Die berühmte *Framingham Heart Study* hat sich auch dieses Themas schon angenommen.[34] Bei 2.923 Teilnehmern im mittleren Alter wurde mittels MRT die Fettmenge im Nierensinus bestimmt. Die Forscher fanden dort bei 30 Prozent der Teilnehmer eine außergewöhnlich hohe Fettmenge und nannten diesen Befund »fatty kidney«. Schließlich bestimmten sie neben dem BMI noch die Größe des gesamten viszeralen Fettdepots und setzten diese Messungen mit dem Auftreten der bekannten Risikofaktoren in Beziehung. Es zeigte sich, dass die Teilnehmer mit »fetten Nieren« eine um 212 Prozent erhöhte Wahrscheinlichkeit hatten, unter einem Bluthochdruck zu leiden. Anschließend hat man bei diesen Menschen noch den Einfluss des BMI und des viszeralen Fetts herausgerechnet. Es blieb eine Risikoerhöhung um 49 beziehungsweise 24 Prozent übrig. Somit zeigte sich die Menge des Nierenfetts als ein unabhängiger Risikofaktor für Bluthochdruck, und das Risiko für eine chronische Nierenerkrankung war durch »fatty kidneys« um 86 Prozent erhöht. Die Autoren schlossen aus ihren Ergebnissen, dass die Fettansammlung in den Nierensinussen offenbar einen Einfluss auf Bluthochdruck und Nierenfunktion hat, und dass sich die Forschung dieses Themas in Zukunft vermehrt annehmen sollte.[34]

Am typischsten ist das hohe Risiko für chronisches Nierenversagen bei Diabetikern. Die diversen Gefäßschädigungen und damit auch die Nierenschädigungen setzen schleichend schon Jahre vor der Diabetesdiagnose ein. Und verschiedene Studien haben bereits gute Hinweise dafür geliefert, dass die nichtalkoholische Fettleber häufig mit einer diabetischen Nephropathie einhergeht. Besonders bekannt wurde eine Studie des Forscherteams um Giovanni Targher von der *Universität in Verona* (Italien) und Michel Chonchol von der *Universität in Denver* (USA). Sie wollten herausfinden, ob die NAFLD der Nephropathie tatsächlich vorausgeht und wie hoch der Vorhersagewert für das spätere Auftreten dieser Nierenerkrankung ist.

Um dies zu klären, untersuchten die beiden Wissenschaftler 1.750 Typ-2-Diabetiker, die zu Studienbeginn noch absolut nierengesund waren. Während der Beobachtungszeit von knapp sieben Jahren entwickelten 547 Teilnehmer eine diabetische Nephropathie mit messbarer Einschränkung der Nierenfunktion (glomeruläre Filtrationsrate < 60 ml/min/1,73 m^2). Jene Teilnehmer, die zu Studienbeginn eine NAFLD aufwiesen, entwickelten die Nierenerkrankung anschließend merklich häufiger. Genau gesagt war das Risiko um 69 Prozent höher als bei jenen, die zu Studienbeginn noch keine NAFLD hatten. Und selbst nach Einbeziehen diverser Risikofaktoren wie Geschlecht, Alter, BMI, Blutdruck, Rauchen, Diabetesdauer, HbA$_{1c}$ und Blutfettwerten, blieb das Risiko mit 49 Prozent noch signifikant erhöht.[35] Was genau zu den krank machenden Veränderungen führt, die schließlich die chronische Nierenschädigung verantworten, ist bisher unklar. Targher und seine Kollegen vermuteten, dass es die aus den verfetteten Leberzellen vermehrt freigesetzten Substanzen sind, die bekanntlich chronische Entzündungen im Körper fördern und sich auch nachteilig auf die Nieren auswirken.

Inzwischen sind weitere epidemiologische Studien hinzugekommen, die eine zentrale Rolle der nichtalkoholischen Fettleber für die Entwicklung und das Fortschreiten der chronischen Nierenerkrankung bestätigen. Klar ist, dass viele identische Risikofaktoren vorliegen und dass vergleichbare pathogene Mechanismen wirken müssen. Nach dem heutigen Verständnis geht die Fettleber der Nierenerkrankung also voraus beziehungsweise erhöht die Wahrscheinlichkeit eine solche zu entwickeln und dies unabhängig von »Übergewicht«, Bluthochdruck und anderen bekannten Risikofaktoren. Man findet diesen Zusammenhang bei Diabetikern wie auch bei Nichtdiabetikern.

So deutet alles darauf hin, dass die NAFLD nicht nur als Marker, sondern als Ursache für die Nierenerkrankung angesehen werden muss. Falls dies durch weitere Studien bestätigt wird, muss die Entfettung der Leber ein Ziel in der Therapie der Nierenerkrankungen sein.[36] Doch was nützen all die schönen Studien, die hochrangigen wissenschaftlichen Publikationen und die Expertise einiger Forscher, wenn die Praktiker es nicht wahrhaben wollen und es nicht verbreiten: Die neue Volkskrankheit NAFLD ist keine isolierte Lebererkrankung, sondern vielmehr ein bedeutender unabhängiger Risikofaktor für kardiovaskuläre Erkrankungen, insbesondere für die koronare Herzerkrankung (KHK), für Herzinsuffizienz und für Nierenerkrankungen und somit ein Risikofaktor beziehungsweise Verursacher einiger der häufigsten Todesursachen in der industrialisierten Welt.[25, 37, 38]

Fazit: Die fette Leber mit ihrem hochgradig gestörten Stoffwechselmilieu überfordert den Herzmuskel, der dem hohen Fettangebot aus der Leber nicht mehr Herr wird. Aufgrund der zunehmenden Fetteinlagerung in den Herzgeweben werden sowohl atherosklerotische Prozesse als auch Störungen der Pumpfunktion ausgebildet.[2] Ähnliches gilt für die Niere, die unphysiologisches Fett bunkert und in eine Funktionsstörung getrieben wird.

KAPITEL 12

LUNGE UND KNOCHEN AUCH BETROFFEN

In den vorigen Kapiteln haben wir unterschieden: Einerseits dasjenige ektope Fett, das lokale Effekte auslöst und zu schweren Funktionsstörungen der Organe und zu Gefäßkrankheiten führt – wie das Fett im Herzen und in der Niere – und andererseits ektopes Fett, welches systemische Effekte hat und zu Stoffwechselstörungen führt – wie das viszerale, das intramuskuläre und das Leberfett.[1] Auch wenn es nicht so einfach vorstellbar ist – das viele Fett macht selbst vor den Knochen nicht Halt. Es löst dort lokale wie auch systemische Probleme aus. Und wieder steht dabei die fette Leber im Mittelpunkt.

Bislang galt der Grundsatz, dass »Übergewicht« wenigstens einen Vorteil habe, nämlich einen ständigen Druckreiz auf die Knochen ausübe, wodurch diese über eine Anpassungsreaktion härter und fester würden. Umgekehrt würde eine Gewichtsabnahme immer zu einer Minderung der Knochenmasse beziehungsweise der Knochenmineraldichte führen. Das war wieder einmal eine Fehleinschätzung! In jüngerer Zeit sind mehrere Studien erschienen, die eher das Gegenteil beschreiben.

Tatsächlich kann das Knochenmark übermäßig viel Fett speichern. In den Knochen bilden sich Fettzellen und Knochenzellen aus denselben Vorläuferzellen, den mesenchymalen Stammzellen. Unter welchen Bedingungen ein Mehr dieser Knochenzellen für eine hohe Knochendichte und gute Knochenfestigkeit sorgt oder aber mehr Fettzellen im Knochenmark aufgebaut werden, ist zurzeit Gegenstand intensiver Forschung. Im Verdacht steht, dass Menschen, die viel viszerales Fett aufbauen, auch zu viel Fett ins Knochenmark einlagern.

Mit den genauen MRT- und MRS-Techniken kamen die Beweise auf den Tisch: je mehr Knochenmarkfett, desto geringer die Knochenmineraldichte.[2] Jüngst haben Ärzte vom *Massachusetts General Hospital* in Boston (USA) dies auch für die Knochenfestigkeit bestätigt: Wer besonders viel Fett viszeral ansammelt, weist auch einen hohen Anteil an Fett in den Knochen und eine geringe Knochenfestigkeit auf.[3,4] Umgekehrt fanden sie: Wer viel Muskelmasse aufbietet, dessen Knochenmineraldichte und Knochenfestigkeit ist ebenfalls hoch. Das gilt für Männer wie für Frauen.

Wir dürfen nunmehr getrost davon ausgehen, dass Fettleibigkeit mit einem hohen Anteil an viszeralem Fett ein erhöhtes Risiko für Osteoporose und Knochenbrüche darstellt.[5-9] Dass dieses Risiko besonders hoch zu sein scheint, wenn die Leber verfettet und entzündet ist, sollte niemanden mehr überraschen.[8] Zwischen Fettzellen, Knochen und Leber herrscht ein fein abgestimmtes Wechselspiel. Normalerweise unterliegt der Knochen einer ständigen Erneuerung. »Altes« Knochenmaterial wird durch spezielle Knochenzellen, die »Osteoklasten«, abgebaut; der Neuaufbau erfolgt hingegen durch »Osteoblasten«. Gemeinsam schaffen diese Zellen die Grundlage für neue Knochensubstanz, die Knochenmatrix.

Die Osteoblasten besitzen einen Insulinrezeptor und werden durch Insulin aktiviert. Daraufhin produzieren sie ein Gewebshormon namens Osteokalzin, das vom Knochen aus in den Blutkreislauf geschickt wird. Die Osteokalzinbildung wird durch aktiviertes Vitamin D reguliert und ist zudem von einer ausreichenden Vitamin-K-Versorgung abhängig. Interessanterweise übt dieses Knochenhormon im Körper eine starke Wirkung auf den Zucker- und den Fettstoffwechsel aus: Es stimuliert die Insulinproduktion in den β-Zellen der Bauchspeicheldrüse und es fördert auch die Freisetzung von Adiponektin aus den Fettzellen, jenes Schutzhormons, das alle Zellen insulinsensitiv hält. Somit kann das aus den Knochen stammende Osteokalzin überall im Körper die Wirksamkeit von Insulin erhöhen und den Abbau von Körperfett verstärken.[10-13] Diese spannenden Zusammenhänge sind tierexperimentell belegt: Fehlt Mäusen der Insulinrezeptor an den Osteoblasten, werden ihre Muskeln und Fettzellen insulinresistent, die Tiere werden fettleibig und entwickeln eine Fettleber. Schließlich bekommen sie noch einen Diabetes und ihre Knochen bauen sich ab. Verabreicht man ihnen aber Osteokalzin, wird alles rückgängig gemacht![7] Vieles spricht dafür, dass die Zusammenhänge beim Menschen vergleichbar sind.

Die großen viszeralen Fettdepots, und vor allem die entzündete Fettleber, sieht man als treibende Kraft des Knochenabbaus, denn die vielen Entzündungsmediatoren aus den Leber- und Fettzellen gelangen auch in den Knochen und machen die Osteoblasten insulinresistent. Daraufhin gewinnt einerseits der Knochenabbau die Oberhand, andererseits wird systemisch die ganze Kette an endokrinen Störungen angeheizt.[8] Spannende Wirkmechanismen an Tiermodellen zu erforschen ist das eine, aber um belastbare Aussagen für den Menschen formulieren zu können, müssen zumindest gute Beobachtungsstudien passende Ergebnisse liefern. Und das tun sie. Beispielsweise diese aus Südkorea: Dort wurden 480 Frauen genauestens vermessen, und dabei stellte sich heraus, dass jene mit nichtalkoholischer Fettleber eine deutlich geringere Knochenmineraldichte aufwiesen – und zwar unabhängig davon, wie alt sie waren und wie hoch ihr BMI, wie viel sie rauchten oder Alkohol sie genossen und auch unabhängig davon, ob sie schon die Facetten des metabolischen Syndroms entwickelt hatten. Die NAFLD war die entscheidende Kenngröße.[14] Eine Studie an dicken türkischen Teenagern kommt zu ähnlichen Ergebnissen: Bei Insulinresistenz nimmt die Knochendichte ab, und besonders schlecht waren jene dran, die schon eine NAFLD hatten.[15] Noch eine weitere türkische Studie bestätigt die Beteiligung der entzündeten Fettleber: Während bei einer gutmütigen Fettleber keine Anzeichen einer erniedrigten Knochendichte zu finden waren, hatten die Probanden mit der entzündlichen Form (Steatohepatitis beziehungsweise NASH) eine signifikant erniedrigte Knochendichte.[16]

Umgekehrt hieß es bislang immer: Abspecken ist ein Risiko für die Knochengesundheit! Immer würde auch Knochenmasse abgebaut. Wie sehr man sich getäuscht hat, darauf weist das Ergebnis einer therapeutischen Studie der *Universität von Sao Paulo* (Brasilien) hin: Wissenschaftler um Raquel Campos hatten 40 übergewichtige, nachpubertäre Jugendliche rekrutiert und in zwei Gruppen aufgeteilt: eine mit und eine ohne NAFLD.[17] Beide Gruppen kamen anschließend in ein Abspeckprogramm. Nach Gewichtsreduktion fand man in der NAFLD-Gruppe einen Anstieg des Adiponektins und eine klare Minderung der Insulinresistenz. Und je insulinsensitiver die Probanden wurden, desto höher wurde gleichzeitig ihre Knochenmineraldichte. Die Forscher schlossen daraus, dass man offensichtlich die Knochengesundheit verbessern kann, indem man gegen Insulinresistenz und Fettleber vorgeht. Es ist wohl an der Zeit umzudenken: Wenn Insulinresistente abspecken und ihre Leber entfetten, dann fördern sie damit auch ihre Knochengesundheit!

Die Pharmaindustrie sucht längst medikamentöse Lösungen und bastelt unermüdlich an möglichen neuen Wirkstoffen, die am Knochen angreifen und damit Fettsucht und Diabetes bekämpfen. Doch bislang sind alle Konzepte wegen der vielen Nebenwirkungen nicht zu empfehlen beziehungsweise gar nicht erst zugelassen. Die beschriebenen therapeutischen Effekte erzielt man daher bislang nur mit Lebensstiländerungen. Ach, wie unbequem! So wird Osteoporose wohl noch länger eine Volkskrankheit bleiben ...

Noch eine weitere »Maladie« hat sich zur Volkskrankheit aufgeschwungen. Sie ist sogar das weltweit am stärksten zunehmende Leiden. Nicht Diabetes – es ist die »COPD«! Die Abkürzung kommt aus dem Englischen und steht für »Chronic Obstructive Pulmonary Disease«, zu Deutsch: die chronische atemwegsverengende Lungenerkrankung. Umgangssprachlich wird die COPD oft als »Raucherlunge« bezeichnet. Nach Angaben der Weltgesundheitsorganisation ist die COPD weltweit bereits die Todesursache Nummer drei. Schätzungen zufolge sind 210 Millionen Menschen auf der Welt an COPD erkrankt – in Deutschland sind es etwa 6,8 Millionen. Außerdem leiden hierzulande bereits 13 Prozent der über 40-Jährigen an einer chronisch obstruktiven Bronchitis. Bei den über 70-Jährigen sind es sogar über 25 Prozent.[a] Mit diesen Zahlen hat die COPD den Diabetes bei uns überholt. Trotzdem ist sie noch nicht in das allgemeine Bewusstsein der Bevölkerung vorgedrungen.

Das Rauchen und das Passivrauchen gelten als das Hauptrisiko für die COPD-Entwicklung. Weitere Einflussfaktoren sind neben der allgemeinen Luftverschmutzung auch schädliche Stäube am Arbeitsplatz. Wenn das Reinigungssystem der Lunge nicht mehr ausreichend funktioniert, bildet sich in den Bronchien vermehrt Schleim und die Schleimhäute entzünden sich und schwellen an. Das bewirkt eine zunehmende Verengung (Obstruktion) der Atemwege. Die Folgen sind – auf dem Boden der chronischen Bronchitis – dauerhaft verengte Bronchien und ein verminderter Sauerstofftransport.

Wenn die Entzündungsprozesse auch die Lungenbläschen erreichen, entwickelt sich ein Lungenemphysem. Hier werden die feinen Wände der Lungenbläschen und somit das Lungengewebe zerstört. Als Folge kann die Luft beim Ausatmen nicht mehr

---

a   http://leichter-atmen.de/was-ist-copd

vollständig entweichen. Es entstehen funktionslose Emphysemblasen, die sich zunehmend aufblähen. Es kommt zur sogenannten »Überblähung« der Lunge.

Bronchitis und Lungenemphysem treten meist gekoppelt auf, wobei sich zwei verschiedene Varianten der Krankheit entwickeln können. Bei voller Krankheitsausprägung findet man die »Pink Puffer«, bei denen das Emphysem im Vordergrund steht, sowie die »Blue Bloater«, bei denen die Bronchitis dominiert. Erstere haben oft eine rosa bis pinke Gesichtsfarbe – daher der Name –, sehen eher hager aus, ringen häufig nach Luft und haben Probleme, das Atemwegssekret loszuwerden. Letztere sind eher untersetzt, mit Apfelbauch. Sie leiden unter starkem Auswurf, haben jedoch weniger Probleme beim Abhusten des Schleims. Aufgrund des Sauerstoffmangels in ihrem Blut erscheinen ihre Lippen und ihre Gesichtsfarbe – hier namensgebend – oft bläulich.

Die Entzündung bei COPD ist keineswegs auf die Lunge begrenzt. Vielmehr ist sie systemisch, betrifft also praktisch den ganzen Körper. Früher ging man eher von einem Übergreifen der Entzündung von der Lunge auf den Organismus aus (»overspill«), hat dann aber erkannt, dass bei diesen Menschen eine generalisierte erhöhte Entzündungsneigung besteht. Auffallend ist auch, dass bei diesen Patienten sehr häufig das metabolische Syndrom, der Diabetes, die Osteoporose, eine koronare Herzkrankheit oder eine Herzinsuffizienz und auch der Schlaganfall auftritt.

Das sollte uns aufhorchen lassen. Könnte es etwa sein, dass …?

Bei den eher »übergewichtigen« Blue Bloatern würde man sich weniger wundern, wenn sie ihre vielen vollen Fettzellen nicht mehr ausreichend mit Sauerstoff versorgen könnten. Wenn sich ihre in Sauerstoffnot befindlichen Adipozyten entzündeten und das Fett nicht mehr speichern und überschüssige Kalorien ektop einlagern müssten. Tatsächlich haben kürzlich zwei Arbeitsgruppen unabhängig voneinander mit modernen bildgebenden Verfahren nachgewiesen, dass Patienten mit COPD exzessiv viel viszerales Fett speichern.[18, 19] In der einen Studie war sogar bei den schlanken Pink Puffern mit Lungenemphysem im fortgeschrittenen Stadium viel viszerales Fett nachweisbar.[18] Bei der anderen hatte man zwei hinsichtlich des BMI und der Fettmasse vergleichbare Gruppen von COPD-Patienten gegenübergestellt, die sich aber im viszeralen Fettanteil unterschieden. Die Gruppe mit viel viszeralem Fett hatte vor allem einen deutlich erhöhten Blutspiegel an Interleukin-6 (IL-6).[19] Dieses Gewebshormon wird überwiegend von Fettzellen, aber auch von Leber und Nieren gebildet und greift in die Entzündungsreaktionen des Organismus ein. Bei »Übergewichtigen« wird im viszeralen Fett etwa dreimal mehr IL-6 gebildet als im Unterhautfett.[19] Es gilt auch als aussagekräftiger Biomarker für ein erhöhtes Sterblichkeitsrisiko – nicht nur bei COPD-Patienten.

So steht der Verdacht im Raum, dass die systemische Entzündung bei COPD (auch) über die Entzündung des Fettgewebes im Bauchraum entstehen kann und eine entzündete, verfettete Leber an vorderster Front mitwirkt. Bislang ist diese Frage nicht ausreichend geklärt – aber wen würde das noch verwundern? Denkbar wäre auch noch ein anderer Zusammenhang: Geht der Krankheit außer dem Rauchen vielleicht auch eine unphysiologische Fetteinlagerung in den Lungen voraus? Könnte sich Lipotoxizität auch in der Lunge ausbilden? Und wie steht es mit der verbreiteten medikamentösen Anwendung von Kortison bei den Betroffenen? Ihre kortisonhaltigen Inhalationssprays mindern zwar die Entzündungsprozesse, aber Kortison fördert andererseits den Fettansatz im Bauchinnenraum, und bei hoher Dosierung kann man damit nachweislich den Blutzuckerspiegel erhöhen, was wiederum Entzündungen und die Schädigung vieler Gewebe fördert.

Schon sind wir wieder bei der anderen bedenklich zunehmenden Volkskrankheit gelandet – dem Diabetes: Auch unter ihm sind übermäßige Fetteinlagerungen in der Lunge beschrieben. In der Fachliteratur findet man das unter dem Stichwort »fatty diabetic lung«.[20-23] Fetteinlagerungen im Brustraum behindern bereits rein mechanisch die Lungentätigkeit. Das mündet nicht nur in eine mangelnde Sauerstoffversorgung des Lungengewebes, sondern es löst auch Stress und Entzündungen aus. Die sind bekanntlich als vorübergehendes Hilfsprogramm gedacht. Bei dauerhaft positiver Energiebilanz wird das Problem hingegen chronisch. Bedauerlicherweise existieren zu diesem Problemkomplex keine wirklich aussagefähigen Studien – weder am Menschen noch an Mäusen.

Zumindest ein paar Langzeitbeobachtungsstudien ergaben, dass Diabetes das Risiko erhöht, zum Asthmatiker zu werden.[24] Und umgekehrt bekommen an Asthma erkrankte Frauen viel häufiger einen Typ-2-Diabetes.[25] Schließlich ist noch bei einer weiteren Lungenerkrankung ein sehr deutlicher Zusammenhang zu sehen – dem sogenannten Schlafapnoesyndrom. Das bezeichnet das starke Schnarchen in Verbindung mit zum Teil lang anhaltenden Atemaussetzern. Wer leidet häufig darunter? Die Fettleibigen! Große Fetteinlagerungen im Halsbereich behindern den normalen Atemmechanismus und den Luftstrom. Kurzatmigkeit und chronischer Sauerstoffmangel sind die Folge. Die ständigen Unterbrechungen des Schlafs bewirken nicht nur, dass die Betroffenen tagsüber sehr müde und abgeschlagen sind. Das Schlafapnoesyndrom ist auch ein massives Diabetes- und Herzinfarktrisiko, wobei man an der Größe des Halsumfangs das Herz-Kreislauf-Risiko ablesen kann.[26,27] Wundern Sie sich also nicht, wenn Ihr Arzt demnächst nicht nur Ihren Blutdruck, sondern auch mal Ihre Kragenweite misst!

»DAS KNOCHENGERÜST IST EIN HORMON- PRODUZIERENDES ORGAN MIT EINFLUSS AUF DEN ENERGIEHAUSHALT.«

Thomas Reinehr, et al.
Int J Obes 2010;34:852-8.

KAPITEL 13

VERWIRRTES HIRN

Menschen sind wie moderne Autos: Sie können vor Kraft strotzen und reichlich Energiereserven getankt haben – aber sie kommen nicht weit, wenn die Elektronik des Hauptprozessors einen Defekt hat. Unser Gehirn denkt nicht nur, es lenkt vor allem auch – oft unmerklich, und das bei allen lebenswichtigen Vorgängen. Bislang war in diesem Buch von der Funktion großer Organe die Rede, von Hormonen, Energiesubstraten und Energiereserven. Alle Komponenten müssen aber koordiniert zusammenspielen, um den Menschen im Gleichgewicht zu halten. Wenn das nicht geschieht, kommt es zu Störungen. Das Zentralnervensystem entscheidet darüber, ob wir in der Spur bleiben oder unseren Karren an die Wand fahren.

Bedauerlicherweise hat unser Zentralnervensystem (ZNS) einen Konstruktionsfehler: Es ist immer noch nicht dafür ausgerüstet, bei fortwährendem Völlen das Gleichgewicht zu bewahren, wenn wir nicht vorher Beute gejagt haben! Nach Millionen Jahren der Nahrungsknappheit fehlt ihm die Software, um mit »Überfluss in Faulheit« zurechtzukommen. Chronische Überernährung führt zu massiven Störungen des ZNS, insbesondere, wenn sie mit Bewegungsmangel gekoppelt ist.

Das Gehirn hat unter anderem die Aufgabe, immer dafür zu sorgen, dass alle Organe ausreichend mit Nährstoffen und Energiesubstraten versorgt werden. Gleichzeitig muss aber ein Gleichgewicht zwischen Energieverbrauch und Energiezufuhr gewährleistet sein. Um das sinnvoll zu regulieren, muss die Schaltzentrale kontinuierlich mit Informationen versorgt werden. Dafür sind spezielle Signalstoffe vorgesehen, Gewebshormone, die über das Blut zum Gehirn gelangen.

Beispielsweise das Leptin, das aus den Fettzellen kommt und dem ZNS Informationen über den Zustand dieser Langzeitenergiereserve liefert. Je mehr Fett in den Fettzellen, desto mehr Leptin wird ausgeschüttet und zum Gehirn gebracht. Auch das Insulin gibt dem ZNS Auskunft über den Verfettungsgrad des Körpers – je mehr Fett, desto höher die Insulinspiegel nach dem Essen. Hinzu kommen Signale über die kurzfristige Energie- und Nährstoffbilanz vom Magen-Darm-Trakt zum Gehirn, die sich auf das vorangegangene Essen beziehen. Das vermitteln sogenannte Inkretine, spezielle Darmhormone, die als Reaktion auf die Nährstoffzufuhr beziehungsweise auf die Kohlenhydratmenge im Darmtrakt ausgeschüttet werden.

Darüber hinaus wachen im Blutkreislauf Sensoren über die Blutzuckerkonzentration und die Konzentration an freien Fettsäuren und melden diese dem Gehirn.

Die ankommenden Signale werden vom Hypothalamus, einem Teil des Zwischenhirns, aufgenommen und verarbeitet. Sobald dieser mit der Datenverarbeitung fertig ist, gibt er Befehle an alle beteiligten Organe, das Nötige anzustellen, um den Körper im Gleichgewicht zu halten.[1] Der Hypothalamus bildet auch seinerseits verschiedenste Gewebshormone aus und wird damit zum wichtigsten Steuerzentrum des »vegetativen Nervensystems« – auch »autonomes« oder »viszerales Nervensystem« genannt. Letzterer Begriff passt zu unserem Thema besonders gut, da das »viszerale Nervensystem« nicht nur für Herzschlag, Atmung und Blutdruck zuständig ist, sondern auch für die Verdauung und den Stoffwechsel.

Das vegetative Nervensystem gliedert sich in zwei Bereiche, die normalerweise als gut abgestimmte Gegenspieler wirken: den »sympathischen« und den »parasympathischen« Anteil, auch als »Sympathikus« und »Parasympathikus« bezeichnet. Der Sympathikus vermittelt über seine Nervenbahnen die unmittelbar leistungsfördernden Reize, während über die Nervenbahnen des Parasympathikus die gegenläufigen, eher erholungsfördernden Reize laufen. Der Sympathikus ermöglicht die Bereitstellung von Energie aus den Reserven, indem er die Insulinausschüttung senkt. Damit wird die Glukoseausschüttung aus der Leber und die Freisetzung von Fettsäuren aus dem Fettgewebe gefördert. Der Parasympathikus bewirkt genau die gegenteiligen Effekte – er aktiviert die Insulinausschüttung und bremst die Leber bei der Zuckerproduktion; und das Fettgewebe bekommt den direkten Befehl, die Fettsäuren zurückzuhalten.[2] Ein wesentlicher Teilnehmer am parasympathischen Geschehen ist der zehnte Hirnnerv, der Nervus vagus, kurz auch »Vagus« genannt, der seine parasympathischen Signale an das Herz, die Lunge, den Verdauungstrakt und an den Harntrakt sendet.

Wenn die Energieversorgung irgendwo im Körper knapp wird, gelangen Befehle aus dem Hypothalamus über sympathische Nervenbahnen direkt an die Leber, damit diese Glukose herstellt, sowie an das Fettgewebe, um es zur Ausschüttung von Fettsäuren zu veranlassen. Gleichzeitig wird das Hunger- und Appetitzentrum aktiviert, damit der Mensch auch noch in die Gänge kommt und Nachschub an Nahrungsenergie und Nährstoffen besorgt.[1] Umgekehrt regelt der Vagus bei überreichlichem Nährstoff- und Energieangebot in den Zellen wieder dagegen: Die Leber wird über Nervenbahnen zum Beenden der Zuckerausschüttung veranlasst und die Fettzellen werden angehalten, die Fettfreisetzung zu stoppen. Um es noch einmal herauszustellen: Das alles kann das ZNS mit seinen Nervenbahnen allein und direkt bewirken, im Zweifelsfall auch ohne Rücksicht auf die Nährstoffzufuhr. Offenbar kann der Hypothalamus sogar den Befehl an die β-Zellen der Bauchspeicheldrüse geben, sich per Apoptose selbst auszulöschen.[1]

Damit die Prozessierung im Hypothalamus richtig funktioniert, benötigt er deutliche Signale – vor allem das Leptin- und das Insulinsignal. Wenn von gut gefüllten Fettzellen reichlich produziertes Leptin im Gehirn richtig wahrgenommen wird, leitet das eine Abnahme der Esslust ein, was weiteren Fetteinlagerungen entgegenwirkt. Doch dummerweise stumpft der Hypothalamus bei dauerhaft hohem Fettbestand und ständigen intensiven Leptinsignalen mit der Zeit ab. Er wird »leptinresistent«. Damit ist seine Regelfunktion gestört, was sich auf direktem Weg sowohl auf die Hunger-Sättigungs-Regulation als auch auf den Fett- und Kohlenhydratstoffwechsel auswirkt.[3] Erst vor einigen Jahren hat man Insulinrezeptoren auf Hypothalamuszellen entdeckt. Insulin passiert die Blut-Hirn-Schranke, bindet an Nervenzellen und gibt dort ein Signal ab: Sättigung. Allerdings können die Insulinrezeptoren des Hypothalamus auch insulinresistent werden. Dann fehlen ihm die entscheidenden Informationen, um die Weichen richtig zu stellen: Der Vagus wird dann nicht aktiviert. So entsteht weder das Gefühl »satt«, noch wird von den ß-Zellen genügend Insulin ausgeschüttet oder werden die Fettsäuren in ihren Fettzellen eingesperrt.

Die Konsequenzen sind unangenehm. Ein Beispiel: Nach dem leckeren Frühstück – mit Müsli und Vollkornbrötchen versteht sich – kommt die Stärke, zu Glukose abgebaut, ins Blut. Weil der Hypothalamus im Zustand der Insulinresistenz aber keine Befehle an die Bauchspeicheldrüse schickt, fehlt eine adäquate Insulinausschüttung. Die Leber wird nicht gebremst (da der Vagus nicht aktiviert wurde, kann er den Sympathikus nicht entsprechend hemmen) und schüttet ihren gespeicherten Zucker fleißig noch zusätzlich ins Blut. Angesichts des herrschenden Insulinmangels kann die Glukose des Frühstücks dann nicht ausreichend aus dem Blut in die Muskeln und in die Leber geschleust werden. Das Fettgewebe steht ebenso unter einem ungebremsten Sympathikuseinfluss und entlässt ständig Fettsäuren ins Blut. So bekommt das Fett des soeben vertilgten Frühstücks, das bereits im Blut kreist, auch noch Begleitung aus den Fettzellen.[2] Dann sind richtig viel Zucker und richtig viel Fett im Blut.

Dies ist ein Worst-case-Szenario im Falle des kompletten Fehlens oder Ausfalls der Insulinrezeptoren im Gehirn. Im Alltag funktioniert das System jedoch glücklicherweise nicht nach dem Alles-oder-Nichts-Verfahren. So gibt es immer noch Versuche des Körpers gegenzuregulieren. Deshalb sind die Ungleichgewichte anfangs immer wieder reversibel. Wenn die Auslöser allerdings chronisch werden, entwickelt sich auch eine chronische Störung.

Aus welchem Grund werden die Leptin- und die Insulinrezeptoren im Hypothalamus für die hormonellen Reize unempfindlich? Offenbar sind Entzündungsreaktionen dafür verantwortlich. Eine solche Inflammation wird wiederum primär durch ein Überangebot an Nährstoffen ausgelöst, die in den Nervenzellen nicht gänzlich verbraucht werden. So entsteht energetischer Stress in den Mitochondrien und im endoplasmatischen Retikulum der Zellen. Das »Zuviel« an Nährstoffen ist nicht auf Fett als Substrat beschränkt, sondern kann auch aus Glukose oder Aminosäuren bestehen. Kurz gesagt: Bei Überernährung entzündet sich der Hypothalamus und kann seine Aufgaben nicht mehr erfüllen.[4,5] Da man beim Menschen nicht großartig im Gehirn herumfuhrwerken kann, beziehen sich die meisten neuen Erkenntnisse auf Tierversuche. Um eine Entzündung im Hypothalamus zu erzeugen, arbeitet man bei Tierexperimenten meist mit einer Fettprovokation. Am sichersten erzeugen Wissenschaftler im Gehirn von Mäusen Stress, indem sie hohe Anteile gesättigter Fettsäuren verfüttern und diese noch mit einer großen Menge an Kohlenhydraten kombinieren.[5]

Einige spannende Experimente seien kurz vorgestellt: Kürzlich haben die Endokrinologin Claudia Coomans und ihre Mitarbeiter von der *Universitätsklinik in Leiden* (Niederlande) bei speziell gezüchteten Mäusen einen pharmakologischen Wirkstoff direkt ins Hypothalamusgewebe eingebracht, der die Insulinwirkung lokal blockiert. Danach überprüften sie die Leberfunktion der Tiere und stellten fest, dass das nach Nahrungsaufnahme reichlich produzierte Insulin die Zuckerfreigabe aus der Leber nicht mehr hinreichend hemmen konnte. Genau genommen wurde sie nur um 20 Prozent gemindert! Dagegen wurde die Glukoseaufnahme in den Muskeln um 59 Prozent gesenkt.[6] Das heißt: Bei einer Blockierung des Hypothalamus ist zwar genügend Insulin im Blut, aber weder die insulinsensitive Leber noch die insulinsensitiven Muskeln reagieren angemessen darauf – nur weil das *Gehirn* das Insulinsignal nicht wahrnimmt! Coomans und Kollegen konnten weiterhin zeigen, dass es bereits ausreicht, die Mäuse fett zu mästen, um dem Hypothalamus die Fähigkeit zu rauben, adäquaten Einfluss auf die Glukoseproduktion in der Leber und auf die Glukoseaufnahme in der Muskulatur auszuüben.

Christoph Buettner und seine Arbeitsgruppe von der *Mount Sinai Klinik* in New York haben kürzlich belegt, dass bei Laborratten nur drei Tage fettreiche überkalorische Ernährung ausreichen, um deren Hypothalamus insulinresistent zu machen! Bei ihren Nagern war die Fähigkeit, bei hohem Blutinsulinspiegel den Ausstrom von Fettsäuren aus dem Fettgewebe zu stoppen, fast vollständig verloren gegangen! Gleichzeitig konnte das viele Insulin die Leber der Ratten auch nicht mehr an der Glukoseabgabe hindern. Dabei war von den Forschern sichergestellt worden, dass die Fettzellen der Ratten vor der 3-Tages-Mast absolut insulinsensitiv waren und auf Insulin im Kreislauf völlig normal reagierten.[7] In einem weiteren Experiment lieferten Buettner und Kollegen auch noch den Gegenbeweis: Als sie Insulin direkt in den Hypothalamus von Mäusen spritzten, wurden in den weißen Fettzellen der Tierchen sofort die Gene zur Fettspeicherung reaktiviert und alle Mechanismen der Fettsäurenausschüttung wurden abgeschaltet![8]

Um das nochmals in Erinnerung zu bringen: Bei Insulinresistenz des Gehirns strömen ständig vermehrt Fettsäuren ins Blut. Dieses hohe Angebot an freien Fettsäuren flutet an der Leber an und wird dort in Form von Triglyzeriden abgelagert. Die vielen Fettsäuren erreichen aber auch andere Organe, etwa den Skelettmuskel und das Pankreas mit seinen α- und ß-Zellen. Und die Fettsäuren erreichen wiederum auch das Gehirn, und an allen diesen Stellen kommt es unter dem Einfluss der hohen Insulinspiegel zu ektopen Fetteinlagerungen. Das wiederum fördert die Lipotoxizität, welche die Insulinresistenz überall noch weiter antreibt. Aus lauter Not versucht die Leber gleichzeitig, einen möglichst großen Teil des Fettes zu verbrennen, womit allerdings auch die Glukoseproduktion angeheizt wird. Die Glukose gelangt vermehrt ins Blut und erhöht den Blutzuckerspiegel. Das ist der Anfang der beiden Diabetesteufelskreise, denen man nur entkommt, wenn die Auslöser beseitigt werden.

Dass es sich tatsächlich um eine Entzündung im Hypothalamus handelt, die dort für die Insulinresistenz und die nachfolgenden Probleme sorgt, hat kürzlich eine brasilianische Arbeitsgruppe belegt. Marciane Milanski und Kollegen der Arbeitsgruppe um Professor Velloso an der *Universität von Campinas* hatten übergewichtig gefütterten, insulinresistenten Nagern mit heftiger Fettleber ein paar antientzündliche Substanzen in den Hypothalamus gespritzt.[9] Nach der Medikamentengabe kam es tatsächlich ganz rasch zum Abbau des Leberfetts und die unkontrollierte Zuckerausschüttung aus der Leber wurde vollständig eingedämmt.

Und um zu prüfen, inwieweit das vegetative Nervensystem für diese Effekte allein verantwortlich ist, kappten die Forscher anschließend bei einigen Versuchstieren den Vagusnerv. Sofort verloren die entzündungshemmenden Substanzen ihre günstigen Wirkungen in der Peripherie.

Die geschilderten Zusammenhänge treffen mit größter Wahrscheinlichkeit auch beim Menschen zu. Das hat unter anderen eine Arbeit von Manfred Hallschmid und Kollegen von der *Universität Lübeck* demonstriert. Die Forscher hatten bei Probandinnen mit einer ungefährlichen Technik Insulin über die Nase direkt in das Hypothalamusareal eingebracht. Das Insulin erreichte aber nicht das Kreislaufsystem. Dennoch konnte umgehend ein Absinken des Blutzuckerspiegels festgestellt werden.[10] Nebenbei bewirkte die Insulingabe in den Hypothalamus bei den Testpersonen eine verstärkte Sättigung nach dem Essen und so viel weniger Appetit, dass sie sogar die sonst so geliebte Schokolade verschmähten.

Aus alledem kann man getrost ableiten: Das Nervensystem ist der Player in Fettgewebe, Leber und Bauchspeicheldrüse, und wir sollten alles dafür tun, das parasympathische Nervensystem zu unterstützen, damit in unserem gehetzten Leben nicht ständig der Sympathikus die Oberhand behält. Bislang hatte man sich plastisch vorgestellt, dass die überarbeiteten β-Zellen mit der Zeit müde werden und schließlich eines Tages aufgeben. Das war ein schönes Bild, trifft aber nicht die Realität. Vielmehr ist es primär eine Frage des Gehirns, wie lange Insulin in ausreichender Menge produziert werden kann.

Um diesen Zusammenhang zu belegen, haben die Mitarbeiter der Arbeitsgruppe um Professor Velloso an der *Universität von Campinas* Studien mit einer Gruppe fettgemästeter und einer zweiten Gruppe schlanker Ratten durchgeführt. Wieder zeigte sich, dass sich der Hypothalamus unter der fettreichen, überkalorischen Diät nach kurzer Zeit entzündete und die Muskeln der Tiere insulinresistent wurden. Zur gleichen Zeit änderte sich auch die Insulinproduktion in der Bauchspeicheldrüse. Der primäre Defekt des Diabetes setzte bald ein: Die erste schnelle Insulinausschüttung nach Nahrungsaufnahme verschwand. Die zweite, lang anhaltende Insulinausschüttung blieb jedoch erhalten. Insgesamt erreichten die Ratten noch einen hohen Insulinspiegel, sodass der Blutzuckerspiegel nach dem Fressen im Normbereich blieb – so, wie es zunächst auch beim Menschen typisch ist. Als man diesen Tieren aber den Sympathikusnerv durchtrennte, normalisierte sich prompt die Insulinsekretion der dicken Tierchen.[11] In einem weiteren Experiment hatten Professor Calegari und Kollegen an der *Universität von Campinas* bei schlanken Ratten den körpereigenen entzündungsfördernden Botenstoff TNF-α direkt in den Hypothalamus gespritzt, ohne dass es zu einem Anstieg von TNF-α im Blutkreislauf kam. Aber die Insulinsekretion in der Bauchspeicheldrüse war sofort defekt, und in den β-Zellen wurden sofort Gene des Selbstmordprogramms aktiviert. Ein Abbau der β-Zellen allein durch einen Entzündungsstoff im Gehirn! Gleiches konnten die Forscher erreichen, indem sie den Ratten Stearinsäure in den Hypothalamus spritzten: Sofort fanden sie defekte β-Zellen mit gestörter Insulinausschüttung sowie das Anspringen der Apoptose. Nachdem man den Ratten den Sympathikusnerv durchtrennt hatte, normalisierte sich alles wieder.[11]

Als Zwischenfazit können wir festhalten: Ein insulinsensitiver Hypothalamus regelt mithilfe von Leptin und Insulin und einer Vielzahl weiterer hormoneller Signalstoffe die

Nahrungsaufnahme und den Energieverbrauch, und er entscheidet darüber, wie mit den Nährstoffen im Körper umgegangen wird, damit alles im gesunden Gleichgewicht bleibt. Offenbar leistet das Gehirn viel mehr als wir »denken«, aber leider nur, solange wir nicht Tag für Tag völlen und faul vor dem Fernseher fläzen.

Man kann sich ausmalen, wie viele Pharmafirmen inzwischen fieberhaft an einer Methode arbeiten, um fettleibigen Menschen mit unkontrolliertem Essverhalten und Insulinresistenz im Gehirn – vor allem den dicken Diabetikern – auf einfache, gefahrlose und nebenwirkungsfreie Weise Insulin direkt ins Gehirn einbringen zu können. Wenn solche Medikamente erfunden würden, wären damit Billionen zu verdienen.

Wenn diese Zusammenhänge so eindeutig sind und andauernde (oder gar chronische) Überernährung den Hypothalamus entzündet, ihn gegen Leptin und Insulin resistent macht und die ganze Lawine hin zum Diabetes auslöst – könnte es dann nicht umgekehrt sein, dass eine Unterernährung das Ganze wieder ins Lot bringt? Eine Reihe von Wissenschaftlern arbeitet bereits an dieser spannenden Frage.

Wouter Teeuwisse und Kollegen von der *Universität in Leiden* haben diese Hypothese nicht an Mäusen, sondern an Menschen getestet. Sie setzten ihr Experiment an der Reaktionsfähigkeit des Hypothalamus an.[12] Bekannt ist, dass nach einer Glukosegabe bei ausgebildetem Typ-2-Diabetes der Hypothalamus nicht aktiviert wird, wie dies bei Gesunden der Fall ist. Die Aktivität des Hypothalamus kann mit einem speziellen bildgebenden MRI-Verfahren gemessen werden. Das taten die Wissenschaftler – einmal vor und einmal nach einer Diätmaßnahme. Als freiwillige Teilnehmer hatten sich zehn diabetische Männer gemeldet. Sie hatten im Schnitt einen BMI von 28 und waren im Mittel 57 Jahre alt. Ihre Erstdiagnose des Diabetes hatten sie vier Jahre zuvor bekommen. Als Therapie hatten sie bislang nur Metformin erhalten, welches nicht als Stimulans auf die Insulinausschüttung wirkt, sowie die Empfehlung, sich fettarm und kohlenhydratbetont zu ernähren. Für das Experiment mussten sie vier Tage lang eine marktübliche kalorienarme Formula-Diät einhalten. Sie erhielten dreimal täglich eine Flüssigmahlzeit (einen »Shake«) mit insgesamt nur 450 Kilokalorien, aber allen essenziellen Nährstoffen in hinreichender Menge.

In den vier Tagen verloren sie Körpermasse: also Wasser, Fett und Muskelprotein – insgesamt drei Kilo. Wie hoch der Anteil des Körperfettverlustes war, wurde leider nicht dokumentiert, ebenso wenig der Verlust an Leber- und Pankreasfett. Aber die Hypothalamusaktivität dokumentierte man genau: Nach nur vier Tagen »Very Low Calorie Diet« war die Reaktion des Hypothalamus auf eine Glukosegabe wieder so normal wie bei Nichtdiabetikern![12] Das beweist erneut: Diabetes beginnt im Kopf, und für Diabetes ist nicht »Übergewicht« relevant, sondern allem voran die Insulinsensitivität des Hypothalamus, gefolgt von der Insulinsensitivität der Leber und der α- und β-Zellen der Bauchspeicheldrüse.

Überall dort wird Insulinresistenz durch unphysiologische Vorgänge auf zellulärer Ebene ausgelöst, die sich letztlich über ein Überangebot an energiereichen Stoffen erklären. Bei vermindertem Verbrauch bleiben vor allem fettartige Verbindungen übrig, allen voran Ceramide, Diacylglycerol sowie Palmitinsäure als gesättigte Fettsäure. Gemeinsam erzeugen sie offenbar so viel Stress in der Zelle, dass sich die Entzündung entwickelt – zuerst im Hypothalamus, anschließend in anderen Geweben.[5, 13] Da sind sie also wieder, die üblichen Verdächtigen: die bösen gesättigten Fettsäuren! Jetzt sollen sie auch noch für dieses Dilemma verantwortlich sein! Welche Nahrungsmittel sind vom schlechten Image am meisten betroffen? An erster Stelle das Milchfett, aber auch das Palm-, das Kokos- und das Fleischfett. Aber bevor Sie jetzt vorschnell auf andere Fettsorten umschwenken, sollten Sie lieber weiterlesen…

Warum gelten die gesättigten Fette erneut als die bösen? Nur weil in Zellkulturexperimenten oder in Tierversuchen vor allem mit Palmitinsäure gearbeitet wird, und zwar in sehr hohen Dosen, um damit die gewünschten Verfettungseffekte zu provozieren? Dass dabei aber in Relation zum Menschen nicht nur absurd hohe Fettmengen, sondern auch isolierte Fettsäuren in völlig unphysiologischer Weise als Einzelsubstrat gegeben werden, wird gerne übersehen. In der Überschrift und in der Zusammenfassung solcher Arbeiten ist dann oft nur von »fettreich« oder von »gesättigten Fettsäuren« zu lesen. In der Praxis haben diese Ansätze für das reale Leben aber kaum Relevanz. Denn Fette treten nicht isoliert auf. Sie sind gemischt mit anderen gesättigten oder einfach und mehrfach ungesättigten Fettsäuren.[14] Außerdem kommt es ganz entscheidend darauf an, wie viele und welche Kohlenhydrate gleichzeitig gegeben werden.

Je mehr raffinierte, stärkereiche und zuckerhaltige Kohlenhydratquellen gemeinsam mit der fettreichen Kost verzehrt werden, desto problematischer wird der Effekt.[15] Dann wird die Palmitin- oder Stearinsäure nicht adäquat verbrannt, sondern aufbewahrt und in die Gewebe eingelagert, da in dieser Konstellation primär die Kohlenhydrate oxidiert werden. Überdies werden alle übrig gebliebenen Kohlenhydrate genau in diese »böse« Palmitinsäure verwandelt. Wie schon im Kapitel zur Fettleber ausgeführt, stammt das Fett in der Leber nachweislich zu einem fast doppelt so hohen Anteil aus Kohlenhydraten wie aus Nahrungsfett. Und je insulinresistenter der Betreffende bereits ist, desto mehr Palmitinsäure wird er bei Kohlenhydratzufuhr synthetisieren.

Wer sich beim Konsum gesättigter Fettsäuren und der entsprechenden Nahrungsmittel nicht einschränken will, sollte insbesondere als insulinresistenter Mensch konsequenterweise umso mehr an den Kohlenhydraten sparen. Längst ist belegt, dass bei deutlicher Kohlenhydratrestriktion der Körper dazu gezwungen wird, vor allem Fett als Energiequelle zu verbrennen. Dann werden mit Priorität die gesättigten Fettsäuren verbrannt, da diese nicht essenziell sind.

Unter einer kohlenhydratarmen Kost hat der Anteil an gesättigten Fettsäuren in der Nahrung keinen messbaren Einfluss auf deren Gehalt in den Körpergeweben – und darauf kommt es letztlich an![16-18] Wenn die Kost kohlenhydratarm und zugleich kalorienreduziert ist, kommt es selbst bei starker Steigerung der Anteile an gesättigten Fetten in der Nahrung sogar zu einem signifikanten Absinken der gesättigten Fettsäuren in den Geweben![19] Die Erklärung ist immer dieselbe: Die gesättigten Fette werden unter diesen Umständen mit Priorität verbrannt! Am besten funktioniert dies, wenn man die Kohlenhydrate radikal reduziert, an den gesättigten Fetten nichts ändert, sie also relativ hoch lässt, aber anstelle der Kohlenhydrate vor allem ungesättigte Fette isst. Die Arbeitsgruppe um Eric Volek an der *Universität von Connecticut* (USA) hat das eindrucksvoll gezeigt: Unter diesen Bedingungen werden nur wenig gesättigte, dafür aber in hohem Maße alle wichtigen langkettigen Omega-3- und Omega-6-Fettsäuren in den

Geweben angereichert.[18] Wenn man kontrollierte Stoffwechselstudien und epidemiologische Studien am Menschen im Hinblick auf die geschilderten Zusammenhänge überprüft, findet man entgegen der weit verbreiteten Fehleinschätzung auch keine Beweislast gegen die gesättigten Fettsäuren. Bei den meisten Experimenten fand sich keine Förderung der Insulinresistenz und in Längsschnittsbeobachtungen kein Risiko für Diabetes![20] Im Gegenteil, für den vermehrten Konsum von Milchfett in Frischmilch und Milchprodukten, jener Nahrungsquelle, die uns am meisten Palmitinsäure in die tägliche Kost bringt, findet sich sogar ein inverser Zusammenhang: je mehr Milchfett, desto geringer das Risiko für metabolisches Syndrom, Diabetes und kardiometabolische Risiken.[21, 22]

In einem eleganten Experiment haben Liza Makowski und ihre Gruppe von der *Universität von North Carolina* (USA) an Nagern aufgedeckt, was mit Abstand am schnellsten deren Gehirn verwirrt und am sichersten die Probleme auslöst, die in diesen Kapiteln beschrieben wurden: die Cafeteriadiät![23, 24] Was das ist? Das sollte nicht schwer vorzustellen sein – viele fetttriefende, raffinierte Kohlenhydratquellen: Gebackenes aus Weißmehl, frittierte Stärke (nennt sich auch »Pommes frites« und »Chips«), Pizza sowie Würste mit weißen Brötchen – alles salzig und vielleicht noch mit billigstem Käseimitat überbacken. Dazu gesüßte Durstlöscher und als Nachspeise Eis in der Waffel oder einen süßen Nuss-Nugat-Riegel. Eine perfekte Kombination, die Menschen und Nager am sichersten und am schnellsten mästet: viel Zucker plus viel Fett ohne Ballast- und Nährstoffe. Die moderne Ernährung …

KAPITEL 14

HOHER PREIS FÜR NIEDRIGEN BLUTZUCKER

Insulinresistenz – ein gravierender Risikofaktor für unsere Gesundheit! So kann man es überall in der Fachliteratur lesen. Kein Zweifel, Insulinresistenz ist die Basis für die Stoffwechselstörungen des metabolischen Syndroms und damit für viele weitere Zivilisationskrankheiten. Am klarsten ist der Zusammenhang beim Typ-2-Diabetes, bei Herz-Kreislauf-Erkrankungen, dem PCO-Syndrom und bei Krebs. Bereits mit einem metabolischen Syndrom hat man ein um 140 Prozent erhöhtes Risiko für Herz-Kreislauf-Sterblichkeit und eine um 58 Prozent erhöhte Gesamtsterblichkeit.[1] Kommt noch Diabetes hinzu, wird das Risiko noch krasser.[2] Somit ist Insulinresistenz heute ein Killer erster Ordnung! Aus dem Überlebensvorteil von einst ist eine immense Bedrohung geworden. Sobald die Insulinresistenz chronisch wird, beginnen die Probleme. Dann ist bei herkömmlicher Mischkost ein erhöhter Insulinspiegel nach dem Essen die zwangsläufige Folge. Diese Hyperinsulinämie wird von nun an zum ständigen Begleiter. Die β-Zellen haben dann immer ein Vielfaches an Leistung abzuliefern. Je insulinresistenter die Muskeln, desto mehr müssen sie schaffen. Da kann man nur hoffen, dass sie und der Befehlshaber im Hypothalamus lange durchhalten, damit der Diabetes nicht ausbricht!

So gut wie jeder Typ-2-Diabetiker ist insulinresistent! ABER, und dieses ABER ist sehr wichtig: Die allermeisten mit Insulinresistenz bekommen nie Diabetes![3, 4] Ansonsten hätten wir zurzeit 30 oder 40 Millionen Diabetiker in Deutschland, tatsächlich sind es aber »nur« etwa fünf Millionen. Die meisten Menschen bleiben vom »Zucker« verschont, weil ihre β-Zellen auf höchster Stufe einfach immer weiter schuften (dürfen). Dank der Hyperinsulinämie im Blut erreichen diese Menschen immer wieder normale oder normnahe Blutzuckerwerte. Durch die Hyperinsulinämie kommt es aber zu Veränderungen des Fettstoffwechsels: kleine, dichte LDL-Partikel, hohe Triglyzeridspiegel, niedriges HDL. Man nennt das »atherogene Dyslipoproteinämie« – jene Blutfettkonstellation, die für Atherosklerose und Koronargefäßerkrankungen die beste Voraussetzung liefert.[3, 4] Und das alles nur, um den Zucker aus dem Blut zu bekommen! Einige Gewebe beziehungsweise Organe werden nicht insulinresistent. Diese werden nun auch mit der zigfachen Menge Insulin durchströmt, obwohl sie diese gar nicht benötigen. Das viele Insulin bringt beispielsweise die Nieren dazu, mehr Salz und Wasser zurückzuhalten. Da dieser Effekt chronisch wird, könnte das vergrößerte Flüssigkeitsvolumen im Gefäßsystem zur Entwicklung von Bluthochdruck beitragen. Hinzu kommt, dass bei Hyperinsulinämie das sympathische Nervensystem angefeuert wird – zur Flucht und zum Kampf werden die Blutgefäße enger gestellt. Das mag nicht der alleinige Grund sein, aber in der Tat hat etwa die Hälfte der Bluthochdruckpatienten eine Insulinresistenz.[4, 5] Das viele Insulin in der Niere hemmt zudem die Ausscheidung von Harnsäure.[3, 6] Erhöhte Harnsäurespiegel sind nicht nur ein Gichtrisiko, sondern sie stehen auch eng mit dem erhöhten Herz-Kreislauf-Risiko in Verbindung. Wie sieht der typische Gichtpatient aus? Ein schlanker Kraftsportler mit hohem Eiweiß- und Fleischkonsum? Nein! Er hat einen Bauch, keinen Hintern, aber dünne Beine, und er isst und trinkt gerne. Ein typischer moderner Mann eben. Wenn bei ihm erhöhte Harnsäurewerte festgestellt werden, wird ihm von der guten Ernährungsberaterin als Erstes das böse Fleisch gestrichen. Eine großartige Idee! Kein Wunder, dass nichts Durchschlagendes dabei herauskommt, wenn man nur an den Symptomen herumdoktert.

Andere Gewebe beziehungsweise Organe zeigen bei allgemeiner Insulinresistenz des Organismus sogar noch eine übermäßige *Sensitivität* gegenüber Insulin. Die Eierstöcke beispielsweise. Wenn viel Insulin die Ovarien erreicht, stimuliert es dort die Testosteronbildung. Und eine Fettleber gibt weniger »Sex Hormone Binding Globulin« (SHBG) ans Blut ab, wodurch mehr freie Androgene zirkulieren.[7] Zu viel Testosteron beziehungsweise freie Androgene sind bei Frauen unerwünscht. Eine Folge ist die Entwicklung des sogenannten PCO-Syndroms (PCOS, »Polycystisches Ovarialsyndrom«). Dabei reifen keine zeugungsfähigen Eier heran. Viele Betroffene entdecken erst bei nicht erfülltem Kinderwunsch, welch ein Problem dahintersteckt. Die Mehrheit der Frauen mit PCOS ist übergewichtig. Übermäßige ektope Fetteinlagerungen (mit Fettleber) finden sich aber auch bei einem Teil der Normalgewichtigen mit unerfülltem Kinderwunsch, was zum Teil erklärt, warum etwa 30 Prozent der schlanken PCOS-Patientinnen ebenfalls insulinresistent sind.[8] Falls insulinresistente Frauen dennoch schwanger werden, durchströmt ihr vieles Insulin auch den Fötus. Er kann sich nicht dagegen wehren. Das erzeugt bereits während der embryonalen Entwicklung Störungen im Hypothalamus und prägt den Nachkommen für sein restliches Leben frühzeitig auf Übergewicht und Stoffwechselstörungen.[9] Insulinresistenz bei Störungen im ZNS steht ebenfalls zur Diskussion. Seit vielen Jahren gibt es Hinweise darauf, dass die Entwicklung von Alzheimer beziehungsweise anderen Demenzformen in Zusammenhang mit der Hyperinsulinämie steht.[10, 11]

Im Gehirn liegt wohl auch eine weitere Ursache für Bluthochdruck. Hohe Insulinspiegel regen das sympathische Nervensystem an und bewirken eine Engstellung der Gefäße. Daneben kommt es bei Hyperinsulinämie zu einer verminderten Synthese von Stickstoffmonoxid (NO) bei gleichzeitig gesteigerter Bildung von Endothelin 1 (ET-1). Das fördert weiterhin die Fehlfunktion der Gefäßwand, die u. a. durch eine Verengung und eine erhöhte Durchlässigkeit der Gefäße gekennzeichnet ist. Damit wird eine Mehrsynthese von PAI-1 (Plasminogen Aktivator Inhibitor 1) angeschoben, was wiederum die Atheroskleroseentstehung fördert.[10, 12] Sehr eindeutig ist der Zusammenhang mit dem zentralen Thema dieses Buches.

Alle Menschen mit nichtalkoholischer Fettleber haben eine Hyperinsulinämie nach dem Essen und Trinken, viele auch nüchtern.[13] Zur Erinnerung: Über Insulin werden die Gene zur Fettneubildung in der Leber angeregt! Viel Insulin im Zusammenspiel mit vielen Kohlenhydraten macht »den Kuchen« erst fett! Bedauerlicherweise kann die hohe Insulinmenge von der Fettleber schlechter abgebaut werden (Abnahme der Insulinclearance), was die Neigung zu hohen Insulinkonzentrationen noch verstärkt. Und je höher die Insulinspiegel nach dem Essen, desto höher die Wahrscheinlichkeit, dass die Leber sich entzündet (NASH) oder der Prozess gar zur Fibrose voranschreitet.[14] Es ist aber, wie hier schon häufiger erwähnt, nicht nur die Leber: Hohe Insulinkonzentrationen bewirken allgemein, dass alle verfügbaren Fette in Zellen abgeschoben werden und die Fettverbrennung unterbrochen wird. Stattdessen wird Glukose verbrannt. Damit verschärft sich das Ungleichgewicht zwischen beschränkter Speicherkapazität der Fettzellen und dem Überangebot an nicht verbranntem Fett. Der resultierende Überschuss wird zwangsläufig in andere Gewebe verschoben, mit Vermehrung des »ektopen« Fetts um den Darm sowie in Leber, Bauchspeicheldrüse, Muskeln, Herz und Gehirn.

Last, but not least, geht es auch um Krebs. Man darf heute getrost davon ausgehen, dass die Entstehung vieler Krebsarten durch hohe Insulinspiegel begünstigt wird. Insulin aktiviert einen Wachstumsfaktor namens »Insulin-like Growth Factor-1« (IGF-1). Dieser fördert das Zellwachstum und hemmt die Apoptose. So erklärt man sich heute die große Häufigkeit von Krebserkrankungen bei Fettleibigen.[15] In diesem Zusammenhang wird auch die Insulintherapie bei insulinresistenten Diabetikern immer kritischer diskutiert. Mehr und mehr Studien zeigen eine erhöhte Krebshäufigkeit bei Insulintherapie und unter Medikamenten, welche die β-Zellen zu einer gesteigerten Insulinausschüttung antreiben sollen – den sogenannten Sulfonylharnstoffen.[16-20] Sorgen sollten sich nicht die schlanken, insulinsensitiven, gut eingestellten Typ-1-Diabetiker, sondern vor allem die übergewichtigen insulinresistenten Typ-2-Diabetiker. Außerdem fördert die Insulintherapie den Fettansatz im Körper. Je mehr Insulin, desto dicker werden Diabetiker im Durchschnitt – und damit noch insulinresistenter.[21] Dann benötigen sie noch mehr Insulin … Insulin ist und bleibt ein Wachstums- und Speicherhormon. Das sollte man nicht vergessen. Das trifft übrigens auch für gesunde Nichtdiabetiker zu: Je schneller und je mehr Insulin sie nach einer Kohlenhydratmahlzeit ausschütten, desto stärker nehmen sie zu.[22] Am schlimmsten dürfte es jene Diabetiker treffen, die gleich nach der Erstdiagnose eine Insulintherapie bekommen, obwohl sie noch viel oder sogar noch besonders viel Insulin im Kreislauf haben, dieses aber nicht für eine effektive Blutzuckerverschiebung in die Muskulatur und in die Leber ausreicht. Dann kommt noch die Insulinspritze von außen zu Hilfe und erhöht das bereits sehr hohe Insulin zu einer irrsinnig hohen Insulinkonzentration. Das führt nahtlos zu der Frage, warum insulinresistente Diabetiker eigentlich laut Leitlinien und Diätschulungen den Großteil ihrer Kalorien als Kohlenhydrate zuführen sollen? Genau jenen Nährstoff, den Insulinresistente besonders schlecht verstoffwechseln können, sollen sie in besonders hoher Menge essen! Damit sie anschließend besonders viel Insulin spritzen oder besonders viele Medikamente schlucken müssen?

Auf Nachfrage bei Dutzenden Diabetologen kamen nur zwei Begründungen zutage. Die erste ist: Kohlenhydrate würden die Insulinresistenz durchbrechen. Diese These geht wohl auf Sir Harold Himsworth, einen der herausragenden Diabetesforscher des letzten Jahrhunderts, zurück. Aber er wurde missverstanden. Er hatte bei schlanken, insulinsensitiven Typ-1-Diabetikern festgestellt, dass sie insulinresistent wurden, wenn man ihnen die Kohlenhydrate strich. Das ist die in Kapitel 5 beschriebene physiologische Insulinresistenz bei Kohlenhydratknappheit![23] Seither weiß man auch, dass jeder vor einem oralen Glukosetoleranztest drei Tage lang ausreichend Kohlenhydrate essen muss, wenn die Ergebnisse eine gewisse Aussagekraft besitzen sollen! Wenn ein extremer Low-Carb-Verfechter dies nicht macht und beim OGT-Test in der Früh nüchtern von 0 auf 100 die diagnostische Traubenzuckerplörre trinken muss, dann ist er mit Sicherheit heftig insulinresistent und entwickelt hohe, vielleicht sogar diabetische Blutzuckerwerte. Diese sind dann aber mit Blick auf eine Diabetesdiagnose »falschpositiv«![23] Das von Sir Himsworth beschriebene Phänomen trifft bei insulinresistenten Diabetikern aber nicht zu – sie werden mit mehr Kohlenhydraten nicht insulinsensitiver. Vielmehr steigen bei ihnen einfach nur der Blutzucker und der Insulinbedarf besonders hoch an![23] Im Zusammenhang mit dem angeblichen »Durchbrechen der Insulinresistenz« durch Kohlenhydrate werden oft die »Hafertage« genannt. Das ist eine spezielle Story, die wir später im Buch noch beleuchten werden und die bestimmt nichts mit Kohlenhydraten – jedenfalls nichts mit den verdaulichen zu tun hat.

Die zweite offizielle Begründung für die kohlenhydratbetonte Diät bei der Kohlenhydratstoffwechselstörung Diabetes kann man in den bisher gültigen Leitlinien nachlesen: Damit Diabetiker weniger Fett und Eiweiß essen! Das ist toll! Sind Protein oder Fett etwa Gift? Vergegenwärtigen wir uns: Kohlenhydrate sind für den Körper nicht essenziell, Protein und Fett hingegen schon. Haben Diabetiker mit einer fett- und proteinbetonten Diät bei noch funktionierenden Nieren ein Problem? Nein! Natürlich nicht, und die Stoffwechselsituation des Insulinresistenten oder gar des Diabetikers *verbessert* sich bei Beschränkung der Kohlenhydrate, und dafür muss er nicht einmal abnehmen.[24-28] Es gibt zahllose Studien zu der Frage, wie man insbesondere bei Insulinresistenz den Blutzuckerspiegel niedrig hält. Die Situation ist völlig eindeutig: Von den drei Makronährstoffen haben Kohlenhydrate mit Abstand die stärkste blutzucker- und insulinspiegelsteigernde Wirkung.[29] Auch die Kohlenhydratqualität hat einen deutlichen Einfluss. Aber der stärkste Einfluss kommt aus der »Blutzuckerlast« (»glykämische Last« beziehungsweise GL) einer Nahrung. Dieser Faktor fasst die Blutzucker- und Insulinwirkung für eine bestimmte Kohlenhydratmenge (z. B. 150 Gramm oder eine Standardportionsgröße) und die standardisierte Blutzuckerwirkung von Kohlenhydratquellen (»glykämischer Index«, »Glyx«) zusammen (siehe Exkurs). Es gibt dazu ausführliche laiengerechte Literatur.[a] Man kann die »Blutzuckerlast« einer Mahlzeit entweder durch Minderung der Kohlenhydratmenge reduzieren oder durch die Auswahl günstiger Kohlenhydratquellen (mit niedrigem glykämischem Index), wobei die Minderung der Kohlenhydratmenge stärker durchschlägt. Am effektivsten gelingt eine niedrige »Blutzuckerlast« selbstverständlich mit einer Kombination aus beidem: Wähle günstige Kohlenhydratquellen und esse weniger davon! Eigentlich ziemlich LOGIsch.[b]

---

a Mangiameli F., Worm N., LOGI-Guide. Tabellen mit über 500 Lebensmitteln, bewertet nach ihrem glykämischen Index und ihrer glykämischen Last. Lünen, systemed Verlag, 2004

b Worm N., Diätlos glücklich. Abnehmen macht dick und krank. Genießen ist gesund. Lünen, systemed Verlag, 2002

Glykämischer Index und glykämische Last

Um einen standardisierten Vergleich der Kohlenhydratqualität im Hinblick auf die Blutzuckerwirkung zu ermöglichen, wurde der *glykämische Index* (GI) definiert. Der GI bezieht sich auf den Blutzuckeranstieg über zwei Stunden nach dem Verzehr einer Nahrungsmenge, in der 50 Gramm Kohlenhydrate enthalten sind. Dieser Qualitätsindex kann das Ausmaß des Blutzuckeranstiegs nach einer Mahlzeit (postprandiale Glykämie) zu etwa 36 Prozent erklären. Doch die Menge der verzehrten Kohlenhydrate hat mit etwa 57 Prozent per se den größeren Einfluss auf den Blutzuckerverlauf. Beachtet man beide Faktoren, lässt sich daraus die *glykämische Last* (GL) ermitteln. Die glykämische Last einer Kohlenhydratmahlzeit bestimmt zu etwa 90 Prozent die postprandiale Glykämie, die übrigen rund zehn Prozent gehen auf den Eiweiß- und Fettgehalt der Mahlzeit zurück.[30] Nach einer gemischten Mahlzeit lässt sich bis zu fünf Stunden lang nachweisen, dass ein direkter linearer Zusammenhang zwischen der Höhe der glykämischen Last und dem Verlauf der Blutzuckerkonzentration besteht. Die Mahlzeitenbewertung nach dem Konzept der glykämischen Last ist sowohl für einzelne Nahrungsmittel als auch für gemischte Mahlzeiten mit variablen Anteilen von Fett und Eiweiß möglich.

Genauso zeigt die Höhe der glykämischen Last über Stunden nach einer Mahlzeit dosislinear die Insulinkonzentration im Blut an: Je höher die glykämische Last der Mahlzeit, desto mehr Insulin wird in den Kreislauf ausgeschüttet. Darüber hinaus fällt die Insulinausschüttung umso höher aus beziehungsweise steigt der Insulinbedarf nach einer standardisierten Mahlzeit umso stärker an, je intensiver die Insulinresistenz ausgeprägt ist. Mit zunehmender Insulinresistenz sind die Folgen für die Bauchspeicheldrüse umso gravierender, und die Ausbildung des Typ-2-Diabetes wird umso schneller vorangetrieben, je mehr raffinierte Kohlenhydrate in die Mahlzeiten integriert werden und je höher dadurch die glykämische Last ist.[31]

Durch die Senkung der glykämischen Last wird bei Gesunden wie bei Insulinresistenten und besonders bei Diabetikern ein zu starkes Ansteigen des Blutzuckerspiegels nach dem Essen verhindert. Entsprechend weniger eigenes oder fremdes Insulin oder Medikamente benötigt man. Es gilt: Je niedriger die GL, desto niedriger der Blutzucker und vor allem auch das Insulin beziehungsweise der Insulinbedarf.[29, 32-35] Stellvertretend für die Hunderte von Studien sei zum Abschluss dieses Kapitels noch eine neue Arbeit der *University of Washington* in Seattle (USA) zitiert:[35] Die Wissenschaftler hatten 84 normal- und »übergewichtige« Probanden jeweils vier Wochen lang abwechselnd auf zwei Diätformen gesetzt. Beide Kostformen wurden kalorisch so abgestimmt, dass die Teilnehmer gewichtsstabil blieben. Die Diäten unterschieden sich nicht im Anteil an Fett, Protein und Kohlenhydraten.

Aber die eine Diät war sehr blutzuckerwirksam, durch die Auswahl vieler raffinierter Weißmehlprodukte und Süßigkeiten. Die andere Kost legte den Schwerpunkt auf ballaststoffreiche Kohlenhydrate, und bei Süßem wurde gespart. Damit ergab sich ein Unterschied in der glykämischen Last von 244 gegen 117, also eine gute Halbierung. Nach beiden Testphasen wurde mit einer diättypischen Mahlzeit ein Bluttest durchgeführt. Dabei kam heraus, dass bei Einhalten der niedrigen GL der Blutzucker in den Stunden nach dem Essen um 38 Prozent und die Insulinmenge im Blut um 45 Prozent niedriger lagen! Man kann sich vorstellen, um wie viel mehr noch möglich gewesen wäre, wenn die Diäten auch noch in der Kohlenhydratmenge reduziert gewesen wären.

Die Schlussfolgerung der Wissenschaftler soll unkommentiert stehen bleiben: »Mit Einhalten einer niedrigen GL entsteht ein Stoffwechselprofil, welches das Risiko für einige Krebsformen senken würde.«

KAPITEL 15

MITBEWOHNER UNTER VERDACHT

Viele besitzen Billionen. Mancher besitzt noch mehr. Die Ersten nisten sich schon bei der Geburt ein. Sie gehören ganz unterschiedlichen Familien an. Erst mit neuesten DNA-Analysen ist man ihnen endlich auf die Spur gekommen. Bisher sind 1.100 verschiedene Typen identifiziert worden, und jeder von uns trägt etwa 160 unterschiedliche Varianten in seinem Darmtrakt – das ganze lange Leben. Unsere Mitbewohner haben zusammen zehnmal mehr Zellen als unser eigener Körper. In Genen ausgedrückt – sie verfügen gemeinsam über eine 100-fach größere Genmenge als wir Menschen. Zusammengenommen werden sie dennoch ganz bescheiden als »Mikrobiom« bezeichnet – die Bakterien des Darmtraktes.

Die bakterielle Besiedlung des Darms beginnt mit der Geburt. »Altmodisch« vaginal entbundene Kinder kommen auf dem natürlichen Geburtsweg mit anderen Mikroorganismen in Kontakt und werden in der Folge andere Stämme in ihrem Darm ansiedeln als die »modern« mit Kaiserschnitt geholten. Welche Bakterienstämme die Mutter an das Kind weitergibt, hat unter anderem mit der Körperfülle der Mutter vor der Empfängnis zu tun. Man weiß, dass übergewichtige Menschen andere Darmbakterien besitzen als schlanke. Entsprechend hat auch die Gewichtsentwicklung während der Schwangerschaft einen Einfluss auf die Darmbesiedelung der Mutter. Die mütterlichen Spezies werden wiederum die individuellen Besonderheiten des Mikrobioms beim Neugeborenen prägen – mit weitreichenden Folgen für das gesamte Leben.

Gleich nach der Geburt hat die frühkindliche Ernährung einen wesentlichen Einfluss auf die Darmbesiedelung. Das Stillen hat hier Vorteile, indem es dazu beiträgt, die »richtigen« Stämme heranzuziehen und die bedenklichen zu verdrängen. Um die Effekte des Stillens nachzuahmen, enthalten die meisten Säuglingsanfangsnahrungen inzwischen Pre- und Probiotika. Auf diese Weise wird auch bei Flaschenkindern das Wachstum und die Ausbreitung von Bifidusbakterien gefördert. Auch der Milchzucker (Laktose) in Muttermilch und Säuglingsnahrungen wirkt als Prebiotikum und fördert damit diese Bakterienstämme. Dagegen wirkt sich eine frühe Antibiotikatherapie, die sich oftmals allerdings nicht vermeiden lässt, nachteilig aus.[1]

Aus der riesigen biologischen Kapazität, die unseren mikrobiellen Partnern innewohnt, kann man ableiten, dass sie einiges mitzureden haben über das, was in und mit unserem Körper passiert. Den direktesten Einfluss haben Darmbakterien verständlicherweise auf den Ort, an dem sie hausen. Zwischen Darmzellen und Darmbakterien gibt es einen regen Austausch an Informationen, ohne dass man sie bislang auch nur annähernd entschlüsseln konnte. Gesichert ist aber, dass Art und Menge der Darmbakterien Einfluss auf die Darmbarriere nehmen. Dass diese immer reibungslos funktioniert, ist überaus relevant – schließlich soll nicht alles im Darm durch die Wand in unseren Blutkreislauf gelangen. Gewisse Stoffe sollten tunlichst im Darm bleiben und mit dem Stuhl ausgeschieden werden.[2] Der Darm hat viele Aufgaben. Am bekanntesten ist er für die Verdauung, das heißt die Aufschließung der Nahrung in die kleinsten Bausteine. Das sind dann die »Nährstoffe«. Diese müssen von der Darmwand aufgenommen werden und gelangen von dort ins Blut und über die Pfortader auf direktem Weg zur Leber.

Darmbakterien haben einen Einfluss auf diejenigen Darmzellen, in denen Hormone wie beispielsweise Serotonin oder die Inkretine (GLP-1) usw. gebildet werden. Da diese Hormone als Signale für das Zentralnervensystem fungieren, ist es vorstellbar, dass über die Art und Menge des Bakterienbesatzes sogar unser Essverhalten beeinflusst werden kann.[2] Schließlich tragen Bakterien zur Produktion oder Bereitstellung bestimmter Vitamine wie B_{12} und K, Thiamin und Riboflavin bei. Und last, but not least, verfügen Bakterien über Enzyme, die gewisse Kohlenhydrate, die für den Menschen unverdaulich sind, spalten und nutzen können. Bakterien sind quasi »Abfallverwerter«. Einerseits stürzen sie sich auf die für uns gänzlich unverdaulichen Nährstoffe, andererseits nehmen sie aber auch gerne jene, die von uns nicht gänzlich verwertet wurden, also im Dünndarm übrig geblieben sind. Auch auf diese Weise unterstützt die Mikrobiota die Verdauung.

Bei Menschen mit einer Milchzucker- oder Fruchtzuckerunverträglichkeit kann das Verdauungspotenzial der Darmbakterien allerdings unangenehme Symptome verursachen: Die im Dünndarm unverdauten Zucker gelangen in den Dickdarm und liefern den dort hausenden Bakterien hoch willkommene Nahrung, die sie sogleich unter reichlich Gasbildung (Kohlendioxid, Methan, Wasserstoff) verwerten.[3] Allerdings werden nicht alle Ballaststoffe von den Bakterien gleich gut genutzt. Wasserlösliche Ballaststoffe und resistente Stärken unterliegen einem nahezu vollständigen Abbau, während die sogenannten Hemizellulosen zu 50 bis 70 Prozent, die Zellulose bis zu 30 Prozent und Lignin sowie Cutin überhaupt nicht fermentiert werden. Die Abbaurate nimmt auch umso mehr ab, je tiefere Darmabschnitte erreicht werden.[4]

Bei der bakteriellen Fermentation entstehen neben den Gasen auch kurzkettige Fettsäuren: Essigsäure, Propionsäure und Buttersäure. Damit werden die Zellen der Darmwand energetisch versorgt, und als Säuren sorgen sie auch für ein verdauungsförderndes saures Milieu im Darm. Sowohl die Fermentationsrate als auch das Verhältnis der gebildeten Fettsäuren variieren je nach Ballaststoffkomponente, Dauer der Darmpassage und Zusammensetzung der Bakterienstämme. Im Durchschnitt entstehen pro Gramm fermentierbaren Ballaststoffs 0,5 bis 0,6 Gramm kurzkettige Fettsäuren; das entspricht zwei Kilokalorien. Schätzungsweise 70 Prozent dieser kurzkettigen Fettsäuren werden vom Menschen resorbiert und gehen ganz normal als Energielieferanten in den Fetthaushalt des Körpers ein.[4] Auf diese Weise könnten Darmbakterien auf unseren Energiehaushalt Einfluss nehmen. Entscheidend für die Kaloriengewinnung ist natürlich, wie effektiv die vorherrschenden Stämme die Ballaststoffe spalten können. Mit diesen Zusammenhängen hat man wenigstens zum Teil eine Erklärung für die »guten« oder »schlechten Futterverwerter« gefunden.

Hellhörig wurde man in der Ernährungsszene, als im Jahr 2004 Fredrik Bäckhed und Mitarbeiter von der *Washington University* in St. Louis (USA) zeigen konnten, dass konventionell aufgezogene Mäuse einen 40 Prozent höheren Körperfettanteil hatten als eine unter sterilen Bedingungen großgezogene Vergleichsgruppe. Als man in einem weiteren Versuchsansatz die steril aufgezogenen Mäuse mit der Darmflora der »konventionellen Mäuse« infizierte, nahm deren Körperfett um bis zu 60 Prozent zu, und sie entwickelten innerhalb von zwei Wochen eine Insulinresistenz.[5] Von dicken Mäusen wurde später bekannt, dass ihr relativer Anteil an Firmicutesbakterien deutlich höher und ihr relativer Anteil an Bacteroidetes wesentlich geringer war als bei schlanken Mäusen. Firmicutes scheinen ein besonders großes Potenzial zur Spaltung komplexer Kohlenhydrate zu haben. Wenn man Mäuse abspeckte, ging ihr Anteil zugunsten der Bacteroidesbakterien zurück. Inzwischen ist das auch am Menschen gezeigt worden. Mit einer Gewichtsreduktion durch kalorienreduzierte Diät kam es zu einem Abfall der Firmicutes und gleichzeitig zu einem Anstieg der Bacteroidetes – und das unabhängig davon, ob es sich um eine kohlenhydratreduzierte oder um eine fettreduzierte Diät handelte.[1]

Nachdem bakteriell gebildete Fettsäuren im Darm resorbiert werden, gelangen sie zunächst zur Leber. Dort werden sie entweder als Energiequelle genutzt, als Fette eingespeichert oder bearbeitet und im VLDL-Cholesterintransporter wieder in den Kreislauf geschickt. Interessanterweise kommt es dabei gleichzeitig zu einer generellen Erhöhung der Aktivität der Lipoproteinlipase. Das ist das Enzym, welches überall im Körper die Freisetzung von Fettsäuren aus dem VLDL-Cholesterin bewirkt und sie damit zur Aufnahme in Fett- und Muskelzellen bereitstellt.[1] Auf diesem Weg könnten demnach Darmbakterien eine Förderung von Fetteinlagerung bewirken – und das nicht nur in Fettzellen, sondern auch ektop in anderen Geweben.[6,7] Adipositas ist bekanntlich nicht eine bloße Folge der Überernährung, sondern es kommt bei ektopen Fetteinlagerungen zu Entzündungen und Stoffwechselentgleisungen. Passend dazu mehren sich die Ergebnisse experimenteller Studien, die eindeutig auf eine mikrobielle Rolle bei der Entstehung von Fettleibigkeit und nichtalkoholischer Fettleber hinweisen.[1]

So wichtig Darmbakterien für viele Aufgaben auch sind, sie haben gefälligst im Darm zu bleiben! Ein Eindringen in unseren Organismus ist ganz und gar nicht erwünscht! Im Normalzustand herrscht beim Zusammenleben von Darmflora und Wirt ein stabiles Ökosystem. Die friedliche Koexistenz ist aber von vielen Bedingungen abhängig, und die Kommunikation zwischen beiden muss klappen. Damit nicht einige Bakterienarten dem Menschen gefährlich werden können, wacht unser Immunsystem darüber. Es muss krank machende Keime beseitigen und die »guten« gewähren lassen.

Bei dieser Aufgabe hilft die Darmschleimhaut. Sie schüttet sogenannte Muzine aus, die eine dicke Schicht erzeugen, welche den direkten Kontakt der Bakterien mit der Zellmembran der Darmschleimhaut verhindert. Der Schleim ist reich an IgA-Antikörpern, die effektiv an Bakterien binden und deren Einnistung in die Schleimhaut verhindern. Das IgA neutralisiert aber nicht nur infektiöse Mikroorganismen, sondern auch Gifte. Unser Immunsystem verfügt darüber hinaus noch über Tausende weitere Abwehrkörper mit spezifischen Rezeptoren, die charakteristische Bakterienstrukturen erkennen können. In Kooperation mit dem Zentralnervensystem entsteht ein Aufspürprogramm, das gute und schlechte Bakterien unterscheiden kann. Schließlich hilft auch noch die Gallenflüssigkeit, einer bakteriellen Überwucherung entgegenzuwirken. Fehlt die Gallenflüssigkeit, so erhöht sich das Risiko des Eindringens von Bakterien in die Darmwand deutlich.[4] Wird die Darmbarriere löchrig, gelangen die Bakterien ins Kreislaufsystem und damit in den eigentlichen Organismus – anatomisch gilt das Darmlumen nämlich noch als »außen«. Hierzu muss keine massive Störung wie bei einer Blutvergiftung vorliegen, bei der die Barriere zusammenbricht und Bakterien regelrecht einströmen. Sie kann auch so diskret sein, dass nur bakterielle Produkte, sogenannte Endotoxine, in den Organismus einwandern und eine unterschwellige Entzündung auslösen.[3] Endotoxine sind biochemisch betrachtet Lipopolysaccharide (LPS), die in die Zellmembran von Bakterien eingebaut sind und im Darmlumen frei werden, wenn die Bakterien diese aktiv abspalten oder selbst zugrunde gehen. Solche giftigen Wirkungen durch Infektionen mit Escherichia coli oder Salmonellen sind beispielsweise allseits bekannt.

Im Zusammenhang mit unserem Thema sind die unterschwelligen Effekte von besonderer Brisanz. Die Endotoxine der Bakterien führen nicht nur zu Entzündungen im Darm, sondern auch in der Leber, in den Fettzellen und in den Muskeln. Das fördert die Entzündungsneigung in der fetten Leber und dort auch noch die vermehrte Fetteinlagerung, was wiederum die Insulinsensitivität in den genannten Geweben stört. So leisten die Schädigung der Darmbarriere und die Infektionen mit Darmbakterien einen Beitrag zur Entstehung des metabolischen Syndroms.[3, 8] Wie stark der Einfluss falscher Ernährungsgewohnheiten ist, konnte bislang nur in Tierexperimenten nachvollzogen werden. So wurde in Studien an Mäusen mit einer unphysiologisch hohen Fettzufuhr innerhalb von vier Wochen der Plasmaspiegel an bakteriellen LPS um das Zwei- bis Dreifache erhöht. Damit verbunden waren Gewichtszuwachs, die Ausbildung einer Fettleber sowie ein Anstieg des Nüchternblutzucker- und Nüchterninsulinspiegels als Zeichen einer Insulinresistenz. Umgekehrt konnte nach einer »therapeutischen« Erhöhung des Anteils von Bifidobakterien im Darm die Zahl der LPS-haltigen Bakterien zurückgedrängt werden. In der Folge kam es zur Abmilderung der Vergiftung und zur Verbesserung der Entzündungswerte und gleichzeitig zu einer Erhöhung der Insulinsensitivität.

Passend dazu konnten auch schon Studien am Menschen auf das enge Wechselverhältnis von Darmbakterien, Fettleibigkeit, Entzündung und Diabetes hinweisen. In einer Gruppe von Diabetikern fand man im Vergleich zu Nichtdiabetikern beispielsweise einen geringeren Anteil an Firmicutes und Clostridien. Dabei zeigte sich eine enge statistische Beziehung zwischen Bakterienart und Blutzuckerspiegel, aber nicht zum BMI.[1] Unterschiedliche Bakterienstämme üben unterschiedliche Einflüsse aus. Im derzeit frühen Stadium der Forschung ist es schwierig, ganz konkrete Empfehlungen zu geben. Immer deutlicher wird aber, dass das Immunsystem und die Bakterien im Darm gemeinsam mitentscheiden, ob wir ein metabolisches Syndrom und eine Fettleber entwickeln.[9] Auf alle Fälle scheint es sinnvoll, die Darmflora durch ballaststoffreiche

Ernährung, mit deren Hilfe man »die richtigen« Darmbakterien anfüttert, zu unterstützen. Dafür nutzt man die sogenannten Prebiotika. Das sind unverdauliche Nahrungsbestandteile, die die Darmflora positiv verändern können. Beispielsweise nimmt nach Gabe von Fructo-Oligo-Sacchariden die Zahl der »guten« Bifidobakterien stark zu, während sich aerobe »böse« Keime, coliforme, grampositive Kokken und anaerobe Keime nur unwesentlich verändern.

Prebiotika werden durch Fermentationsprozesse von den ansässigen Bakterien bevorzugt zu kurzkettigen Fettsäuren gespalten, die möglicherweise auch als Nährsubstrat für die günstigen Keime, etwa die Bifidobakterien, dienen. Durch die Fermentation kommt es weiterhin zum Absinken des luminalen pH und dadurch auch zu einer Hemmung des Wachstums pathogener Keime.

Auch für Probiotika werden immer mehr positive Effekte im Darm nachgewiesen. Probiotika sind definierte, lebende Mikroorganismen, die das Zusammenspiel der Darmbakterien beeinflussen können. Sie stärken die Darmbarriere und können damit den unerwünschten Übertritt von gefährlichen Keimen durch die Darmwand hemmen. Sie fördern zudem das Eingreifen des Immunglobulin A und damit das intestinale Immunsystem. Weiterhin sind sie in der Lage, entzündungsfördernde Mediatoren zu hemmen und entzündungshemmende zu stimulieren. Sie hemmen auch die Anheftungsfähigkeit krank machender Mikroorganismen an der Darmschleimhaut und unterbinden die Vermehrung bedenklicher gramnegativer, anaerober Keime, indem sie Stoffe abgeben, die für diese Mikroben giftig sind.

Die lebenden probiotischen Bakterien wie Lactobazillen und Bifidobakterien werden heute in einer großen Zahl von Milchprodukten auf dem Markt angeboten. Darüber hinaus werden weitere speziell gezüchtete Bakterienstämme in klinischen Studien getestet.[10] Um einige Beispiele zu beschreiben: An mit Fruktose reichlich ernährten Ratten wurde gezeigt, dass eine Zufuhr von Lactobacillus acidophilus and Lactobacillus casei sowohl deren Blutzucker- als auch den Insulin- und Triglyzeridspiegel erfolgreich senkte.[11, 12] Kürzlich konnte man in einem ähnlichen Ansatz bei fett und krank gefütterten Ratten durch hohe Gaben von Bakterienkulturen den Blutzucker- wie auch den Insulin- und den Triglyzeridspiegel erfolgreich senken und die Fettneubildung wie auch die Fetteinlagerung in der Leber reduzieren.[13]

Diese Labortiere wurden natürlich nicht zufällig mit Fruchtzucker gefüttert. Vielmehr ist Fruktose ein bekannter Störfaktor der Darmbarriere. Bei hohem Fruktosekonsum kommt es zum Übertritt von Bakterien in die Blutbahn, was die genannten Entzündungsprozesse auslöst. Überdies führt reichlicher Fruchtzuckerverzehr verlässlich und schnell zuerst zu Triglyzeridablagerungen in der Leber beziehungsweise zu handfester Fettleber und bald darauf zur Entzündung der Leber (NASH). Weil das so gut klappt, hat dieses Früchtchen ein eigenes Kapitel verdient.

»DER DARM IST DER VATER ALLER TRÜBSAL.«

Hippokrates
(Griechenland, ca. 460–370 v. Chr.)

KAPITEL 16

FÜRCHTERLICHES FRÜCHTCHEN

Wie das in den Ohren klingt: FRUCHTzucker. Viel »gesünder« als der normale, der weiße Zucker! Die Verbraucher fühlen sich sicher. Vertreter der Lebensmittelindustrie hatten lange Zeit »ohne Zuckerzusatz« auf ihre Produkte geschrieben, weil sie statt mit »normalem« Rohr- oder Rübenzucker mit Fruktose süßten. Die Mütter hatten so etwas mit Begeisterung an ihre Kleinen verfüttert. Die ganze Kraft der Frucht – aber gottlob ist der Ruf inzwischen ruiniert![1] Die Glukose – der »Traubenzucker« – ist wie der Fruchtzucker – die »Fruktose« – ein Einfachzucker. Beide kommen in der Natur auch zu gleichen Teilen chemisch verknüpft als Zweifachzucker vor: Das ist die »Saccharose« – der »Haushaltszucker«. Ihn gewinnt man aus Zuckerrüben oder Zuckerrohr. Wenn man Haushaltszucker verspeist und er zur Darmschleimhaut gelangt, spalten ihn dort Verdauungsenzyme wieder in Glukose und Fruktose. Nach der Aufnahme in die Darmschleimhaut und Abgabe ans Blut kommen die beiden getrennt voneinander in die Leber und gehen dort auch erst einmal getrennte Wege.

Fruktose kommt natürlicherweise in Früchten und Blütenpollen vor und auch in manchen Gemüsen. Aus Blütenpollen gewinnen wir Honig, weshalb der Honig neben der Glukose auch reichlich Fruktose enthält. Reine Fruktose kommt in unserer Nahrungskette selten vor. Da wir in unseren Speisen und Getränken zum Süßen so viel Haushaltszucker einsetzen, ist er der wichtigste Fruktoselieferant.

In Fertigprodukten findet sich relativ viel Fruktose, denn für die Nahrungsmittelindustrie ist sie trotz höherer Herstellungskosten ein beliebtes Süßungsmittel. Im Vergleich zu Saccharose hat sie eine um 20 Prozent höhere Süßkraft. Für den gleichen Süßgeschmack benötigt man folglich geringere Mengen und spart dabei sogar ein paar Kalorien. Um es noch effizienter zu machen – im Sinne von viel Süßkraft für wenig Einsatz – hat die Industrie neumodische Zuckergemische wie Glukose-Fruktose-Sirup oder Invertzucker erfunden. US-amerikanische Nahrungsmittelproduzenten haben in den letzten Jahrzehnten immer mehr fruktosereichen Maissirup (High Fructose Corn Syrup, HFCS) zum Süßen eingesetzt. Dieser Sirup ist das Ergebnis einer speziellen Maiszüchtung. HFCS besteht aus freier Fruktose und freier Glukose entweder im Verhältnis von

55:45 (HFCS-55) oder 42:58 Prozent (HFCS-42), also eigentlich nicht viel anders als im Haushaltszucker – womit sich die Frage nach der Relevanz stellt.[2] Seitdem ist auf der Coladose in den USA nicht mehr Zucker, sondern »HFCS« zu lesen. Lange Zeit hat der Verbraucher diese Deklaration nicht verstanden. In Deutschland, Österreich und der Schweiz ist HFCS bislang nur wenigen Produkten zugesetzt.

Reinen Fruchtzucker finden wir hierzulande vor allem in süßen, alkoholfreien Erfrischungsgetränken. Insbesondere in kalorienreduzierten Limonaden oder Säften wird durch eine Mischung mit Süßstoffen eine hohe Süßkraft erzielt. Kristalline Fruktose eignet sich zudem zur Herstellung von Getränkepulvern oder löslichem Eistee. Zudem wird vielen Milchprodukten wie Joghurt, Quark und Pudding Fruktose zugesetzt. Besonders in Kinderprodukten wird die Fruchtsüße immer noch gern beworben. Da Fruktose auch bei niedrigen Temperaturen noch eine hohe Süßkraft aufweist, ist sie häufig in Eiscreme zu finden. Zumeist wird neben dem reinen Fruchtzucker auch noch Fruktose-Glukose-Sirup eingesetzt. Fertigen Kakaogetränken verleiht der Zusatz ein intensiveres Aroma und ermöglicht die Reduktion des Fettgehaltes bei gleichbleibendem Geschmack.[2] Bei tiefgefrorenem Obst, Konserven sowie Obstkompott wird gerne Fruktose zugesetzt, um einen süßeren Geschmack zu erzielen. Gleichzeitig verstärkt der Zucker das Fruchtaroma. In Marmelade beziehungsweise Konfitüre wird er ebenfalls verwendet. In kalorienreduzierten Varianten wird der synergistische Effekt mit Süßstoffen ausgenutzt. Für die private Marmeladenherstellung ist abgepackter Fruchtzucker im Supermarkt erhältlich.[2]

Fruktose oder Fruktosesirup eignen sich besonders für Pralinen-, Schokoladen- und Bonbonfüllungen. Auch in der Schokoladen-, Gummi- und Geleezuckerwarenherstellung findet er diese Verwendung. In einigen Produkten wie Nugat oder Marzipan wird Fruktose als Feuchthaltemittel eingesetzt. Fruktose karamellisiert auch kräftig und rasch und erzeugt so eine intensive Bräunung. Zudem beschleunigt er die Stärkeverkleisterung und führt zu einer höheren Viskosität, wodurch insbesondere in Dessertspeisen Verdickungsmittel eingespart werden können. Bei höheren Temperaturen wird die Struktur von Fruktose verändert und die Süßkraft lässt nach.[2]

	Portion	Energie	Fruktosegehalt
Weintraubensaft	200 g	143 kcal	14 g
Apfelsaft	200 g	99 kcal	11 g
Orangenfruchtsaft	200 g	90 kcal	5 g
Cola (mit Koffein)	200 g	121 kcal	4 g
Apfel (frisch, geschält)	115 g	64 kcal	8 g
Erdbeeren (frisch)	250 g	80 kcal	6 g
Orange (frisch)	150 g	70 kcal	4 g

Fruktose wird vom Darm nicht immer vollständig resorbiert, sodass meist ein kleiner Teil in tiefere Darmabschnitte und in den Dickdarm gelangt. Dadurch zieht er gebundenes Wasser mit in tiefere Darmabschnitte, was bei höheren Verzehrsmengen zu Durchfällen führen kann. Außerdem machen sich die Darmbakterien über die anflutende

Fruktose her und fermentieren sie. Bei hohem Angebot fördert das nicht nur ein übermäßiges Wachstum der Bakterienstämme, sondern auch eine Fehlbesiedlung – das Anzüchten unerwünschter Darmbakterien.

Der Fruchtzucker gelangt nach der Aufnahme über den Darmtrakt, wie erwähnt, direkt über die Pfortader zur Leber, wo etwa 50 bis 75 Prozent sogleich vor Ort verarbeitet werden. Der Rest wird wieder ins Kreislaufsystem zu den Geweben in der Peripherie geschickt. Dort erfolgt der Fruktosetransport in die Zellen in Abhängigkeit von der Konzentration, das heißt: je mehr Fruktose im Blut, desto effektiver der Einstrom. Da dies insulinunabhängig funktioniert, hat man Diabetikern lange Zeit Fruktose als Süßungsmittel empfohlen, denn damit mussten sie sich weniger Insulin spritzen. Inzwischen weiß man, dass die Verwendung von Fruktose den meisten Diabetikern wohl mehr schadet als nützt. Denn in größeren Mengen genossen hat Fruktose es in sich!

In den Leberzellen wird dem Fruchtzucker ein Phosphatmolekül angehängt, welches verhindert, dass Fruktose die Zelle unverändert wieder verlassen kann. Dann wird er entweder in Glukose umgewandelt oder als Glykogen eingespeichert oder direkt zur Energiegewinnung verbrannt. Diese Verbrennung ist bei gesunden, schlanken und körperlich aktiven Menschen effizient. Bei (»übergewichtigen«) Insulinresistenten und Diabetikern wird hingegen wesentlich weniger Fruktose oxidiert.[3] Ein geringer Anteil der Fruktose wird in der Leber zu Laktat (Milchsäure) abgebaut, die ihrerseits in Glukose umgewandelt werden kann. Die verbleibende Fruktose wird schließlich in Fett umgebaut und entweder in dieser Form als Energiereserve eingelagert oder in das VLDL-Molekül gepackt und in den Blutkreislauf geschickt. Auf diesem Weg gelangt die »Fett« gewordene Fruktose zu anderen Geweben, wo Zellen darauf warten, aus dem VLDL ein paar Fettsäuren abzubekommen. Damit kommen wir der Frage näher, ob Fruktose uns fetter macht.

Passend in diesem Bild ist, dass Fruktose das Hungergefühl zu verstärken scheint und so die weitere Aufnahme von Kalorien begünstigt. Dies erklärt sich wahrscheinlich ganz einfach: Im Gegensatz zu Glukose bewirkt Fruktose ja kaum Insulinausschüttung. Doch Insulin ist ein Sättigungssignal und fördert die Freisetzung eines weiteren Sättigungshormons, des Leptins! Umgekehrt hemmt Insulin das Hungerhormon Ghrelin im Magen. So fehlen nach dem Genuss der kalorienreichen Fruchtsüße die wichtigsten Sättigungssignale einer Mahlzeit. In einem sehr aufwendigen neuen Experiment am Menschen konnte kürzlich bestätigt werden, dass Fruktosekonsum ein völlig anderes Signal im Sättigungszentrum des Hypothalamus auslöst als die gleiche Menge Glukose.[4, 5] Das ist fatal: Kalorien aufzunehmen, die keine Sättigung erzeugen! Womit wir uns langsam immer mehr der problematischeren Seite des Früchtchens nähern.

Betrachten wir wieder ein Tierexperiment. Versuchstiere zeigen bei einer sehr hohen Fruktosezufuhr eine übermäßige Triglyzeridbildung, verbunden mit frühzeitigen und starken Fettablagerungen in der Leber und prompt die damit einhergehende Ausbildung einer Insulinresistenz. Parallel dazu entwickelt sich eine massiv vermehrte Fettablagerung im gesamten Bauchinnenraum (viszerales Fett). Darüber hinaus erhöhen sich der Blutdruck und die Harnsäure im Blut. Im Prinzip kann man bei Tieren das komplette metabolische Syndrom und die nichtalkoholische Fettleber nur durch Fruktosegaben auslösen![6-8] Mit diesem Wissen konzentrieren sich immer mehr Wissenschaftler immer kritischer auf die Fruktose. Immer mehr schädliches Potenzial wird entdeckt.[4, 5, 9-12] Allen voran warnt der Nierenspezialist Richard Johnson vom *Department of Medicine* an der *University of Florida* in Gainesville (USA) seit Jahren vor Fruktose.[6] Er hat ganze Serien von Fachschriften veröffentlicht und die Mechanismen und die klinische Bedeutung einer übermäßigen Fruktosezufuhr aufgezeigt und damit wohl mehr als jeder andere die Ernährungswissenschaft für das Problem sensibilisiert.

Andere Wissenschaftler sehen sich lieber in der Rolle von Beschwichtigern, die ein Problem durch Fruktose erst bei – wie sie es nennen – »unrealistisch hoher Zufuhr« erkennen können und die Zweifel an der Übertragbarkeit von Tierversuchen auf den Menschen in den Vordergrund rücken.[13-15] Gerade die Effekte auf Insulinresistenz, Blutzuckerwirkung und Diabetesrisiko stehen ihrem Ermessen zufolge doch auf sehr wackligen Füßen, sodass man von Empfehlungen zu einer Begrenzung der Zufuhr (noch) Abstand nehmen solle.

Ich möchte drei aktuelle und methodisch gute Studien am Menschen zu diesem Thema vorstellen. Danach soll jeder selbst urteilen, ob er keinen Grund zur Sorge sieht.

Die erste Studie ist die »Cola- und Milch-Studie« von Prof. Arne Astrup und Kollegen von der *Universität Kopenhagen,* die ich in Kapitel 7 bereits ausführlich vorgestellt habe: Ein Teil der dortigen Probanden trank darin täglich zusätzlich zur üblichen Ernährung einen Liter »Cola classic«, die mit 106 Gramm Saccharose gesüßt war, was einer täglichen zusätzlichen Fruktosezufuhr von 53 Gramm entsprach. Darunter verfetteten die Probanden innerlich und entwickelten alle Anzeichen des metabolischen Syndroms. Die Probandengruppen, die kalorienfreie Light-Cola oder Wasser zu trinken bekamen, zeigten keine zusätzlichen Verfettungseffekte, und bei den Milchtrinkern war sogar eine *Reduktion* der kritischen ektopen Fettablagerungen zu beobachten! Lesen Sie die spannenden Details zu dieser Studie zur Auffrischung in Kapitel 7 gerne noch einmal nach!

Die zweite Studie stammt aus dem *Department of Molecular Biosciences* an der *University of California* in Davis (USA). Dort hatte die Arbeitsgruppe um Kimber Stanhope 32 »übergewichtige« Testpersonen für ein aufwendiges und sehr eng kontrolliertes zwölfwöchiges Experiment gewinnen können.[16] Die ersten zwei Wochen verbrachten die Probanden im Stoffwechsellabor und bekamen eine energetisch individuell angepasste »ausgewogene« Kost mit 30 Prozent Fett, 15 Prozent Protein und 55 Prozent Kohlenhydraten. Anschließend folgte eine achtwöchige »freilebende« Phase, bei der sie »ad libitum« essen durften – also so viel sie wollten. Die Verpflichtung bestand darin, dreimal täglich zu den Hauptmahlzeiten ein Testgetränk einzunehmen. Hierbei wurde den Teilnehmern nach Zufallskriterien entweder ein glukosehaltiges oder ein fruktosehaltiges Getränk ausgehändigt. Diese süße, flüssige Tagesration lieferte 25 Prozent des errechneten energetischen Tagesbedarfs der Teilnehmer. Zusammen mit ihrem Essen kamen sie damit locker in eine positive Energiebilanz und nahmen folglich zu – was auch gewollt war. In den letzten zwei Wochen wurden sie wieder ins Labor gesperrt und bekamen erneut eine kalorisch angepasste Kost, drei der gesüßten Getränke pro Tag inbegriffen. Die restlichen Kohlenhydrate wurden in Form stärkereicher Nahrungsmittel konsumiert.

Die Ergebnisse: Beide Gruppen legten nicht ganz zwei Kilo an Körpergewicht zu. In etwa gleich war auch die Zunahme an Körperfett. Doch in welchem Körperbereich? Die Fruktosegruppe nahm signifikant mehr Fett am Oberkörper zu, und insbesondere die Menge des viszeralen Fetts steigerte sich mit dem Fruktosegetränk um 14 Prozent! Mit dem Glukosegetränk steigerte sich das viszerale Fett nur um drei Prozent. Die Glukose-gruppe nahm dafür mehr Unterhautfett an Gesäß und Hüften zu. Die Wissenschaftler folgern deshalb, dass man mit Fruchtzucker eher ein »Apfel« und mit Traubenzucker eher eine »Birne« wird. Darüber hinaus wurde in dieser Studie erstmals entdeckt, dass eine Ernährung mit hohen Fruktoseanteilen nicht nur den Triglyzeridspiegel signifi-kant erhöht, sondern auch die kleinen dichten LDL-Partikel, den Anteil an oxidiertem LDL-Cholesterin und die sogenannten Remnantpartikel – das sind beim Abbau des VLDL-Cholesterins entstehende »Restmoleküle«. Alle drei letztgenannten Fettstoff-wechselparameter gelten als ausgesprochen atheroskosefördernd. Diese unerfreu-lichen Effekte waren unter Glukosezufuhr nicht zu beobachten.

Die dritte Studie stammt aus der *Abteilung für Endokrinologie und Diabetologie des Universitäts-Klinikums in Zürich* (Schweiz). Dort konnte die Arbeitsgruppe um Kaspar Berneis neun normalgewichtige junge Männer im Alter von 21 bis 25 Jahren für ein äußerst süßes Trinkexperiment gewinnen.[17] Vier unterschiedlich gesüßte Getränke wurden getestet: eines lieferte 40 Gramm Fruktose pro Tag, das zweite Getränk lieferte 80 Gramm Fruktose pro Tag, das dritte 80 Gramm Glukose pro Tag und das vierte 80 Gramm Saccharose pro Tag. Die Probanden mussten in zufälliger Reihenfolge jeweils für drei Wochen täglich 0,6 Liter vom selben Getränk trinken – jeweils 0,2 Liter pro Hauptmahlzeit. Danach wurde jeweils eine vierwöchige Pause eingeschoben. Anschließend kam das nächste Getränk an die Reihe, bis alle vier Getränkephasen durchlaufen waren. Um es zu betonen: Mit diesen Getränke- und Zuckermengen haben die Forscher eine ganz reale Ernährungssituation der modernen Welt simuliert. Am Ende jeder Getränkephase wurden die Probanden minutiös untersucht.

Es zeigte sich, dass die Leber nach der Phase mit 80 Gramm Fruktose insulinresistent wurde und die Glukoseausschüttung aus der Leber nach dem Getränkekonsum signifikant weniger gehemmt wurde. Weiterhin konnte gezeigt werden, dass nach allen Getränkephasen mit Fruktose, im Gegensatz zum reinen Glukosegetränk, das LDL- und das Gesamtcholesterin signifikant anstiegen.[17] Diese Arbeit aus Zürich weist eindrücklich darauf hin, dass die bedenklichen Wirkungen der Fruktose dosisabhängig zunehmen und dass bereits ab 40 Gramm pro Tag (über die 80 Gramm Saccharose) mit Störungen des Stoffwechsels gerechnet werden muss.

Was bedeutet das für die Praxis? Man darf nie vergessen: Der ganz normale weiße oder braune Zucker besteht zur Hälfte aus Fruktose. Nicht nur die Getränke, sondern alle mit Zucker gesüßten Speisen liefern Fruktose. Wer ein Süßmaul ist, wird viel Fruktose konsumieren. Dagegen sollten die natürlichen Fruktosequellen wie Obst, Gemüse oder Honig kein Problem darstellen. Aus ein oder zwei Portionen Obst pro Tag (jeweils eine Handvoll) ergibt sich kein nennenswert hoher Fruktosekonsum. Dazu einige Tassen Kaffee mit einem Hauch braunen Zuckers zur Abrundung des Geschmacks sollten auch noch ohne Reue genossen werden können. Problematisch dagegen sind regelmäßig getrunkene, größere Portionen der »Durstlöscher« in Form von Fruchtsäften, Fruchtsaftschorlen, Eistees und Softdrinks. Mehr als zwei Äpfel pro Tag werden nur wenige essen, aber zwei Gläschen Apfelsaft (0,4 Liter) sind schnell getrunken, vor allem als Apfelschorle in den warmen Monaten. Für diese Menge sind fünf, sechs oder sieben Äpfel notwendig. Essen würde man das niemals, aber trinken eben schon. Deshalb auf Obst zu verzichten, das wäre angesichts der Fülle an Nähr- und Ballaststoffen bei geringem Kaloriengehalt aber sicherlich übertrieben.[3] Zu viel Fruktose mag ein Risiko darstellen, aber es wäre gefährlich, wenn die aktuelle und hohe Wellen schlagende Diskussion um Fruktose beziehungsweise High Fructose Corn Syrup zu sehr von weit größeren Problemen ablenken würde – dem hohen Konsum an zugesetztem, ganz »normalem« Zucker und dem immensen Konsum der wichtigsten Kohlenhydratquelle, der Stärke.

Zunächst zum Zucker. Neueste Langzeitstudien weisen nach: Ein gesteigerter Zucker-konsum macht fett und ist ein unabhängiges Diabetesrisiko.[18-24] Da gibt es kein Deu-teln mehr. Dafür mag auch der damit verbundene Fruktosekonsum verantwortlich sein. Entschuldigen müssten sich jetzt viele heute noch etablierte »Ernährungsexperten« bei dem Mann, der das alles schon vor 50 Jahren in seinen Forschungsarbeiten erkannt und die gravierenden Folgen für Gewicht, Herz und Kreislauf richtig vorhergesagt hatte, für diese Haltung aber von den frühen Fettphobikern um Ancel Keys konsequent als »ahnungsloser Phantast« hingestellt wurde: John Yudkin, Professor für Physiologie am *Queen Elizabeth College* in London (UK).[21, 25-27] Sein Buch »Pure, White and Deadly« ist erfreulicherweise wieder ausgegraben und neu aufgelegt worden (und wird wahr-scheinlich demnächst im systemed Verlag auf Deutsch erscheinen).

Vor lauter Fruktose und Saccharose sollte das nach herkömmlicher Lehre so »wertvolle« komplexe Kohlenhydrat *Stärke* aber auch nicht ungeschoren davonkommen. Wenn sie »raffiniert« von allen Ballaststoffen befreit verzehrt wird – weiß und fein, so wie es die allermeisten lieben – wird aus dem überaus komplexen Molekül im Darm in kür-zester Zeit nichts anderes als pure Glukose. Die geht schnell und stark ins Blut – fast genauso schnell wie reiner Traubenzucker. So ist Stärke auch als unabhängiger Risi-kofaktor für Diabetes dokumentiert worden.[28] Selbst ein Vollkornbrot, sofern es fein vermahlen ist, hebt ganz schnell und ganz stark den Insulinspiegel und bei Diabetikern auch den Blutzucker an. Eine derart erzeugte hohe glykämische Last macht Fett- und Zuckerstoffwechselstörungen, erhöht das Risiko für Diabetes dosisabhängig[23] und ist insbesondere bei »Übergewichtigen« als ein unabhängiger Risikofaktor für Herz- und Hirninfarkt[29] etabliert. Möglicherweise ist sie dosisabhängig sogar ein Risikofaktor für einige Krebsarten.[30] Man sollte sich also davor hüten, die Kohlenhydratproblematik nur auf den Fruchtzucker zu fokussieren.

Andererseits geht es auch nicht um ein generelles Kohlenhydratbashing. Das Risiko durch hohe glykämische Last dürfte gering oder vielleicht gar nicht existent sein, wenn man schlank ist und sich regelmäßig einer anstrengenden Muskelaktivität hingibt. Aber das Risiko ist beträchtlich, wenn man bereits insulinresistent ist, ob »übergewichtig« oder nicht. Und das Risiko ist noch höher, wenn man bereits Patient mit nichtalkoho-lischer Fettleber und/oder Typ-2-Diabetes oder Herzinsuffizienz ist. Umgekehrt ist es NIE zu spät! Die Vorteile einer Senkung der glykämischen Last liegen nicht nur auf der Hand, sie sind auch wissenschaftlich bestens belegt.

KAPITEL 17

MODERNE MENSCHENMAST

Es wäre es wert, ein eigenes Buch darüber zu schreiben – nicht über die üblichen Verdächtigen »zu viel Essen und zu wenig Bewegung«, sondern über all jene bislang zu wenig beachteten Facetten unseres modernen Lebens, die uns immer dicker werden lassen. Es sind so viele Aspekte und sie sind so vielschichtig, dass deren Beschreibung den Rahmen dieses Buches sprengen würde. Fast ist es ein Wunder, dass überhaupt noch schlanke Menschen unter uns leben. Aber sie sind in der westlichen Welt ja auch bereits in der Minderheit.

Zum Ausklang des ersten wissenschaftlich geprägten Teils sollen die Ursachen unserer Übergewichtsepidemie wenigstens kurz angerissen werden. Als Übergang zu dem folgenden lockereren, praxisorientierten zweiten Teil des Buches möchte ich eher glossenhaft schildern, welche vielen Fallstricke des Schlaraffenlandes unsere Gesundheit bedrohen.

Das Drama beginnt bereits vor der Geburt. Weil die Mutter zu viel Appetit hat und zu viel isst. Aber sie isst wenigstens ganz gesund. So wie sie es immer gelesen hat: viel Obst und Obstsäfte, Gummibärchen statt Schokolade, um Fett zu sparen, und nur die fettärmsten Milchprodukte. Bei Kohlenhydraten langt sie dann zu. Der Arzt sagt ihr, dass sie ein bisschen viel während der Schwangerschaft zulege und weniger Fett essen solle. Ihre übermäßige Gewichtszulage verstärkt ihre Anlage zur Insulinresistenz. Jetzt durchströmen hohe Insulinspiegel unseren zukünftigen Erdenbürger bereits im Mutterbauch. Als es zum Schwangerschaftsdiabetes kommt, strömt zusätzlich noch ganz viel Zucker durch den Körper des Ungeborenen. Und weil viel Zucker und viel Insulin die Mutter so proper werden lässt, klappt das auch beim Kind recht gut. Es kommt als Wonneproppen gut »vorgemästet« auf die Welt. Von nun an darf er damit leben, sein ganzes Leben lang für effektivste Fettspeicherung, Insulinresistenz, Diabetes und Herz-Kreislauf-Erkrankungen vorprogrammiert zu sein.

Früh kommt unser pausbäckiges Baby in Kontakt mit Fertigbrei und süßem Tee oder mit Saftschorle. Welches Baby fertigt man schon mit Wasser ab?! Die Nahrungsmittelindustrie hat auf jeden Fall wenig Interesse daran, dass unser Kind gesund gedeiht.

Wichtiger ist Umsatz. Da hilft Zucker. Früh gewöhne sich, was ein guter Kunde werden soll. Bald entdeckt er süße Erfrischungsgetränke, und die Sucht begleitet von nun an das Leben unseres Kleinen.

Er muss zur Schule. Die zwei Kilometer Fußweg sind ihm nicht zuzumuten. Und die Eltern haben Angst. Entführung, Unfall, Blitzschlag, was man nicht alles in den Hauptnachrichten mitbekommt. Und die Gemeinde stellt ja schließlich Schulbusse. Wie sind nur die Kinder früher in die Schule gekommen? Bald ist er groß genug, um nachmittags allein zu sein. Statt eines Mittagessens hat die Mutter dem jungen Burschen ein paar Euro in die Hand gedrückt. Sie muss arbeiten, der Vater muss arbeiten, das Kind muss sich selbst kümmern. Viel für wenig Geld soll es sein. Das hat er zu Hause gelernt. Beim Discounter bekommt er eine große Flasche Cola für 49 Cent und ein weißes Brötchen mit Leberkäse für 99 Cent. Für dieses Mittagessen müssen Mama und Papa nur ein paar Minuten arbeiten. Das ist gut. Denn sie sparen für einen Drittfernseher. Jetzt soll es der megagroße, ultraflache 3D-Bildschirm sein. Der alte kommt ins Kinderzimmer. Dann muss unser Junge nicht immer mit den Eltern über die Programmwahl streiten.

Spätestens nach dem »Tatort« schlafen beide Eltern – vor dem laufenden Fernseher. Die Füße hoch und so wohlig warm im Wohnzimmer, da fallen die Augen schon mal ganz schnell zu. Die zwei Biere des Vaters verstärken den Schlafdrang. Er schnarcht und sie wacht nur auf, wenn er kurz vor dem Ersticken laut nach Luft schnappt. Wer noch lange nicht schläft, das ist unser Junge. Er hat noch im Privatfernsehen einen blutigen Actionthriller entdeckt. Die Mutter, auf dem Weg ins Bett, genehmigt sich ein Betthupferl und entdeckt das flackernde blaue Licht unter dem Türschlitz. Das bringt sie auf die Palme: Jetzt wird geschlafen! Nur noch sieben Stunden, dann wartet der Schulbus! Am nächsten Morgen ist es zu spät fürs Frühstück. Die besorgte Mutter drückt ihm noch ein mit leckerer Mortadella belegtes Brötchen von gestern und für alle Fälle noch ein paar Euro zusätzlich in die Hand. In der zweiten Pause quält der Hunger. Immerhin gibt es beim Hausmeister einen Schokoriegel und 'ne Limo fast zum Selbstkostenpreis. Das Brötchen wandert in die Tonne.

Heute Schulsport – keinen Bock. Ihm ist übel, und außerdem hat er die Sportsachen vergessen. Es ist ja auch völlig uncool, so blöde rumzuhopsen. Endlich – Schulschluss! Mächtig Kohldampf. Der Bus wartet schon. Er verabredet sich mit einem Kumpel. Die Eltern sind nicht da. Aber Pizza ist da – Kühltruhen sind genial! Ein anderer Kumpel ruft an. Schwimmbad? Nö – keinen Bock. Beide gucken lieber fern. Draußen ist's eh zu heiß. Man bekommt Durst. Der Kühlschrank bietet Fruchtgetränke. In der Schublade findet sich auch noch Essensnachschub: Gummibärchen und Kekse. Macht echt Laune, auf der Couch fernsehen und knabbern. Danach wird noch kurz die neue Playstation ausprobiert.

Schon so spät? Muss nach Hause – Abendbrot! Die Mutter tischt auf: Brot, Wurst und Käse. Lecker. Gott sei Dank keinen Salat. Dazu gibt es Bier für den Vater. Die Mutter achtet auf die Linie, holt sich 'ne Apfelschorle – praktisch diese PET-Flaschen. Gut, dass man sich beim Heben der Kästen nicht mehr so anstrengen muss. Das Kind will Cola. Es ist müde, muss aber noch Hausaufgaben machen. Daher heute kein Fernsehen!, mahnt die Mutter. Lange hält er nicht durch. Mitten in der Nacht wacht er auf – von Panik geritten: die Schulaufgaben! Obwohl, die kann man noch kurz vor Schulbeginn abschreiben. Oder in der Pause auf der Toilette – da geht auch noch was. Geschafft! Blöd – so ganz ohne Frühstück. Der Hunger nagt. Hoffentlich ist bald Pause! Was gibt es heute? Wurstsemmeln oder eine Nussschnecke? Immer das Gleiche! Geht auch mal was anderes? Hamburger mit Pommes – das wär's!

Übertrieben? Nein – mit eigenen Augen x-mal beobachtet!

Als Risikofaktoren für die Übergewichtsentwicklung sind inzwischen neben Inaktivität und energiedichter Nahrung viele Errungenschaften der Moderne in unserer Lebenswelt nachgewiesen. Zusammen sorgen sie dafür, dass sich die Mehrheit erfolgreich mästet: frühkindliche Prägung, geringe Muskelmasse, Störung des zirkadianen Rhythmus, Schlafmangel, Dysstress, Fernsehen als passive Ablenkung mit ständigen Konsumaufforderungen, gut isolierende Kleidung, wohltemperierte Wohn- und Arbeitsräume, zu viel Alkohol mit seiner enthemmenden Wirkung, Sonnenmangel, kostengünstige und allzeit verfügbare sowie ballaststoffarme Nahrungsmittel, gesüßte, kalorienreiche Getränke ohne Sättigungswirkung, Pestizide in Kunststoffverpackungen, die im Verdacht stehen, Hormonwirkungen zu entfalten, und Nähr- und Zusatzstoffe, die esssüchtig machen sollen.[1-16] Aber wie viele Verbraucher sind bereit, in Zukunft auf diese Errungenschaften des bequemen Lebens zu verzichten?

»FETTLEIBIGKEIT SCHEINT TEIL EIN REGELSYSTEMS ZU SEIN, DAS ES ERLAUBT, IMMER WIEDER EIN ENERGETISCHES GLEICH-GEWICHT UND EIN STABILES KÖRPERGEWICHT ZU ERREICHEN – WENN MAN IN EINER WELT LEBT, DIE SICH SO ENTWICKELT, DASS STETIG MEHR ÜBERGEWICHTSFÖRDERNDE FAKTOREN IN UNSER LEBEN INTEGRIERT WERDEN, STATT DIESE ZU REDUZIEREN.«

Jean-Prierre Chaput, et al.
Obes Rev. 2012;13:681-91.

KAPITEL 18

RISIKO ERKENNEN

Wie können eine nichtalkoholische Fettlebererkrankung beziehungsweise die daraus resultierenden Folgen wie Steatohepatitis (NASH), Leberfibrose oder Leberzirrhose erkannt werden? Die sicherste Diagnose, der »Goldstandard«, ist die Leberbiopsie. Man bezeichnet sie auch als Leberpunktion. Dabei sticht der Arzt mit einer dünnen Hohlnadel zwischen zwei Rippen durch die Haut und die Zwischenrippenmuskulatur in die Leber und entnimmt ein kleines Gewebestück. Anschließend wird die Nadel sofort wieder aus der Leber zurückgezogen. Es ist unschwer vorzustellen, dass dieses Verfahren ziemlich unangenehm und auch immer mit den typischen Risiken eines invasiven Eingriffs verbunden ist. Deshalb kommt es routinemäßig nicht zum Einsatz. Ausgenommen sind die Fälle, bei denen die Sicherung der Diagnose wesentlich andere therapeutische Vorgehensweisen zur Folge hätte. Die Untersuchung sollte dann in spezialisierten Zentren und unter Ultraschallkontrolle durchgeführt werden.

Weitere diagnostische Verfahren sind die Computertomografie (CT), die Magnetresonanztomografie (MRT) und die Magnetresonanzspektroskopie (MRS). Diese Verfahren sind zwar präzise, aber die CT geht mit einer Röntgenstrahlenbelastung einher und die MRT/MRS sind aufwendig und sehr teuer, weshalb sie üblicherweise nur in klinischen Studien genutzt werden.

Im ärztlichen Alltag kommt meist die Ultraschalluntersuchung der Leber zum Einsatz. Bei diesem auch »Lebersonografie« genannten Verfahren variiert allerdings die Sensitivität (der Anteil der korrekt erkannten pathologischen Prozesse, wenn tatsächlich eine NAFLD vorliegt), je nachdem wie erfahren der Untersucher und wie ausgeprägt der vorliegende pathologische Prozess ist. Gleiches gilt für die Spezifität, was den Anteil der korrekten Ausschlüsse einer NAFLD meint. Für erfahrene Untersucher wird eine Sensitivität beziehungsweise Spezifität von jeweils bis zu 80 bis 90 Prozent angegeben. Nachteilig ist, dass eine ausreichende Genauigkeit der Untersuchungsmethode erst ab einer mittelgradigen Leberverfettung erreicht wird.

Zusätzlich werden in der Arztpraxis sowie im klinischen Alltag körperbezogene Messwerte und Blutwerte zur Diagnosesicherung herangezogen. Erstere sind typischerweise das Körpergewicht und die Körpergröße und der daraus berechnete Body-Mass-Index (BMI) sowie der Taillenumfang (gemessen in der Mitte zwischen unterem Rippenbogen und dem Beckenkamm). Im Blut bestimmt man zusätzlich die »Leberenzyme«, wobei bei reiner Fettleber typischerweise eine Erhöhung der γ-GT (GGT) zu sehen ist, während eine Erhöhung von ALT und AST bereits für eine Fettleberhepatitis (NASH) spricht. Schließlich ist ein ganz einfacher und recht zuverlässiger Indikator für Insulinresistenz und metabolisches Syndrom (und damit mit hoher Wahrscheinlichkeit für Fettleber) die gemeinsame Betrachtung von Triglyzeridspiegel im Blut und Taillenumfang: Hat jemand einen dicken Bauch und hohe Trigylzeride, kann man schon Wetten abschließen.[1]

Girogoio Bedogni und Kollegen haben im Jahr 2006 auf der Basis der Werte von BMI, Taillenumfang, Triglyzeriden und GGT einen sogenannten »**Fatty Liver Index**« (FLI) entwickelt.[2] Tatsächlich erkennt der FLI in einem hohen Prozentsatz das Risiko richtig. Man kann die Rechenformel kostenfrei aus dem Internet als Excel-Datei laden.[a] Liegt der FLI über 60, wird mit etwa 80-prozentiger Wahrscheinlichkeit eine Leberverfettung angenommen, während ein Wert von 20 oder niedriger eine solche mit 91-prozentiger Wahrscheinlichkeit ausschließt. Auch eine Überprüfung dieser Grenzwerte im Vergleich zum MRT, dem genauen bildgebenden Verfahren, ergab, dass ein FLI größer als 60 für einen Fettgehalt der Leber zwischen 9 und 24 Prozent steht und damit deutlich über dem Grenzwert für NAFLD von 5,5 Prozent Fett liegt.

Der FLI gewinnt in jüngster Zeit in der Wissenschaft immer mehr an Bedeutung, da immer mehr Studien zeigen, dass erhöhte Werte (größer als 60) unabhängig von anderen bekannten Risikofaktoren nicht nur eine NAFLD, sondern auch ein erhöhtes Risiko für metabolisches Syndrom, Typ-2-Diabetes, Atherosklerose und andere Herz-Kreislauf-Erkrankungen sowie erhöhte Sterblichkeit anzeigen.[3-12] Eine Auswertung der berühmten LURIC-Studie aus Deutschland, die von der Arbeitsgruppe um Professor Winfried März an 3.270 Teilnehmern mit über zehn Jahren Beobachtungszeit durchgeführt wird, ergibt, dass ein FLI von mehr als 76 ein zwei- bis dreifach erhöhtes Risiko für die Herz-Kreislauf-, Krebs- und Gesamtsterblichkeit anzeigt, unabhängig von allen bekannten Risikofaktoren.[13]

Zu erkennen, ob sich aus der NAFLD schon die gefürchtete NASH oder gar eine Leberfibrose entwickelt hat, ist nicht einfach. Die Leberbiopsie wäre immer noch der Goldstandard, um eine NASH zu diagnostizieren. Aufgrund ihrer Risiken und Komplikationen ist sie aber nur bedingt als diagnostischer Test geeignet.[14] Andererseits sind Symptome wie allgemeine Müdigkeit, Schmerzen im rechten Oberbauch und Völlegefühl viel zu unspezifisch. Es empfiehlt sich zwar, auch die »Leberwerte« (Aminotransferasen, also ALT und AST) mitzubetrachten, aber diese besitzen bei NASH wenig Aussagekraft. Weitere Hilfsmittel, um eine NASH unblutig zu diagnostizieren, sind Scoringsysteme, wie der für die NAFLD genannte FLI.

Für die NASH-Scores werden z. B. das Vorliegen von Bluthochdruck, Typ-2-Diabetes, Schlafapnoe, Zugehörigkeit zu einer ethnischen Gruppe und bestimmte Leberwerte zusammengefasst. Auch Variablen wie Alter, Geschlecht, Körpergröße, Körpergewicht, Triglyzeride, Gesamtcholesterin, α2-Makroglobulin, Apolipoprotein A1, Haptoglobin, GGT und Gesamtbilirubin werden bei den verschiedenen Scores zusammengefasst.

---

a   http://www.fegato.it/public/fli_calc.xls

Zurzeit scheint die Erforschung eines Markers für den programmierten Zelltod (Apoptose), das Zytokeratin 18, in der Diagnostik der NASH am meisten zu versprechen. Es ist aber weitgehend ungeklärt, ob diese Marker und Scores auch die metabolischen Komplikationen einer NASH vorhersagen können.[14]

Ein weiterer Marker der entzündeten Fettleber, das Fetuin-A, ist soeben dabei, sich international durchzusetzen. Professor Nobert Stefan und Mitarbeiter von der Universität Tübingen haben hierfür eine ganze Reihe von Studien vorgelegt. Bei ihren Probanden korrelierte die Konzentration von Fetuin-A im Blut direkt mit der Konzentration des C-reaktiven Proteins, einem Maß für Entzündungen im Gewebe, sowie mit dem Verfettungsgrad der Leber. Sie fanden diesen Zusammenhang im Tiermodell bestätigt, da auch hier eine vermehrte Produktion von Fetuin-A in der Fettleber gefunden wurde. Umgekehrt kam es bei ihren Probanden zu einem Abfall der Fetuin-A-Konzentration im Blut, wenn sich unter einer kontrollierten Lebensstilveränderung der Verfettungsgrad der Leber verringerte. Weiterhin konnte die Tübinger Gruppe zeigen, dass die Konzentration von Fetuin-A im Blut eng mit der Insulinresistenz verbunden ist. Und sie konnten Fetuin-A als einen guten Vorhersagemarker für den Erfolg der Verbesserung der Insulinwirkung während einer Lebensstilintervention identifizieren.[14] Des Weiteren konnten sie noch in epidemiologischen Studien belegen, dass hohe Fetuin-A-Spiegel die Entwicklung von Diabetes, Herzinfarkt und Schlaganfall vorhersagen lassen. Schließlich konnten sie mit einem speziellen genorientierten Testansatz (Mendelian-Randomization) belegen, dass diese Zusammenhänge mit allerhöchster Wahrscheinlichkeit ursächlicher Natur sind.[14, 15]

Man kann davon ausgehen, dass in naher Zukunft immer mehr Ärzte das Thema NAFLD und NASH ernst nehmen und die Diagnose »Fettleber« per Ultraschall zusammen mit der Bestimmung des FLI und des Fetuin-A im Blut als aussagefähige und einfach zu erhebende Risikomarker für Diabetes und kardiovaskuläre Erkrankungen heranziehen werden. Da gerade auch der FLI nicht nur zur Erstdiagnose, sondern auch zur Verlaufskontrolle nach diätetischen Maßnahmen wie dem »Leberfasten« genutzt werden kann, sollte jeder, der sein Leben zu ändern vorhat, diese Parameter zu seiner persönlichen Erfolgskontrolle heranziehen.

»DIE KRANKHEIT ZU ERKENNEN IST DER ERSTE SCHRITT ZUR HEILUNG.«

Seneca (Rom, ca. 1–65 n. Chr.)

KAPITEL 19

ABNEHMEN!

Ich liebe »Diät-Tests«! Jedes Jahr erscheinen diverse davon – mitunter auch von besonders »seriösen« Anbietern, wie »Stiftung Warentest« oder »Ökotest«. Sie sind an Dreistigkeit kaum zu überbieten. Es geht dabei immer darum, welche Diäten »am besten« zum Abnehmen geeignet seien. Das funktioniert zumindest kommerziell sehr gut. Diesen Institutionen vertrauen die Verbraucher, und die Verlage veröffentlichen das nicht zufällig in schöner Regelmäßigkeit. Offenbar machen diese Sonderhefte Auflage.

Die Leser erfahren in aller Kürze, welche Diät nach welchen Prinzipien funktioniert. Daran schließt sich das kritische Urteil der Tester an. Die Masse der Leser dürfte nun davon ausgehen, dass dafür tatsächlich Übergewichtige beim Abspecken getestet wurden. Ein Trugschluss! Beurteilt werden die Erfolgsaussichten einer Diät danach, ob sie den gängigen Ernährungsempfehlungen entsprechen, zum Beispiel denen der Deutschen Gesellschaft für Ernährung (DGE). Alternativ könnte man auch schreiben: Beurteilt werden die Diäten danach, inwieweit sie den gängigen Vorurteilen in Sachen »Abnehmen« und »gesunde Ernährung« entsprechen (siehe Kasten).

Gute Noten zum Abnehmen erhalten (un)sinnigerweise jene Diäten, die sich besonders eng an die Vorgaben der DGE halten. Die Bestnote erhält traditionell – ganz überraschend – das Diätkonzept der DGE selbst, mit dem schönen Titel »Ich nehme ab«. Schlechte Noten bis hin zu »ungeeignet« bekommen traditionell fett- und eiweißbetonte Diäten, denn diese können nach dieser Logik nicht zum Abnehmen geeignet sein, widersprechen sie schließlich den »vernünftigen« Vorgaben der DGE diametral.

Ausschnitte aus dem »Diättest« von Stiftung Warentest (2008)

Mischkostdiäten – Wege zum Wohlfühlgewicht

Die Sünden von vielen Jahren lassen sich nicht in ein paar Tagen oder Wochen rückgängig machen. Falsches Essverhalten sitzt tief, und meist steckt mehr dahinter als nur simples Hungergefühl.

Langsam abspecken und auf Dauer schlank bleiben lässt sich besonders gut mit einer ausgewogenen, energiereduzierten Mischkost. Sie ist reich an komplexen Kohlenhydraten, moderat beim Eiweiß und sparsam mit Fett.

Auf den Teller kommen viel Gemüse, Obst, Salat, Vollkornprodukte, Brot, Reis, Kartoffeln und Nudeln. Täglich fettreduzierte Milchprodukte, mindestens einmal in der Woche (See-)Fisch und maximal zwei- bis dreimal pro Woche Fleisch und Wurst. Mit zwei bis drei Esslöffeln Streich- und Kochfett täglich sollten Sie auskommen, dabei Pflanzenöle bevorzugen. Und als Durstlöscher stehen Wasser, Mineralwasser, ungesüßte Kräuter- und Früchtetees sowie verdünnte Obstsäfte zur Wahl.

In Zahlen ausgedrückt heißt das: 10 bis 15 Prozent Eiweiß, 20 bis 30 Prozent Fett und mindestens 50 Prozent Kohlenhydrate, bezogen auf die gesamte Kalorienmenge. Bevorzugen Sie komplexe Kohlenhydrate, wie sie in ballaststoffreichen Lebensmitteln vorkommen. Diese haben obendrein den Vorteil, dass sie für einen gut gefüllten Magen und eine funktionierende Verdauung sorgen. Wenn Sie die Mengen dabei so kalkulieren, dass Sie täglich zwischen 1.200 und 1.500 Kilokalorien zu sich nehmen, haben Sie keinen nagenden Hunger und verlieren dennoch durchschnittlich ein halbes bis ein Kilo pro Woche. Mehr sollte es auch gar nicht sein … Ein gutes Gewichtsreduktionsprogramm setzt zudem auf zwei weitere Schwerpunkte: gezielte Verhaltensänderung und ein sinnvolles Bewegungsprogramm.

Was die Leser grundsätzlich nie erfahren, das sind die mit den Diäten tatsächlich erzielten durchschnittlichen Gewichtsverluste! Zumindest einige sind wissenschaftlich überprüft, und die Ergebnisse sind in medizinischen Fachzeitschriften veröffentlicht worden. Den Redakteuren der »Diättests« ist es übrigens nicht verboten, sich mithilfe der Lektüre der publizierten Studien zu den Fakten kundig zu machen. Es wäre für die Leserschaft sicher äußerst interessant zu erfahren, dass die tatsächlich getesteten Frauen und Männer unter Einhaltung der strahlenden Siegerdiät – dem DGE-Konzept »Ich nehme ab« – im Verlauf eines Jahres überwältigende zwei beziehungsweise vier Kilo abgenommen haben! Das war das übereinstimmende Ergebnis zweier Studien. Und das entsprach auch der maximalen Gewichtsabnahme.[1] Längere Zeiträume wurden bislang nicht untersucht. Die Redaktionen der Diättests fordern für ihre favorisierte Diätvariante interessanterweise nie die Langzeitdaten, welche sie für alternative Diäten immerfort verlangen.

Äußerst interessant für die Leserschaft der »Diättests« wäre sicherlich, dass die als »ungeeignet« eingestuften Diäten, also jene mit »zu viel Fett«, »ohne Sportprogramm« und »ohne Verhaltensänderungen« in wissenschaftlichen Untersuchungen mit Abstand am besten abschneiden.[2-4] Metaanalysen von randomisiert-kontrollierten Studien weisen aus, dass mit fett- und eiweißbetonten, kohlenhydratarmen Low-Carb-Diäten (wie der Atkins-Diät) innerhalb des ersten Jahres im Schnitt eine Gewichtsabnahme von acht Kilogramm und über zwei Jahre gemessen im Schnitt immerhin sieben Kilogramm erreicht werden.[4] Das mag manchem Leser wenig anmuten, ist aber deutlich mehr Gewichtsverlust, als er für die hoch angesehenen »vollwertigen« Mischkostdiäten à la »Brigitte-Diät« oder »Weight Watchers« ausgewiesen ist! Für diese sind durchschnittliche maximale Gewichtsabnahmen von rund fünf Kilogramm belegt.[5-7] Der Vorteil von Low-Carb tritt allerdings immer nur zutage, wenn es keine strikten Kalorienvorgaben gibt, sondern wenn man unbeschränkt (»ad libitum«) essen darf. Dann kommen die stärkere Sättigungswirkung und die länger anhaltende Sattheit der fett- und proteinbetonten Kost zum Tragen. Schränkt man jedoch bei unterschiedlichen Diäten die Kalorienzufuhr in gleicher Weise ein, erzielt man bei allen Diäten einen vergleichbaren Gewichtsverlust.[8]

Mit Abstand die besten Diäten zum reinen Abspecken sind übrigens jene von diplomierten Ernährungsberatern und diplomfreien Redakteuren wenig geschätzten Formula-Diäten.[5, 9-11] Als reine »Very Low Calorie Diets« mit drei flüssigen Formula-Mahlzeiten pro Tag erreicht man mit ihnen eine Zufuhr von 450 bis 600 Kilokalorien pro Tag, wobei alle essenziellen Nährstoffe enthalten sind – und auch gesetzlich vorgeschrieben enthalten sein müssen. Wer dieses Konzept ein halbes Jahr durchhält, wird im Schnitt 18 bis 20 Kilogramm abnehmen. Das ist in vielen Studien immer wieder belegt worden.[5, 9-11] Damit erreicht man fast die gleiche Gewichtsabnahme wie unter Nulldiät, vermeidet aber wegen der ausreichenden Zufuhr von Eiweiß und essenziellen Nährstoffen den sonst typischen krassen Abbau von Muskelmasse. Interessanterweise ist das Durchhaltevermögen im Schnitt viel höher als sich das viele Außenstehende vorstellen können. Die beste Erklärung hierfür ist wohl, dass viele bei strikter Konzentration auf das Abnehmen mit diesen sehr einfachen, klaren Vorgaben besser zurechtkommen, als wenn sie täglich mit immer neuer Nahrung sich immer wieder neu einrichten müssten.

Sicherlich freudvoller durchzuhalten, weil mit der Zeit abwechslungsreicher und sättigender, sind die »Mahlzeitenersatz«- beziehungsweise »Meal-Replacement«-Konzepte, bei denen eine oder zwei Flüssig-Formula-Mahlzeiten mit einer beziehungsweise zwei »normalen« Mahlzeiten kombiniert werden.[5, 12-14] Wegen der weniger ausgeprägten Kalorienbeschränkung erreicht man in sechs Monaten mit etwa acht Kilogramm eine nicht ganz so eine große Gewichtsabnahme wie unter reiner Formula. Ein deutsches Konzept, das neben der Flüssig-Formula als Normalernährung die LOGI-Kost propagiert, weist nach 24 Monaten mit einer mittleren Gewichtsreduktion von elf Kilogramm ein sensationell gutes Ergebnis aus.[15] Diese Erfolge von Formula und Meal-Replacement werden von der offiziellen Ernährungslehre und von den Medien weitgehend ignoriert. Diese Konzepte sind Ernährungsberatern wohl allein schon deshalb unsympathisch, weil sie dafür nicht gebraucht werden. Eine Tüte Pulver in fettarme Milch einrühren kann jeder. Außerdem – ganz schlimm für die Szene – verdient dabei jemand anderes Geld! Fest verankert ist schließlich auch das Vorurteil, diese Konzepte seien langfristig nicht erfolgreich, weil man mit Formula-Mahlzeiten nichts lernen und die »sinnvolle« Ernährungsumstellung nicht trainieren würde. Weiterhin ist das Vorurteil wie in Beton gemeißelt, dass solche 500- oder 600-Kilokalorien-Konzepte, sogenannte »Crashdiäten«, den Jo-Jo-Effekt geradezu herausfordern würden und damit keine langfristigen Erfolge erreichbar seien.

Woher dieser Mythos stammt, ist nicht wirklich nachvollziehbar. Man stellt sich das einfach so vor. Die Wissenschaft zeigt jedenfalls genau das Gegenteil: Je radikaler die Kalorieneinschränkung, desto stärker und schneller der Gewichtsverlust am Anfang und desto größer der Gewichtsverlust auch noch nach einigen Jahren.[16] Das übersteigt aber die Vorstellungsgabe vieler und widerspricht natürlich dem »gesunden Menschenverstand«, und deshalb soll dieses gesicherte Wissen am liebsten nicht verbreitet werden. Bereits im Jahre 2001 hat eine Metaanalyse von 29 Studien ausgewiesen, dass der mittlere Gewichtsverlust vier bis fünf Jahre nach Durchführung eines strukturierten Programms mit »ausgewogener kalorienreduzierter Mischkost« ganze drei Kilogramm beträgt, was in etwa einer dreiprozentigen Reduktion des Ausgangsgewichts gleichkommt. Hingegen wiesen die Teilnehmer, die anfangs über 20 Kilogramm mit einer Formula-»Crashdiät« abgenommen hatten, nach vier bis fünf Jahren immer noch eine Gewichtsreduktion von sieben Kilo beziehungsweise sieben Prozent des Körpergewichts auf.[17] Eine Vielzahl neuerer Studien hat dieses günstigere Bild von den »schlimmen Crashdiäten« bestätigt und sogar noch verstärkt.[16] Dass in der Ernährungsszene Mythen die Oberhand über gesichertes Wissen behalten, ist nichts Neues. Die Yellow-Press treibt gerne jede Woche eine neue Diätsau durchs Dorf und setzt auf die Naivität und Unkenntnis der Leser. In den »seriöseren« Blättern verbreitet man vornehmlich »vernünftig« Anmutendes oder gerne auch das, was sich die DGE ausgedacht hat und ignoriert lieber, was an bester wissenschaftlicher Evidenz verfügbar ist.

Ein weiterer Mythos, der den Verbrauchern ständig eingetrichtert wird, ist das »vernünftige« Ziel einer langsamen und dafür stetigen Gewichtsabnahme. Wenn man nur 500 Kilokalorien Energiedefizit pro Tag erziele, so wäre das relativ einfach durchzuhalten – beispielsweise für 300 Kilokalorien weniger essen und trinken und für 200 Kilokalorien mehr körperliche Aktivität in den Tag einzubauen. Das ergäbe ein Minus von 3.500 Kilokalorien pro Woche. Dies würde genau einem halben Kilo weniger Körperfettmasse pro Woche entsprechen. Daraus entwickelt sich die Hochrechnung im Kopf des Betrachters: Das ergäbe ein Kilo Fett in zwei Wochen und zehn Kilo in 20 Wochen usw.

Leider wird in der Realität bei konstanter Kalorieneinschränkung der Verlust an Körperfett immer geringer. Diese Erfahrung hat wohl jeder machen müssen, der schon Diätversuche hinter sich hat. Die Gewichtskurve fällt anfangs steil ab, verläuft bald aber immer flacher, bis Stillstand eintritt. Das ist physiologisch erklärbar: Weniger Körpermasse benötigt auch weniger Energie zum Erhalt. Um einen gleichbleibend linearen Gewichtsverlust zu erzielen, müsste man von Woche zu Woche immer stärkere Kalorieneinschränkungen hinnehmen. Dieses Wissen vermittelt man den Verbrauchern lieber nicht. Daher erreichen »frei lebende« Menschen typischerweise nach etwa sechs Monaten die maximale Gewichtsabnahme.[5] Das gilt für alle Arten von Übergewichtstherapien (außer den Magen-OPs). Ab dem siebten Monat geht es wieder aufwärts. Oder anders ausgedrückt: Was im ersten Halbjahr nicht abgespeckt ist, geht statistisch gesehen nie mehr runter. Es gibt übrigens Internetrechner, welche zumindest diese theoretischen Grundsätze einbeziehen und deshalb die Gewichtsabnahme wesentlich realistischer vorhersagen.[aa]

---

a   Weight Loss Predictor:
    http://www.pbrc.edu/research-and-faculty/calculators/weight-loss-predictor/

    Body Weight Simulator:
    http://bwsimulator.niddk.nih.gov/

Doch bleiben auch diese Vorhersagen nur Theorie. In der Realität erreicht man fast nie die projizierte Gewichtsreduktion. Denn der Körper wehrt sich mit allen Kräften und ausgeklügelten Kompensationsmechanismen gegen das Abnehmen! Das gilt prinzipiell für alle Diäten. Aber das erfahren die Leser von den tollen Diättestern ebenfalls nicht.

Eine geminderte Körpermasse braucht nicht nur weniger Kalorien für ihren Grundumsatz, der Körper schaltet zusätzlich auch sein Überlebensprogramm ein. Denn das Zentralnervensystem (ZNS) erhält unter Diät permanent das Signal »Hungersnot«. Ganz ökonomisch verbraucht der Körper nach einer Phase des Abspeckens noch weniger Kalorien als die Abnahme an Körpermasse erklärt. Dafür sorgt das Sparprogramm, das wir als Überlebensvorteil aus grauer Vorzeit, als Menschen für wenig Nahrung sehr viel Energie fürs Sammeln und Jagen aufwenden mussten, immer noch in unseren Genen festgeschrieben haben.[18-20] Gleichzeitig kommen Diäthaltende unter Beschuss von Chemiewaffen. Je mehr man abnimmt, desto aggressiver agieren verschiedene Gewebshormone, die aus Zellen der Magenwand und aus Darm- und Fettzellen über den Blutweg zum ZNS gelangen und dort biochemische Signale auslösen. Sie haben nur eine Aufgabe – unbändigen Appetit und Hunger zu entfachen und unseren Widerstand gegen das Jagen und Sammeln zu brechen. Sie sollen den Antrieb zur Nahrungssuche so stark ankurbeln, dass wir dem Verhungern entgehen. Diese gemeinen chemischen Keulen trommeln in der Regel so lange auf unser Hunger- und Sättigungszentrum ein, bis das ursprüngliche Gewicht wieder erreicht ist. Das sind im Übrigen keine wilden Annahmen. Man kann diese Signalstoffe im Blut einfach messen.[21] Der Körper kann leider eine zunehmende Masse, sobald sie etabliert ist, immer als neuen Regelpunkt annehmen. Nach unten funktioniert das aber bedauerlicherweise nicht. Ein niedrigeres Gewicht wird nie verteidigt, sondern immer nur bekämpft. Weil Millionen Jahre lang Nahrungsknappheit herrschte und Überfluss selten war und körperliche Anstrengung der Normalzustand, fehlt uns offenbar für letztere Variante die Genetik.

Bitte merken: Der Körper ist ein geregeltes System und kein Physiklabor! Man darf nicht der physikalischen Logik folgen und einfach nur Kalorien-raus und Kalorien-rein zählen! Der Körper strebt immer sein Gleichgewicht an. Wenn man weniger Energie zuführt als der Körper benötigt, regelt er mit einer Senkung des Energiebedarfs dagegen. Wenn man durch Sport mehr Energie verbraucht, wird man den Rest des Tages mehr Zeit abgeschlafft im Sessel hängen und durch die großzügigeren Ruhephasen wieder Energie einsparen. Zudem wird der Körper mehr Appetit und Hunger entwickeln! Deswegen ist Sport für die meisten »Übergewichtigen« in der Realität NICHT zum Abnehmen geeignet – ein weiterer Mythos, der nie beerdigt wird! [22,23] Dennoch ist Sport in der Adipositas-Therapie sehr wichtig – aber aus anderen Gründen (siehe auch Kapitel 22).

Das Wesen des Jo-Jo-Effekts ist demnach fassbar. Man ist den evolutionären Mechanismen ausgeliefert! Es sei denn, man setzt seinen Verstand gegen die fiesen Bio-Waffen ein und befolgt die wichtigsten Grundregeln der Gegenwehr. Dann hat man eine Chance, fortan nicht wieder so viel Fett wie vorher in seinen Körper einzulagern.

Um einigermaßen erfolgreich sein abgenommenes Gewicht zu erhalten, muss man wenigstens folgende drei Aspekte beachten und diese vor allem auch dauerhaft umsetzen:

- Erstens – den Grundumsatz hoch halten! Wie man das erreicht? Indem man schon beim Abnehmen, aber vor allem danach dauerhaft alles daran setzt, den Muskelabbau zu minimieren. Muskelgewebe verbraucht selbst in Ruhe, Kilo für Kilo, ein Vielfaches der Kalorien, die das Fettgewebe zu seinem Unterhalt benötigt. Dazu muss man Krafttraining mit einer eiweißbetonten Diät kombinieren! Das Widerstandstraining ist der adäquate Reiz zum Erhalt der Muskelmasse, und das Mehr an Protein in der Kost kann dafür sorgen, dass immer genügend Baustoff für die Regeneration der Muskulatur vorhanden ist. Das Mehr an Protein reduziert auch die Neigung des Körpers, bei Reduktion der Nahrung (und damit der Kohlenhydrate) für die Glukoseversorgung des ZNS Muskelprotein abzubauen.[24, 25] So erreicht eine Low-Carb-Diät mit erhöhtem Proteinanteil im Vergleich zu einer kohlenhydratbetonten, fett- und eiweißreduzierten Kost nach identischer Gewichtsabnahme einen um fast 100 Kilokalorien höheren Grundumsatz pro Tag.[26, 27] Das ist auf Dauer viel Stoff und hilft, die Wiederzunahme zu mindern oder zu vermeiden.

- Zweitens – man muss für gute Sättigung und lang anhaltende Sattheit sorgen. Bei »FdH« denkt man den ganzen Tag nur noch ans Essen – »Wann kann ich wieder wo was essen?« Wer abnehmen oder mit weniger Kalorien sein abgespecktes Gewicht halten will, muss die ständigen Gedanken ans Essen aus seinem Kopf verbannen. Das gelingt nur durch ausreichende Sättigung und Sattheit! Das heißt: Bei den Hauptmahlzeiten immer gänzlich sättigen!

Das erste starke Sättigungssignal wird über die Dehnung der Magenwand hormonell ausgelöst. Je mehr der Magen durch seinen Inhalt gedehnt wird, desto stärker ist man gesättigt. Da ist völlig gleichgültig, was im Magen liegt. Sättigung hat nichts mit Kalorien zu tun. Dieses Unvermögen des Körpers kann man zur cleveren Sättigung nutzen.[a] Etwa 450 bis 500 Gramm Nahrung passen in einen Magen. Damit ist er prall gefüllt. Wenn man das mit Wasser erreichen könnte und dieses nicht aus dem Magen liefe, hätte man null Kalorien im Magen und wäre gesättigt. Das ist tatsächlich annähernd machbar! Es gibt Nahrungsmittel, die zu 90 bis 95 Prozent aus Wasser bestehen. Sie heißen »Gemüse« oder »Salate« oder »Pilze«. Das Wasser ist dabei an Ballaststoffe gebunden und rinnt nicht aus dem Magen. Früchte und Beeren enthalten auch noch 80 bis 85 Prozent Wasser (siehe auch Kapitel 25). Entsprechend haben 500 Gramm beziehungsweise eine Magenfüllung Gemüse und Salate nur 70 bis 80 Kilokalorien und bewirken dennoch Sättigungssignale!

Allerdings muss man auch für lang anhaltende Sattheit sorgen! Ein Berg Salat sättigt zwar kurzfristig – hält aber nicht lange satt. Da fehlt eine große Portion Eiweiß. Deshalb sollte man zu dem Berg Gemüse, Salate und Pilze etc. immer

---

a   Worm N., Glücklich und schlank. Die LOGI-Methode in Theorie und Praxis. Lünen, systemed Verlag, 2003

etwas Eiweißreiches essen – Fisch oder Fleisch oder Geflügel oder Eier oder Käse oder Quark oder auch pflanzliche Eiweißquellen nutzen. Eiweiß erzielt von allen Nährstoffen die beste Sättigung und die am längsten anhaltende Sattheit.[24,25,27]

- Drittens – man muss auch Befriedigung erzielen. Auf Dauer hält man nur durch, wenn das Essen schmeckt. Die neue Ernährung muss Genuss und Lebensfreude vermitteln und auch gesellschaftlich akzeptabel sein, sonst ist ein frühzeitiger Abbruch vorprogrammiert. Dafür ist unter anderem Fett notwendig. Über Fett kommen Geschmacks- und Aromastoffe ins Essen. Fettarm schmeckt nicht – und überdies verschlechtert es die Stoffwechselsituation.

Warum vermitteln die Diättester nicht diese aufwendig erforschten Fakten? Viel lieber wärmen sie immer wieder uralten fettarmen Käse auf. Zu den fett- und proteinbetonten Diäten wiederholen sie Jahr für Jahr mit Vorliebe den stereotypen Warnhinweis: »Das viele Eiweiß macht die Nieren kaputt!« Dass das ein weiterer längst widerlegter Mythos oder besser gesagt ein ignoranter Trugschluss ist, interessiert wiederum nicht.[28-31] Seit Langem weiß man, dass die Niere, sofern sie belastet wird, mit einer Anpassung reagiert. Sie funktioniert so, wie der Körper immer reagiert: Wenn man die Niere regelmäßig mit Eiweißlasten trainiert, baut sie sich mehr gesunde Funktionseinheiten und wird größer und »kräftiger«.[32] Ich stelle mir immer wieder die Frage: Warum forschen eigentlich die Wissenschaftler mühsam und mit Millionenetats, die zum Großteil aus der Tasche der Steuerzahler stammen, wenn ihre Ergebnisse nicht angenommen werden und die Meinungsbildner lieber stur bei den festgefahrenen, längst widerlegten Ansichten bleiben?

Ein paar Worte noch zu den mit Abstand erfolgreichsten Adipositastherapien, den Magen-OPs oder »bariatrischen Operationen«. Es gibt verschiedene operative Verfahren; am häufigsten eingesetzt werden das Magenband, der »Schlauchmagen«, der Magenbypass (Roux-Y-Magenbypass) und die »biliopankreatische Diversion« mit »Duodendal Switch« (BPD-DS). Das altbekannte Magenband oder das Zunähen des Magens (Schlauchmagen) entfalten ihre Wirkung durch die deutliche Verkleinerung des Magens, womit die Nahrungszufuhr begrenzt wird (Restriktion). Das Prinzip einer geminderten Nährstoffaufnahme im Darm nutzen der Magenbypass und in jüngerer Zeit die biliopankreatische Diversion mit oder ohne Duodenal Switch (DS).[a] Mit diesen OP-Techniken führt man die Nahrung am Magen vorbei und in hintere Abschnitte des Dünndarms. Neben einer Begrenzung der Nahrungsaufnahme wird die Verdauungspassage stark verkürzt, wodurch von der Nahrung weniger verwertet wird.

Nach einer Magen-OP sinkt die Nahrungs- und damit die Kalorienaufnahme dramatisch! Wenn ein 150-Kilo-Brocken vorher pro Tag seine 3.200 Kilokalorien nur zum Erhalt seiner Fettmassen benötigt, stürzt die Energieversorgung nach der OP radikal ab. Typischerweise essen frisch Operierte vielleicht 700 bis 900 Kilokalorien. Im Mittel der ersten sechs Monate sind es 1.000 Kilokalorien am Tag.[33,34] Dadurch nehmen sie letztlich so gut ab.

---

a   http://de.wikipedia.org/wiki/Adipositaschirurgie

Solche Operationen werden Menschen mit einem BMI über 40 angeboten oder auch bei einem BMI über 35, sofern bereits übergewichtsabhängige, schwerwiegende Krankheiten wie Diabetes vorliegen. Damit erzielen die meisten Betroffenen einen Gewichtsverlust von 30 bis 40 Prozent ihres Ausgangsgewichts. Das Maximum wird nach ein bis eineinhalb Jahren erreicht und das meiste davon über viele Jahre erhalten. Der Grund: Man kann nicht so viel essen, aber sogar der Appetit und der Hunger bleiben über Jahre stark gemindert. Das gilt insbesondere für Magenbypass und Duodenal Switch. Offenbar ändert der Eingriff auch etwas im Hormonhaushalt. Weiterhin kommt es zu einer deutlichen Verbesserung der Stoffwechsellage. Viele Studien haben belegt, dass 70 bis 80 Prozent der operierten Typ-2-Diabetiker auf ihre vorherige Therapie mit Insulin oder Diabetesmedikamenten völlig verzichten können und über Jahre normale Blutzuckerwerte und einen normalen HbA_{1c} erreichen.[35-37] Sie sind per Definition keine Diabetiker mehr! Die restlichen 20 bis 30 Prozent können ihren Medikamentenbeziehungsweise Insulinbedarf meist dramatisch reduzieren. Auch nicht schlecht.

Im Laufe der Jahre verschlechtert sich bei vielen Operierten die Blutzuckerkontrolle aber wieder. Sie rutschen langsam in den Diabetes zurück. Manche brauchen dann wieder Medikamente oder Insulin. Aber ein stattlicher Anteil der Operierten lebt auch noch nach zehn oder mehr Jahren mit normalen Blutzucker- und HbA_{1c}-Werten. Früher dachte man, Diabetes – einmal etabliert – sei eine chronische, immer weiter fortschreitende Erkrankung, die nicht aufgehalten werden kann. Heute weiß man, dass das so nicht richtig ist. Frühzeitig begonnen kann man noch etwas dagegen tun und vom Diabetes wegkommen.[38] Was unterscheidet diejenigen mit dauerhaftem Erfolg von denen, die ihren Diabetes ein zweites Mal bekommen? Ihr Diabetes wurde frühzeitiger diagnostiziert, ihre Nüchternblutzucker- und HbA_{1c}-Werte lagen vor der OP niedriger und sie waren vor dem Eingriff noch nicht von der Zufuhr externen Insulins abhängig. All dies erhöht die Chancen, den Typ-2-Diabetes dauerhaft zu besiegen. Weiterhin gilt: Je größer die Gewichtsabnahme nach der OP, je geringer die spätere Wiederzunahme und je stärker die Fitnessorientierung, desto wahrscheinlicher bleibt man vom zweiten Diabetes verschont.[39] Die gleichen Einflüsse findet man beim Magenband und bei Lebensstilinterventionen.[36, 40] Hinter diesen Erfolgen stehen die grundsätzlichen Fragen: Wie viele β-Zellen konnten durch die Therapie noch vor dem Tod bewahrt werden? Und wie insulinsensitiv bleiben die Muskeln, die Leber, die Bauchspeicheldrüse und nicht zuletzt der Hypothalamus im ZNS?

Noch wichtiger als die Blutzuckerkontrolle ist die gesundheitliche Prognose der »Ex-Diabetiker«. Erfreulicherweise kommt es bei den operierten Diabetikern im Vergleich zu Patienten mit medikamentöser Standardtherapie zu einem eklatanten Rückgang der Herz-Kreislauf-Erkrankungen und -Sterblichkeit, und sogar ein Rückgang von Krebs wird beobachtet.[37, 41] Dagegen sind die Erfolge der medikamentösen Maßnahmen bei Diabetes in Bezug auf lebensgefährliche Erkrankungen und Todesursachen eher von schlechter beziehungsweise zweifelhafter Natur.[42-44]

In den letzten Jahren wurde man darauf aufmerksam, dass die »Diabetesheilung« meist unmittelbar nach der Operation einsetzt – also augenscheinlich unabhängig von einer Gewichtsreduktion. Entsprechend suchte man nach den rätselhaften Mechanismen. Viele schätzten, der größte Effekt liege in der durch die OP bedingte Verkürzung der

Nahrungspassage, welche die Ausschüttung gastrointestinaler Hormone (GLP-1, GIP, Ghrelin) verändere.[45-47] Die Kunde vom angeblich gewichtsunabhängigen Effekt des operativen Eingriffs auf den Diabetes hat dazu geführt, dass in einigen Ländern inzwischen auch bereits nur mäßig übergewichtige beziehungsweise normalgewichtige Patienten mit insulinpflichtigem Typ-2-Diabetes im Rahmen von Studien bariatrisch operiert werden.[48-50] Auch bei ihnen bewirkt die »metabolische Chirurgie« zu rund 90 Prozent eine Remission des Diabetes, wobei dieser Effekt über mindestens zwei Jahre anhält – auch wenn sie vorher gar nicht »übergewichtig« waren. Aber wahrscheinlich waren ihre Leber und die Bauchspeicheldrüse und der Hypothalamus verfettet – TOFIs eben (siehe Kapitel 3).

Über die berechtigten Fragen nach Risiken und Nebenwirkungen der OPs und nach Aspekten der Mangelversorgung mit essenziellen Nährstoffen soll hier nicht diskutiert werden. Mein Thema ist an dieser Stelle: Sind diese Erfolge tatsächlich unabhängig von einer Gewichtsreduktion? Was passiert in den ersten Tagen nach der OP wirklich? Was erklärt die bemerkenswerten Verbesserungen des Stoffwechsels?

Zur Erinnerung: Vor der OP haben massiv übergewichtige Diabetiker jeden Morgen hohe bis sagenhaft hohe Nüchternblutzuckerwerte. Bereits wenige Tage nach der OP sind ihre Blutzuckerwerte morgens normal oder zumindest normnah! In dieser Zeit haben die Patienten in der Tat so gut wie nichts abgenommen. In dieser kurzen Zeit sind weder ihre Fett- noch ihre Muskelzellen auch nur einen Deut insulinsensitiver geworden. Dennoch ist der Diabetes schon halb verschwunden!

»WER NICHT KANN, WAS ER WILL, MUSS WOLLEN, WAS ER KANN.«

Leonardo da Vinci (Italien, 1452–1519)

KAPITEL 20

LEBER ENTFETTEN!

»Diabetes kann mit neuer Methode wegoperiert werden! Diabetes ist nach Einschätzung von Frankfurter Medizinern mit einer neuen Operationstechnik heilbar.«ᵃ Das meldete die »Welt« am 17. Januar 2011 und zitierte dazu die Meinung eines ausgewiesenen Experten: »Es gibt eine chirurgische Alternative zur konventionellen Behandlung«, sagte Privatdozent Dr. Ralf Matkowitz, Direktor des *Adipositas-Zentrums am Rotkreuz-Krankenhaus in Frankfurt,* der Zeitung.

Neben dem Verschwinden des Diabetes sieht man bei den meisten »bariatrisch« Operierten einen normalen Blutdruck und normale Blutfettwerte. Bei vielen ist die Schlafapnoe verschwunden, und bei Frauen auch das PCO-Syndrom. Sogar das 5-Jahres-Krebsrisiko ist gegenüber Nichtoperierten mit gleicher Stoffwechsellage um 70 Prozent niedriger.[1] Trotz der Erfolge, so beklagen sich die Chirurgen, würden sie »nicht hineingelassen werden« – ins besetzte Haus der Diabetologie, in dem es täglich mehr Patienten und damit bessere Verdienstmöglichkeiten gibt. Weniger als ein Prozent der Diabetiker, die für die OP infrage kämen, würden operiert.[1] Walter J. Pories, der dies kürzlich prominent und deutlich beklagte, weiß, wovon er spricht, denn er war in den 80er-Jahren wohl der Erste, der die Effekte und das Potenzial der OP erkannt hatte.[2] Im Jahre 1992 hatte er bereits seine 10-Jahres-Erfahrungen mit magenoperierten Diabetikern veröffentlicht. Er konnte damals belegen, dass die frisch Operierten mit Prädiabetes beziehungsweise mit »nicht insulinpflichtigem Diabetes« ganz schnell normale oder normnahe Blutzuckerwerte ohne jegliche Medikamenteneinnahme erreichten. Außerdem schafften es die operierten Patienten, ihr gesenktes Gewicht über zehn Jahre nahezu konstant zu halten, und selbst nach zehn Jahren blieben noch über 90 Prozent von ihnen diabetesfrei![2] Im Jahre 2008 hatten John Dixon und Mitarbeiter von der *Universität von Melbourne* (Australien) die Erkenntnislage noch ein Stück vorangebracht. In einer randomisierten Studie hatten sie Typ-2-Diabetiker entweder mit einem Magenband versorgt oder in der Vergleichsgruppe mit fettarmer Ernährung, Sport, Medikamenten und/oder Insulin behandelt. Die Blutzuckerwerte normalisierten sich in der Gruppe der Operierten schnell, fielen in der konventionell behandelten

---

a   http://www.welt.de/gesundheit/article12202710/Diabetes-kann-mit-neuer-
    Methode-wegoperiert-werden.html

Gruppe aber nur geringfügig. Frei von Diabetes wurden 73 Prozent in der operierten und 13 Prozent in der im Lebensstil und mit Medikamenten eingestellten Gruppe. Der Erfolg korrelierte allein und hochgradig mit dem Ausmaß des abgespeckten Gewichts![3]

Ein ähnliches Experiment wurde an der Klinik der *Universita Cattolica S. Cuore in Rom* (Italien) im Jahre 2012 von Geltrude Mingrone und Mitarbeitern vorgestellt. Dort waren 60 Diabetiker mit einem BMI von mindestens 30 im Alter zwischen 30 und 60 Jahren entweder operiert (Magenbypass oder biliopankreatische Diversion) oder konventionell mit moderner medikamentöser Diabetestherapie beziehungsweise Insulin und fettarmer Diät und Sportprogramm behandelt worden. Nach zwei Jahren waren 75 Prozent der mit Magenbypass Operierten und 95 Prozent der mit biliopankreatischer Diversion Behandelten per Definition keine Diabetiker mehr! Ihr HbA_{1c} lag dann bei 6,35 beziehungsweise bei 4,95 Prozent. Von den konventionell Therapierten hatte kein einziger Patient eine Remission des Diabetes erreicht. Ihr HbA_{1c}-Wert war nach zwei Jahren im Durchschnitt auf 8,65 Prozent gestiegen![4] Es sind zwischenzeitlich noch viele Studien mit ähnlichen Ergebnissen durchgeführt worden. Dabei ergaben sich durchaus immer wieder Unterschiede bezüglich der OP-Methodik. Sie sind aber nicht einheitlich ausgefallen, und so streiten sich die Chirurgen gerne untereinander, welche Operationsmethode für die »Heilung« des Diabetes die überlegene sei. Wann kommen sie wohl darauf, dass die OP-Methode gar nicht im Vordergrund steht?

Kürzlich hat die prominente Arbeitsgruppe um Samuel Klein an der *Washington University* in St. Louis in Missouri (USA) demonstriert, dass es wohl an erster Stelle auf das Ausmaß der Entfettung des Körpers ankommt. Sie verglichen 20 Diabetiker in der Entwicklung des Stoffwechsels nach einer identischen Gewichtsreduktion von 20 Prozent des Ausgangsgewichts – aber mit zwei unterschiedlichen bariatrischen Methoden: entweder nach Magenband-OP oder nach Magenbypass.[5] Erstere benötigten für die identische Gewichtsreduktion 22 Wochen und letztere 16 Wochen. Der Abbau an Fettmasse, fettfreier Masse, viszeralem Fett und Leberfett war schließlich in beiden Gruppen absolut gleich. Dann überprüfte man mit den modernsten Messmethoden die wesentlichen diabetesrelevanten Parameter. Ergebnis: Die β-Zellfunktion und die Insulinsensitivität hatte sich in beiden Gruppen in völlig vergleichbarer Weise signifikant verbessert. Es war kein nennenswerter Unterschied zwischen den OP-Methoden zu erkennen.

Wenn man abnimmt, reduziert sich der Fettgehalt in allen Zellen. Die Fettzellen unter der Haut schrumpfen, die Fettdepots in den Muskelzellen schmelzen, die Organe werden entfettet, und auch das traditionell als besonders kritisch angesehene viszerale Fett im Bauch nimmt ab. Immer noch ist die Ansicht weit verbreitet, dass das viszerale Fett der große Übeltäter sei. Doch auch hier wird man umdenken müssen. Julia Dunn und Mitarbeiter der *Vanderbilt University in Nashville* (Tennessee, USA) hatten 48 Patienten mit einem mittleren BMI von 48 operiert. Darunter waren 17 Diabetiker. Die Patienten wurden in zwei Gruppen eingeteilt. Beide bekamen einen Magenbypass, aber bei der zweiten Gruppe wurde zusätzlich noch das fettreiche »große Netz« als Teil des viszeralen Gewebes entfernt.

Bei der Entlassung aus dem Krankenhaus nach der OP hatten von den 17 Diabetikern elf (beziehungsweise 65 Prozent) keine Diabetesmedikamente mehr verschrieben bekommen. Die restlichen sechs wurden auf Insulintherapie gesetzt. Nach einem Monat hatten alle Patienten im Schnitt elf Prozent ihres Anfangsgewichts abgenommen. Zu diesem Zeitpunkt wurden sie einem Muskel-Insulin-Sensitivitätstest unterzogen. Ergebnis: Keine Verbesserung – auch nicht in der Gruppe mit dem stark reduzierten viszeralen Fett. Aber ein anderer Effekt war überdeutlich: Die Glukoseausschüttung der Leber war in beiden Gruppen vergleichbar dramatisch zurückgegangen. Die Leber war wieder insulinsensitiv geworden, und das reichte aus, um zu diesem Zeitpunkt bei zehn Patienten die Diabetesdefinition nicht mehr greifen zu lassen: Ihnen gelang eine volle »Remission«, schrieben die Autoren.

Das viszerale Fett ist es also nicht! Was dann? Des Rätsels Lösung hatte ich bereits in den Kapiteln 9 und 10 angedeutet. Verantwortlich für den ersten schnellen, blutzuckersenkenden Effekt nach den Magen-OPs ist allein die rasch entfettete Leber![6] Nach den Eingriffen am Magen sinkt die Kalorienaufnahme auf 700 bis 900 Kalorien pro Tag. Bei einer so schnellen und krassen Kalorienreduktion entfetten die Organe viel schneller als die Fettzellen unter der Haut oder im Bauch oder in den Muskeln! Anteilsmäßig nimmt die Leber am schnellsten ab, gefolgt von der Bauchspeicheldrüse. Und auf diese beiden Organe kommt es beim Diabetes an!

Eine türkisch-finnisch-italienische Arbeitsgruppe hatte im Jahre 2009 sehr schön demonstriert, wie man das mit einer Very-Low-Calorie-Diet erreichen kann. 34 »Übergewichtige« mit einem mittleren BMI von ebenfalls 34 bekamen sechs Wochen lang eine Formula-Diät mit 550 Kilokalorien pro Tag. In der Zeit nahmen sie elf Kilogramm ab, was in etwa auch elf Prozent vom Anfangsgewicht entsprach. Gleichzeitig hatte das Leberfett um 60 Prozent abgenommen! Und die Glukoseausschüttung aus der Leber war um 40 Prozent gesunken![7] Interessanterweise nahm bei diesen Probanden bei dieser Gewichtsreduktion von elf Kilogramm die Muskelinsulinsensitivität schon um 35 Prozent und die Ganzkörperinsulinsensitivität um 32 Prozent zu.

Daraus kann man ableiten: Wer sehr viel Fett eingelagert hat – beispielsweise mit einem BMI von 40 oder mehr, dem genügen zehn oder zwölf Kilo Gewichtsabnahme nicht, um die Peripherie wieder insulinsensitiv zu bekommen. Liegt die Ausgangskörpermasse bei knapp über 30, so genügen oft schon zehn Kilo, um die Insulinsensitivität der Muskeln wiederzuerlangen. Und je jünger und fitter man noch ist, desto eher wird es besser.

Ein weiteres Beispiel stammt von der Arbeitsgruppe um Samuel Klein von der *Washington University*. Dort hatte man acht 15-Jährige mit einem mittleren Gewicht von 106 Kilogramm und einem BMI von 36 auf eine Diät mit 1.200 bis 1.500 Kilokalorien gesetzt. Sie waren schon mächtig insulinresistent, aber weil ihre Bauchspeicheldrüsen noch gut in Schuss waren, produzierten die β-Zellen so reichlich Insulin, dass sie keinen erhöhten Blutzucker bekamen. Mit der Diät nahmen sie acht Prozent vom Ausgangsgewicht ab. Der Leberfettgehalt ging gleichzeitig um 62 Prozent zurück. Daraufhin stieg die Leberinsulinsensitivität um 56 Prozent an und die Insulinsensitivität der Muskeln um 97 Prozent.[8] Die überzeugendste Studie in Sachen Abspeckdiät bei Diabetikern ist die von Roy Taylor aus Newcastle, die hier schon mehrfach vorgestellt wurde.[9] Unter der Formula-Diät mit 600 Kilokalorien pro Tag und zusätzlich 200 Kilokalorien in Form von Gemüse oder Salat mit fettarmem Dip verloren die teilnehmenden Diabetiker innerhalb einer Woche vier Prozent ihres Körpergewichts, bauten aber 30 Prozent des Leberfettgehalts ab.[6] Mit dieser Maßnahme ist die Leber wieder so insulinsensitiv geworden, dass sie aufhörte, über Nacht Glukose zu produzieren und ins Blut zu schicken. Im Laufe der nächsten sechs bis acht Wochen erzwungener Schmalkost reduzierte sich aber auch der Fettgehalt der Bauchspeicheldrüse immer mehr – und das auch überproportional im Vergleich zu Muskel- und Fettzellen. Mit dem Entfetten der Bauchspeicheldrüse wurden die unphysiologischen Fettverbindungen auch aus den α- und β-Zellen herausgelöst. Die noch verbliebenen, vorher durch Lipotoxizität metabolisch gehemmten β-Zellen konnten ihre Arbeit wieder aufnehmen und reichlich Insulin ausschütten. Damit war auch der Anstieg des Blutzuckers nach dem Essen auf das Normalmaß reduziert.[6] Im Jahre 2012 wurde dies von einer italienischen Arbeitsgruppe um Ilaria Malandrucco aus Rom bestätigt. Dort wurden 14 Diabetiker mit einem BMI von über 40 sieben Tage lang mit einer 400-Kilokalorien-Formula-Diät ernährt. Alle hatten schon fünf Jahre lang ihren Diabetes, waren aber gut eingestellt. In der einen Woche nahmen sie vier Kilogramm ab. Danach war in einem Test die β-Zellfunktion signifikant verbessert und sowohl die Insulinausschüttung der ersten als auch der zweiten Phase signifikant angestiegen.[10]

Leber und Bauchspeicheldrüse entfetten – das funktioniert zunächst einmal mit einer negativen Energiebilanz. Was aber, wenn man viele vergebliche Abspeckversuche hinter sich hat und keine Motivation mehr dafür aufbringt? Dann werden alle jene Ernährungsmaßnahmen besonders wichtig, mit denen sich die Leber auch unabhängig von einer Kalorien- und Gewichtsreduktion entfetten lässt! Und weil man nach erfolgreicher Entfettung anschließend nicht mehr zunehmen beziehungsweise einer neuerlichen Leberverfettung vorbeugen sollte, ist es wichtig, sich mit einer Ernährungsweise anzufreunden, die bei ausgeglichener Energiebilanz der Leberverfettung entgegenwirkt.

Die wichtigste Maßnahme, um eine neuerliche Verfettung der Leber zu vermeiden, ist die Senkung der Insulinkonzentration auf ein physiologisches Maß. Hohe Insulinspiegel sind *die* Voraussetzung dafür, die Gene für die Fettbildung in der Leber zu aktivieren. Der wichtigste Einflussfaktor auf das Insulin nach dem Essen ist bekanntlich die glykämische Last, das Produkt aus Kohlenhydratmenge und Blutzuckerwirkung der Kohlenhydrate (glykämischer Index). Um nach dem Essen weniger Glukose und Insulin im Blut zu haben, muss man also die glykämische Last senken!

Wenn man die Stärke- und Zuckeranteile der Kost reduziert, kann man das mit mehr Fett oder mit mehr Protein oder mit ein wenig mehr von beidem kompensieren. Und tatsächlich habe ich drei Studien gefunden, die allein dadurch, und ohne Kalorienminderung, eine Senkung des Leberfettgehalts erzielen konnten!

Die erste Studie kommt aus der *Universität von Neapel* (Italien). Dort hatten 37 diabetische Frauen und Männer im mittleren Alter acht Wochen lang entweder die herkömmlich empfohlene fettarme (28 Prozent), kohlenhydratbetonte (53 Prozent) Kost bekommen oder in einer zweiten Phase eine Kost mit einer Kohlenhydratreduktion auf 40 Prozent und einer Anhebung der Fettzufuhr auf 42 Prozent der Kalorien. Das Mehr an Fett kam über Olivenöl. Im Laufe der Umstellung kam es zu einer Senkung des Leberfettgehalts um 29 Prozent! Und das war klinisch relevant![11] In der Gruppe mit Kohlenhydratbetonung kam es nur zu einem Minus von vier Prozent!

Die zweite Studie kommt aus dem *St. Vincent's Hospital in Melbourne* (Australien).[12] Dort wurden zwölf nichtdiabetische Patienten mit nachgewiesener NAFLD sechs Wochen lang auf eine fettarme, kohlenhydratbetonte Diät gesetzt und darauf geachtet, dass die Probanden in einer ausgeglichenen Energiebilanz blieben. In einer zweiten Phase gab man ihnen die traditionelle kretische Mittelmeerkost mit viel mehr Fett, Olivenöl, reichlich Oliven, Nüssen, Fisch, dem fetten griechischen Joghurt und mit Gemüse und Salaten. Das ergab einen Fettgehalt von 44 Prozent und einen Kohlenhydratanteil von 34 Prozent. Im Proteinanteil waren beide Kostformen identisch. Dann wurde mit Gold-Standard-Methoden gemessen: Der Fettgehalt der Leber sank unter der fettreichen Kost um 39 Prozent und die Insulinsensitivität nahm signifikant zu! In der fettarm ernährten Gruppe kam es bei gleicher Kalorienzufuhr nur zu einer Senkung des Leberfettanteils um sieben Prozent, und die Verbesserung der Insulinsensitivität blieb aus.

Die dritte Arbeit schließlich kam aus der *Universität von Lausanne* (Schweiz).[13] Dort hatten elf übergewichtige Frauen nichts anderes machen müssen, als vier Wochen lang zusätzlich zu ihrer üblichen Kost täglich dreimal 20 Gramm in Wasser aufgelöstes Molkenproteinpulver zu trinken. Damit kam es zu einer 21-prozentigen Senkung des Leberfettgehalts! Die Serumtriglyzeride hatten um 15 Prozent abgenommen, der Cholesterinspiegel sank um sieben Prozent und die fettfreie Körpermasse war um vier Prozent gestiegen.

Das sind sehr spannende Ergebnisse, die das Thema *kohlenhydratreduzierte Kost* in einem ganz neuen Licht erscheinen lassen. Das macht sie gerade für Prä- und manifeste Diabetiker zu einer elementaren Basisernährung. Wir werden in Kapitel 25 darauf zurückkommen.

Wenn es um die Entfettung von Leber und Bauchspeicheldrüse geht, bekommt das Thema »Abnehmen« doch noch ein hoffnungsvolles Ende. Dabei schließe ich mich der Einschätzung von Roy Taylor an:[6] Um den Diabetes zu vertreiben, muss man nicht maximal abspecken. Zur Erlangung einer normalen Hormon- und Stoffwechselfunktion muss »nur« das ektope Fett in den Organen abgebaut werden. Um die Leber so weit zu entfetten, dass sie wieder insulinsensitiver wird und weniger Nüchternblutzucker produziert, genügt es, erst einmal eine Gewichtsreduktion von drei oder vier Prozent des Körpergewichts zu erreichen. Das kann man in wenigen Tagen mit einer Very Low Calorie Diet erzielen, und wenn man mit der Zeit wieder zunimmt, kann man das regelmäßig wiederholen – beispielsweise einmal im Monat. Damit sollte der Nüchternblutzucker immer wieder in Normalbereiche absinken. Parallel dazu entfettet auch die Bauchspeicheldrüse ein wenig, und die erste Phase der Insulinausschüttung sollte stets wieder zumindest leicht zunehmen.

Nach weiteren vier Wochen starker Kalorienbeschränkung auf etwa 800 Kilokalorien pro Tag und einem Gewichtsverlust von acht bis zehn Prozent des Ausgangsgewichts sollte die erste und zweite Phase der Insulinproduktion schon merklich verbessert sein, und nach weiteren vier Wochen und etwa 15 Prozent Gewichtsverlust kann sie wieder das Maß von Gesunden erreichen – immer vorausgesetzt, man macht das so frühzeitig, dass noch genügend metabolisch gehemmte β-Zellen aktiviert werden können.[6] Nebenbei beendet die entfettete Leber dann ihren ständigen Einstrom hoher Mengen an Fett in Form von VLDL-Cholesterin in die Blutbahn. Es kommt zu einer Normalisierung des Fettstoffwechsels, wobei der Triglyzeridspiegel sinkt, die Anteile kleiner, dichter LDL-Cholesterinpartikel abnehmen und das HDL-Cholesterin ansteigt.[14] Die Entfettung der Muskel- und Fettzellen verläuft deutlich langsamer. Um sie wieder insulinsensitiv zu bekommen, muss man sich anstrengen. Langfristig geht es natürlich darum, diese zugrunde liegende Ursache aller Probleme zu beseitigen. Nur eine insulinsensitive Muskulatur verhindert nach üppigen, kohlenhydratbetonten Mahlzeiten die Bildung ektopen Fettes in der Leber und anderswo im Körper. Eine relevante Minderung der Insulinresistenz in den Muskelzellen beginnt ab einer Gewichtsreduktion von etwa zehn Prozent des Ausgangsgewichts. Je »schlanker« man noch ist, desto einfacher wird es. Besser gelingt es bei 15 oder 20 Prozent Gewichtsabnahme. Dies mit Diät zu erreichen und vor allem zu halten, ist schon schwieriger. Deshalb aufgepasst: Viel schneller, und das bei weniger Gewichtsreduktion, ist die Insulinsensitivität zurückzuerlangen, wenn man begleitend zur Diät täglich die Muskeln belastet. Das nennt sich »Sport«. Sowohl Ausdauer- als auch Kraftsport fördern die Fettverbrennung in Muskeln und Organen und machen sie wieder insulinsensitiv.

Ob ein »Übergewichtiger«, der sein Fett vor allem unter der Haut speichert und seine Muskeln und Organe dadurch fettfrei hält und insulinsensitiv ist und nicht unter metabolischen Störungen leidet, von einer Gewichtsreduktion profitiert, ist dagegen fraglich oder sogar zweifelhaft. Im Gegenteil, die Betroffenen sollten wissen, dass sie durch das Abnehmen ihr Sterblichkeitsrisiko möglicherweise sogar erhöhen.[15, 16] Ob sie dann wirklich abnehmen sollen? Diesen Hinweis wollte ich am Ende dieses Abspeckkapitels doch noch loswerden, da dies von den zuständigen Fachgesellschaften bislang nicht vermittelt wird.

Die Entfettung der Leber ist *die* Basistherapie gegen Diabetes – und das auch bei schlanken Typ-2-Diabetikern! Roy Taylor fasst die Situation kurz und trocken zusammen: »Wenn jemand Typ-2-Diabetes hat, befindet sich in der Leber und in der Bauchspeicheldrüse mehr Fett als er oder sie verkraften kann.«[6] Weil sich aus der reinen Fettleber aber auch die NASH entwickeln kann, und damit das hohe Risiko für Leberzirrhose und Leberkrebs, und sich darüber hinaus auch das Risiko für Atherosklerose sowie das Herzinfarktrisiko erhöhen, ist die Entfettung der Leber für alle Menschen mit NAFLD sinnvoll. Die Leberentfettung funktioniert garantiert immer durch eine Kalorienrestriktion. Wichtig für eine hohe Effektivität ist, dass die Kalorienreduktion plötzlich und möglichst drastisch erfolgt. Auch wenn es manchen nicht sympathisch erscheinen mag – wirklich erfolgreich beim Erreichen des Ziels einer möglichst weitgehenden Leber- und Pankreasentfettung waren bislang nur Magenoperationen und Formula-Diäten. Mit anderen Diätmethoden verbesserte man bislang vielleicht die Stoffwechselsituation – zum Teil auch deutlich –, aber eine vergleichbar effektive Entfettung der Organe in so kurzer Zeit konnte man mit noch keinem anderen Therapieansatz zeigen. Was man darüber hinaus ernährungsseitig noch beachten kann, um eine möglichst effektive Leberentfettung zu erzielen, das wird im nächsten Kapitel beleuchtet.

KAPITEL 21

HAFER UND LEBER FÜR DIE LEBER!

Um die Leber von Gänsen und Enten besonders fett zu bekommen, achten die Produzenten darauf, dass das Tierfutter arm an Cholin ist. Wenn Physiologen bei ihren Labormäusen eine nichtalkoholische Fettleber erzeugen wollen, bekommen diese ein cholinfreies Futter. Noch besser funktioniert es mit der NAFLD, wenn auch die Aminosäure Methionin im Futter fehlt.

Die Leber verwendet Cholin zur Bildung von Phosphatidylcholin – des berühmten Lezithins. Dieses ist wiederum unabdingbar für die Synthese des VLDL-Cholesterins, jenes Blutfetttransporters, auf den die Leber überschüssiges Fett packt, um es noch einmal auf dem Blutweg an andere Gewebe zu verteilen. Daher staut sich Fett in der Leber an, wenn nicht ausreichend Cholin zur Verfügung steht. Dass dies nicht nur bei Vögeln und Nagern, sondern auch beim Menschen katastrophale Folgen hat, ist verbürgt.[1-3] Bei Cholinmangel können gesunde Menschen bereits innerhalb von 42 Tagen eine Fettleber entwickeln und eine Zerstörung von Leber- und Muskelgewebe sowie DNA-Schäden davontragen.[4] Die Aminosäure Methionin wiederum kann als Substrat für die Cholinbildung genutzt werden. Damit erklärt sich, warum ein Cholin- und ein Methioninmangel experimentell besonders sicher eine nichtalkoholische Fettleber entstehen lassen. Doch offenbar reicht die Cholinherstellung aus Methionin zumindest bei einem Teil der Menschen nicht zuverlässig aus. So ist es kein Zufall, dass das *Institute of Medicine* (IOM) in den USA im Jahre 1998 das Cholin in die Liste der essenziellen Nährstoffe aufgenommen hat. Es empfiehlt seitdem eine tägliche Zufuhr von mindestens 425 Milligramm für Frauen und 550 Milligramm für Männer. Neuere Daten deuten darauf hin, dass es in Abhängigkeit von der genetischen Anlage und dem Hormonhaushalt Unterschiede im individuellen Cholinbedarf gibt und dass manche Menschen eine deutlich höhere Aufnahme zum Leberschutz bräuchten.[2] Als obere tolerable Zufuhrgrenze für Cholin gibt das IOM 3,5 Gramm pro Tag an.

Die Deutsche Gesellschaft für Ernährung (DGE) hat Cholin bislang nicht als essenziellen Nährstoff anerkannt. Das könnte möglicherweise daran liegen, dass sie dann konsequenterweise eine Kost mit »genügend Eiern und Innereien« empfehlen müsste.

Denn die beste Quelle für Cholin sind das Eigelb und die Rinderleber. Auch Geflügel-, Kalbs- und Schweineleber weisen hohe Cholingehalte auf. Es ist auch kein Zufall, dass die Tiere Cholin in ihrer Leber haben – schützt es sie doch vor der Entwicklung einer Fettleber! Vegetarier müssen sich umso mehr bei Nüssen und Kohlgemüse ranhalten, denn dort ist fleischlos wenigstens etwas Cholin zu holen.

Lebensmittel	Cholin (mg/100 g)
Eigelb, roh	682
Rinderleber, gebraten	418
Hühnerleber, gebraten	309
Ei, roh	251
Truthahnherz, gegart	173
Weizenkeime	152
Schinkenspeck, gebraten	131
Lammfleisch, gegrillt	100
Truthahnmagen, gegart	82
Shrimps, gegart	81
Hacksteak »Hamburger«, gegrillt	81
Pistazien	72
Hühnchen, gegrillt	66
Lachs, geräuchert	65
Cashewkerne	61
Pinienkerne	56
Mandeln	52
Macadamianüsse	45
Rosenkohl	41
Pekannüsse	41
Brokkoli, gedünstet	40
Blumenkohl, gedünstet	39

Da die Verbraucher in fast allen Ländern der Welt der Aufforderung gefolgt sind, wegen des bösen Cholesterins wenig Eier und Innereien zu verzehren, hat sich auch die Cholinversorgung verschlechtert. Repräsentative Daten aus den USA belegen, dass die Mehrheit nicht einmal annähernd die Empfehlungen des IOM erreicht.[5] Dass die Zufuhr von Nahrungscholesterin so gut wie nichts mit unserem Cholesterinspiegel im Blut zu tun hat, weiß man nun schon seit 20 Jahren mit großer Sicherheit. Neueste Metaanalysen bestätigen wieder einmal ein Nullrisiko für Herz- und Hirninfarkt durch Eierkonsum.[6] Doch bis sich diese geliebten Glaubenssätze aus der Ernährungslehre ausrotten lassen, wird es wohl noch einige Jahre dauern. Und die allgemeine Akzeptanz der Tatsache, dass der reichliche Verzehr von Eiern bei gleichzeitiger Kohlenhydratreduktion ausgesprochen wünschenswerte Stoffwechselwirkungen entfaltet und beispielsweise die Blutfettfraktionen verbessert oder die Insulinresistenz mindert, werde ich trotz schon heute vorliegender überzeugender Studienergebnisse wohl nicht mehr erleben.[7]

Die Verbraucher haben sich jahrzehntelang viel Falsches einreden lassen! Übrigens steht die »besonders gesunde«, weil cholesterinsenkende mehrfach ungesättigte Omega-6-Linolsäure im Verdacht, bei ihrem heute üblichen, unnatürlich hohen Konsum die Entstehung einer Fettleber und vor allem das Fortschreiten zur gefürchteten NASH zu fördern.[8] Zumal die »Leberschutzfette«, also die hochungesättigten Omega-3-Fettsäuren, gleichzeitig in immer geringeren Mengen verzehrt werden. Das passt alles gut ins Bild: Wir trinken immer mehr Fruchtsäfte mit reichlich Fruchtzucker, essen immer mehr Zucker und Stärke, zudem immer mehr »wertvolle« Pflanzenfette mit der »hochwertigen« Omega-6-Linolsäure, gleichzeitig aber immer weniger Omega-3-Fettsäuren und Cholin aus Eiern, Innereien und Nüssen und entwickeln eine Fettleberepidemie. Das beobachtet man in all den Ländern, die diese Ernährungsumstellungen vollzogen haben.

Was könnte man außer einem wachsweichen Frühstücksei und einer kurz gebratenen Kalbsleber sonst noch Gutes für die eigene Leber tun? Mehr Fett essen! Wie im vorigen Kapitel dargestellt, hilft ein Mehr an einfach ungesättigter Ölsäure (reichlich in Olivenöl enthalten), die Leber vor Verfettung zu schützen.[9] Noch besser können das die tierischen Omega-3-Fettsäuren. Die essenziellen Eicosapentaen- und Docosahexansäure (EPA und DHA) kommen überwiegend in fettem Seefisch und in frei laufenden Landtieren vor. Aus ihnen entstehen viele Gewebshormone, die unzählige Prozesse und Körperfunktionen steuern. Unter anderem aktivieren sie Gene, welche für die Fettverbrennung zuständig sind, und fördern auf diese Weise einen gesunden Fettstoffwechsel und die Insulinempfindlichkeit der Zellen. Und sie mindern die Entzündungsprozesse.[10] Kein Wunder also, dass inzwischen randomisiert-kontrollierte Studien an NALFD-Patienten vorliegen, die eine sehr deutliche Minderung des Fettgehaltes der Leber und eine Senkung der Leberenzyme durch die Gabe langkettiger Omega-3-Fettsäuren ergeben.[11] Umstritten ist noch die für den Leberschutz optimale Dosis. Am besten funktioniert der Leberschutz aber, wenn anstelle von Kohlenhydraten mehr einfach ungesättigte und mehr hochungesättigte Omega-3-Fettsäuren konsumiert werden.[12]

Vom Fett zu den fettlöslichen Vitaminen: Aufgrund seiner Eigenschaft vor oxidativen Zellschädigungen zu schützen, wird dem Vitamin E ein therapeutisches Potenzial bei NAFLD zugeschrieben.[13] Insbesondere bei der NASH gilt die Supplementierung mit dem lipidlöslichen Antioxidans als unterstützende Therapie, um hepatische Entzündungsprozesse und die Apoptose der Leberzellen zu mindern.[14] Da allerdings in einigen Studien zu anderen Fragestellungen ungünstige Effekte einer hohen Vitamin-E-Gabe gefunden wurden, beispielsweise erhöhte Sterblichkeit, sollte man beim Vitamin E vorsichtshalber lieber eine niedrige Dosierung anstreben. Vor allem kann man auch mit einem guten nativen Olivenöl recht viel Vitamin E zuführen, vorausgesetzt, man ist tatsächlich bereit, mehr Fett zu essen.

Ganz anders das Vitamin D. Es ist eigentlich kein Vitamin, sondern ein Hormon. Wir werden das Sonnenvitamin im nächsten Kapitel beleuchten. Es wirkt im Körper wie ein »Zentralschalter«, der Hunderte von Genen aktiviert, die diverse Körperfunktionen steuern. Ein Vitamin-D-Mangel ist dementsprechend mit einer riesigen Bandbreite von Zivilisationskrankheiten assoziiert. Unter anderem aktiviert Vitamin D jene Gene in den β-Zellen, die zur Insulinproduktion notwendig sind. Zudem aktiviert das Vitamin D Gene in unseren Muskel- und Fettzellen, die für die Erkennung des Insulinsignals notwendig sind, mit anderen Worten – um insulinsensitiv zu sein.[15] Da passt es ins Bild, dass eine Vitamin-D-Mangelversorgung als gehöriger Risikofaktor für die nichtalkoholische Fettleber erkannt ist.[18-21] Was ist zu tun? Wir benötigen Sonne! Dazu mehr im nächsten Kapitel. Ernährungsseitig ist kaum etwas zu holen. Die einzig gute Vitamin-D-Quelle in der Nahrung ist der fette Meeresfisch. Ein wenig Vitamin D findet man auch noch in Innereien, Eiern, Sahne und Vollmilch. Im pflanzlichen Bereich sind nur Champignons, Shiitake-Pilze und Avocados überhaupt nennenswert. Aber ohne Fisch reicht die Zufuhr über die Nahrung bei Weitem nicht aus.

Vom Vitamin D zu einer biologischen Verbindung, die schon so heißt wie ihre beste Quelle: Carnitin. Das kommt von »carne« – das Fleisch – und ist eigentlich kein essenzieller Nährstoff. Der Körper kann L-Carnitin aus den beiden Aminosäuren Methionin und Lysin selbst herstellen. Aber die Eigensynthese lässt mit zunehmendem Alter nach. Wir benötigen L-Carnitin, um langkettige Fettsäuren zu den Mitochondrien zu transportieren, wo diese dann zur Energiegewinnung verbrannt werden. Ohne Carnitin gäbe es keine Fettverbrennung. Das ist für das Thema Fettleber natürlich relevant: Sie entwickelt sich, wenn zu wenig Fett verbrannt oder ausgeschleust und zu viel neues Fett wieder aufgenommen oder neu gebildet wird. Den Cholinmangel und die durch ihn verminderte Fettausschleusung hatten wir schon kennengelernt. Und nun noch die gebremste Verbrennung: Nachweislich kommt es unter einer hohen Carnitinversorgung zu einer verbesserten Mitochondrienfunktion. Auch findet man einen Rückgang erhöhter Leberenzymwerte. Schließlich werden durch L-Carnitingaben die Insulinresistenz vermindert und die Entzündungssituation bei schon manifester NASH abgemildert.[22] Die überzeugendsten Daten für die Anwendung beim Menschen kommen aus der Diabetestherapie. Eine Metaanalyse kontrollierter Studien weist aus, dass mit Carnitingaben der Nüchternblutzuckerspiegel, der Gesamtcholesterinspiegel und das LDL-Cholesterin gesenkt werden können.[23] So mausert sich das L-Carnitin inzwischen zu einem hoffnungsvollen Therapieansatz bei gestörter Mitochondrienfunktion und bei Krankheiten des Fettstoffwechsels.[24]

Es verleiht möglicherweise tatsächlich Flügel – das Taurin! Diese biologische Verbindung aus den Aminosäuren Cystein und Methionin wird als »bedingt essenziell« eingestuft. Auf tierexperimenteller Ebene wurden antioxidative und entzündungshemmende Effekte nachgewiesen. Auch stellte man bei Diabetikern einen auffallend niedrigen Taurinspiegel fest. Taurin mindert die Insulinresistenz und fördert die Insulinsekretion. So hilft es, hohe Blutzucker- beziehungsweise kompensatorisch erhöhte Insulinspiegel zu vermeiden. Das alles erklärt, warum für Taurin experimentell ein Schutz vor Leberschäden nachgewiesen wurde. Auch epidemiologische Studien stützen diese Zusammenhänge.[25, 26] Somit mehren sich die Hinweise darauf, dass Taurin ein wichtiger Nährstoff in der Prävention und Therapie einer NAFLD sein kann.

Im rein pflanzlichen Bereich findet man zumindest zwei interessante Stoffe zum Schutz der Leber. Eine davon besteht ausgerechnet aus Fruktose! Das Inulin ist aus bis zu 100 Fruktosemolekülen zusammengesetzt und gilt deshalb als Polysaccharid. Allerdings können unsere Verdauungsenzyme die Verknüpfungen dieser Fruktosemoleküle nicht spalten. Folglich ist Inulin ein »Ballaststoff«. Einige unserer Darmbakterien können es jedoch verwerten – vor allem die nützlichen Milchsäurebakterien leben davon und vermehren sich damit prächtig. Daher zählt Inulin zu den *prebiotischen* Nahrungszusatzstoffen. Die Milchsäurebakterien bilden aus Inulin kurzkettige Fettsäuren und das saure Milieu wirkt dem Überleben krankheitserregender Bakterien entgegen. Damit wären wir mitten in der Vorbeugung der nichtalkoholischen Fettleber durch Darmbewohner. In kontrollierten Studien am Menschen konnte durch Inulingabe auch eine Senkung des Cholesterin- und Triglyzeridspiegels belegt werden, wobei vor allem letzterer Effekt sehr deutlich ausfiel.[27] Es konnte aber auch direkt eine geminderte Fettbildung in der Leber festgestellt werden.[28] Und ein Zusatz von Inulin zum Nudelteig bewirkt schiere Wunder: Es sorgt dabei einerseits für eine Verzögerung der Magenentleerung und damit für mehr Sättigung. Nach einigen Wochen des Verzehrs solcher Spezialpasta fand man aber auch ein erhöhtes HDL-Cholesterin, ein gebessertes Verhältnis von Gesamt- zu HDL-Cholesterin, einen gesenkten Triglyzeridspiegel, einen niedrigeren Nüchternblutzuckerspiegel, ein niedrigeres HbA_{1c} und einen niedrigeren HOMA-Wert – was alles dafür spricht, dass die Leber durch Inulin in gewissem Umfang entfettet und insulinsensitiver wurde.[29]

Last, but not least, zum Hafer. Der enthält einen berühmten Ballaststoff namens beta-Glukan, der sonst in nennenswerter Menge nur noch in Gerste vorkommt. Er wird in Reinform aus dem Mehlkörper dieser Getreidekörner gewonnen. Beta-Glukan ist ein Kohlenhydrat – ein Polysaccharid auf Fruktosebasis, allerdings auch hier so vertrackt verknüpft, dass unsere Verdauungsenzyme es nicht spalten können. Beta-Glukan zählt ebenfalls zu den wasserlöslichen Ballaststoffen.

Die Wirkung von beta-Glukan ist inzwischen in Hunderten von Studien untersucht worden.[30] Wie das Inulin sorgt es für eine verzögerte Magenentleerung. Das ist nicht nur einer lang anhaltenden Sättigung zuträglich, sondern die langsame Weitergabe des Speisebreis in kleineren Portionen verdünnt auch die Verdauungsenzyme nicht so sehr, sodass die verdaulichen Kohlenhydrate effektiver gespalten und aufgenommen werden können. Auch gehen die Kohlenhydrate langsamer ins Blut über. So werden der glykämische Index und die glykämische Last der Speise herabgesetzt, und die Insulinausschüttung wird entsprechend gemindert.[31] Im Dünndarm wird beta-Glukan von Darmbakterien begierig fermentiert. Es entstehen dabei kurzkettige Fettsäuren, vor allem die Propion- und die Buttersäure. Diese Verbindungen fördern eine gesunde Darmflora und beugen dem Übertritt von Bakterien ins Kreislaufsystem vor, welche die Leber entzünden können. Besonders bekannt ist die cholesterinsenkende Wirkung des Hafers. Beta-Glukan bindet die Gallensäuren im Darm so fest an sich, dass sie nicht mehr rückresorbiert werden können. Da Gallensäuren aus Cholesterin bestehen, mindert der Körper auf diese Weise den Cholesterinpool, und es muss weiteres Cholesterin für die Neubildung von Gallensäuren aufgewendet werden. Für das Thema dieses Buches besonders interessant ist die Erkenntnis, dass mit der Gabe von beta-Glukan die Aktivierung der Glukosetransporter (GLUT-4) in den Muskel- und Fettzellen gefördert wird. Entsprechend konnte eine randomisierte, plazebokontrollierte Doppelblindstudie mit Getränken, über die täglich sechs Gramm beta-Glukan zugeführt wurden, nach zwölf Wochen eine signifikant verbesserte Insulinsensitivität mit gesenktem Nüchterninsulinspiegel nachweisen.[32]

Wenigstens der Hafer und seine Inhaltsstoffe zählen nicht zu den vielen Mythen und Glaubenssätzen der Ernährungslehre. An ihm ist wirklich etwas Bissfestes dran! Nicht verdient hat der arme Hafer aber, dass er als Etikett für die falsche Behauptung herhalten muss, Kohlenhydrate seien für die »Durchbrechung der Insulinresistenz« bei Diabetikern verantwortlich.

»HAFER BEREITET EINEN FROHEN SINN UND EINEN REINEN UND KLAREN VERSTAND, UND ER MACHT IHNEN EINE GUTE FARBE UND GESUNDES FLEISCH.«

Hildegard von Bingen

KAPITEL 22

JAGEN UND SAMMELN!

Das Wasserglas ist voll. Was, wenn dennoch jemand nachschenkt? Das Wasser fließt irgendwohin – nur nicht ins Glas. Genauso ist es mit dem Brot und den Nudeln und den Kartoffeln: Wenn der Vorratsbehälter für Kohlenhydrate im Körper – die Muskel- und Leberzellen – voll ist, passt die nächste Portion Spaghetti garantiert nicht mehr hinein. Die Kohlenhydrate laufen quasi über und »fließen« dorthin, wo sie nicht hingehören. Da aber Kohlenhydrate in diesen Geweben nicht als Glykogen speicherbar sind, werden sie flugs in Fett umgewandelt. Und für Fette gibt es keine Speichergrenzen: Selbst wenn die Fettzellen nichts mehr an Fett aufnehmen wollen, werden einfach alle anderen Gewebe mit Fett angereichert: die Muskeln, der Bauchinnenraum und die Organe. Dass dieses ektope Fett anschließend vielerlei Probleme bereitet, haben wir bereits umfassend diskutiert. Was also tun, damit man frisches Wasser ohne Unfall nachschenken kann? Man muss das Glas vorher leeren. Genau so muss man das Glykogen in Leber und Muskeln entleeren, damit wieder gefahrlos eine Portion Müsli hineinpasst. Wie entleert man die Leber? Ganz einfach – in dem man nichts isst. Im Nüchternzustand versorgt die Leber das Blut mit Zucker. Wenigstens fünf oder sechs Stunden nichts essen und nichts Gezuckertes trinken. Oder auch einmal einen halben oder ganzen Tag nichts essen (das Prinzip des »Intermittent fasting«). Dann ist die Leber schon fast völlig entleert und kann wieder richtig viel Kohlenhydrate als Kohlenhydrate speichern.

Den Glykogenvorrat in einem Muskel kann man nur durch Aktivität dieses Muskels entleeren. Wenn man vorhat, einen großen Berg Brot und Kartoffeln und auch noch eine süße Nachspeise zu essen, sollte man vorher möglichst viel Platz in allen Muskeln geschaffen haben, um ein Überlaufen zu vermeiden und den fetten Nebenwirkungen vorzubeugen. Das ist für alle Menschen empfehlenswert. Man stelle sich vor, wir müssten alle unser Frühstück jeden Morgen jagen oder sammeln. Auf diese Weise hätten wir immer genügend Platz in den Muskeln geschaffen. So wie es Hunderttausende Jahre lang war – und dafür ist unsere Stoffwechselsoftware immer noch programmiert. Ernährung ohne Bewegung kann sie nicht. Ganz besonders empfehlenswert beziehungsweise eigentlich ein Pflichtprogramm ist das morgendliche Jagen und Sammeln für Insulinresistente. Denn sie können grundsätzlich, trotz ihres hohen Insulinspiegels, nicht einmal halb so viele Kartoffeln, Reis und Nudeln in ihren Muskeln unterbringen wie Insulinsensitive![1] Sie haben einen Deckel auf dem Wasserglas, und deshalb kann man es nicht füllen! Insulinresistente speichern entsprechend viele Kohlenhydrate irgendwo im Körper als Fett ab. Sie haben nur eine Chance, den Risiken des ektopen Fetts in Leber und Bauchspeicheldrüse zu entgehen: jeden Tag die Muskeln auf Trab bringen![2] Dabei müssen sie so flott unterwegs sein, dass es anstrengend wird und sie drohen, aus der Puste zu kommen.

In Ruhe wie auch bei geringer Belastungsintensität verbrennt der Muskel als Energiequelle immer nur seine Fettvorräte. So wird kein Platz für Nudeln geschaffen. Erst wenn die Anstrengung so groß ist, dass die Sauerstoffversorgung des Muskels kritisch wird, schaltet der Muskel auf Glykogen als Treibstoff um.[3] Nun erst wird der Kohlenhydrattank entleert. Am besten, man benutzt alle Muskeln, damit die Tankfüllung anschließend möglichst groß ausfallen darf. Je leerer die Speicher, desto schneller und desto mehr Kohlenhydrate vom Speiseteller verschwinden als Glykogen in die Muskeln. Denn mit der Entleerung wird das für diesen Vorgang unentbehrliche Enzym, die Glykogensynthase, besonders scharf gemacht.

Daraus folgt: Für jeden Gesunden ist es empfehlenswert, größere Essensabstände einzuhalten und regelmäßig Sport zu machen. Damit hält er den Kohlenhydrat- und Fettstoffwechsel dauerhaft in Schuss. Daraus folgt aber auch: Als insulinresistenter Mensch muss man sich vor dem Essen die Portion Pasta erst verdienen! Mit anstrengendem Sport! Wenn man das nicht beherzigt, muss man die Konsequenzen akzeptieren. Dann werden die Leber und die Bauchspeicheldrüse und der Bauchraum und das Herz und die Nieren und die Lunge und die Knochen immer fetter![3] Das ist kein Zuckerschlecken, und Medikamente gibt es bekanntlich auch nicht dagegen …

Bei Insulinresistenz hilft jede anstrengende, sportliche Aktivität, die verfahrene Situation besser zu machen.[4] Einmal Sport ist auf alle Fälle besser als keinmal Sport. Nach einer anstrengenden Muskelaktivität hält der schützende Effekt auch noch einen halben bis ganzen Tag an.[3] Je öfter man diesen Sport betreibt, desto eher wird der Muskel wieder insulinsensitiv. Und je insulinsensitiver man ist, desto mehr Kohlenhydrate kann man wieder genießen, ohne böse Konsequenzen fürchten zu müssen. Da man seinen Sport von der ersten bis zur letzten Minute nicht nur auf vollen Touren betreibt, können die Muskelzellen in den Phasen mit geringer Belastungsintensität das dort gespeicherte Fett ebenfalls verbrennen.[5,6] Hier verhält es sich ähnlich wie beim geschilderten vollen Wasserglas: Die Fette in den Muskelzellen müssen ebenfalls regelmäßig verbraucht werden, damit neues Fett dort problemlos hineinpasst. Bei der Fettspeicherung in den Muskelzellen geht es aber nicht so sehr um die Menge als primär um die Qualität. Wenn das Fett nicht durch Muskelaktivität verbrannt, aber durch ständigen Nachschub immer mehr Fett hineingestopft wird, dann kommt die Muskelzelle dadurch in gewaltigen Stress. Sie kommt mit dem Verbrennen nicht nach oder wie der Fachmann es nennt: Ihre oxidative Kapazität wird überschritten.[7] In der Folge reichern sich unphysiologische Fettverbindungen in den Muskelzellen an (Diacylglycerol, Ceramide etc.). Diese stören dort das Insulinsignal, sodass der GLUT-4-Transporter nicht aktiviert wird und die Glukose nicht aus dem Blut in die Zelle geholt werden kann.[8] Man ist insulinresistent geworden, mit all den vielen Folgen.[7] Diese fallen umso gravierender aus, je mehr Kohlenhydrate ohne regelmäßige Kompensation durch Sport verdrückt werden.

Diese Zusammenhänge erklären auch, warum beides – nämlich die anstrengende Muskelaktivität wie auch unterkalorische Ernährung – insulinsensitiv macht. Beide

Maßnahmen bewirken die Mobilisierung beziehungsweise den Abbau der unphysiologischen Fettverbindungen, da sie die Fettsäuren aus den Geweben herauslösen, wonach sie dann zu Energiezwecken verbrannt werden.[7] Aus diesen Zusammenhängen kann man ebenfalls einfach ableiten, dass man mit Sport (und/oder hypokalorischer Ernährung) ektopes Fett aus den Organen entfernen kann. Allen voran aus der Leber, aber auch aus der Bauchspeicheldrüse, dem Herzen, den Nieren, der Lunge und aus den Knochen, und gleichzeitig kommt es in all diesen Organen umgehend zu Funktionsverbesserungen.[7] Damit sind wir wieder direkt bei der fetten Leber gelandet. Mit Sport kann man der Fettleber vorbeugen und mit Sport kann man die Therapie effektiver machen.[9, 10, 11] Schon ein wenig Sport hilft, die Situation zu verbessern – man muss nicht zum Leistungssportler mutieren. Hauptsache, man macht etwas! Nichts tun – Inaktivität – ist das größte Risiko für den Stoffwechsel! Man darf Kraftsport betreiben oder Ausdauersport – beides hilft.[9] Am besten man macht beides abwechselnd. Bei entsprechender Belastungsintensität nützt natürlich auch ein Spielsport. Wichtig ist, dass Betroffene eine Bewegungsaktivität finden, die so viel Freude bereitet, dass sie dauerhaft dabeibleiben. Es muss eine fortwährende Umstellung des Lebensstils erfolgen, und das funktioniert nur, wenn es die Lebensqualität und Lebensfreude fördert.

Es gibt inzwischen viele Dutzend mehr oder weniger gute wissenschaftliche Untersuchungen zu der Frage, welche Belastungsform im Endeffekt effektiver wirkt. Die Datenlage ist nicht einheitlich, sondern je nach Studienansatz und Durchführung und Probandentyp unterschiedlich und somit teilweise auch widersprüchlich. In diesem Buch soll das nicht näher thematisiert werden. Tatsache aber ist: Kraft- und Ausdauersport – beide funktionieren, auch bei Fettleber und bei Diabetikern![10] So schließe ich mich gerne den Empfehlungen von Benjamin Rodriguez und seinen Kollegen aus der *Division of Gastroenterology* im *Department of Medicine* des *Walter Reed National Military Medical Centers in Washington, D.C. (USA)* an.[11] Sie haben alle einschlägigen Studien zum Einfluss von Sport auf NAFLD gesichtet und zusammengefasst und schlagen folgendes Vorgehen und folgende Differenzierung vor:

- An erster Stelle steht eine ärztliche Untersuchung, um zu klären, ob man überhaupt Sport machen darf.

- Dann wird geprüft, ob der Betroffene eine ausreichende Herz-Kreislauf-Fitness hat und belastbar ist oder ob man vorsichtig sein muss.

- Bei geringer kardiovaskulärer Belastungsfähigkeit sollte man ein überwachtes Krafttraining aufnehmen. Die Dosierungsempfehlung lautet: an zwei bis drei Tagen die Woche 8 bis 10 verschiedene Kraftübungen mit ein bis drei Sets bei 12 bis 15 Wiederholungen.

- Bei genügender Herz-Kreislauf-Fitness, aber körperlichen Beschränkungen, wird das gleiche Programm wie oben beschrieben empfohlen.

- Bei ausreichender Herz-Kreislauf-Fitness ohne körperliche Beschränkungen wird vorgeschlagen, dass man je zur Hälfte Ausdauer- und Krafttraining betreibt. Dabei ist die Dosierung des Krafttrainings gleich angesetzt wie oben beschrieben und zusätzlich sollen 4- bis 5-mal pro Woche 30- bis 45-minütige Ausdauerbelastungen eingebaut werden.

Trainingsplankonzept für den Beginn eines Übungsprogramms

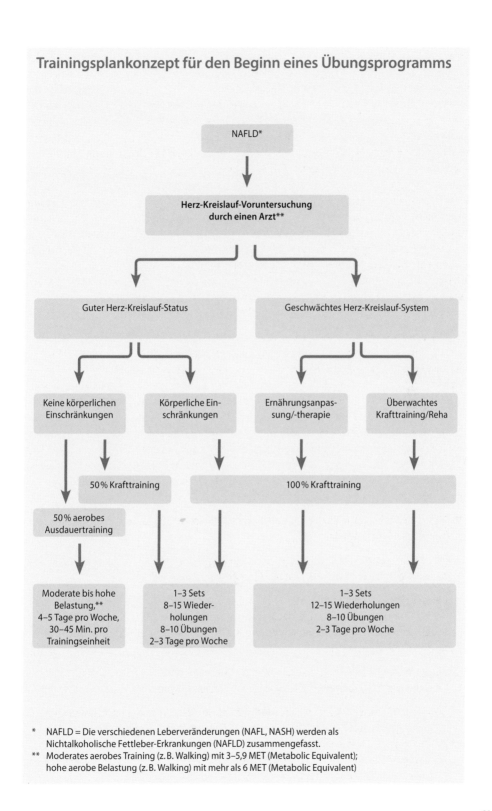

NAFLD*

Herz-Kreislauf-Voruntersuchung durch einen Arzt**

Guter Herz-Kreislauf-Status

Geschwächtes Herz-Kreislauf-System

Keine körperlichen Einschränkungen

Körperliche Einschränkungen

Ernährungsanpassung/-therapie

Überwachtes Krafttraining/Reha

50% Krafttraining

100% Krafttraining

50% aerobes Ausdauertraining

Moderate bis hohe Belastung,**
4–5 Tage pro Woche,
30–45 Min. pro Trainingseinheit

1–3 Sets
8–15 Wiederholungen
8–10 Übungen
2–3 Tage pro Woche

1–3 Sets
12–15 Wiederholungen
8–10 Übungen
2–3 Tage pro Woche

* NAFLD = Die verschiedenen Leberveränderungen (NAFL, NASH) werden als Nichtalkoholische Fettleber-Erkrankungen (NAFLD) zusammengefasst.
** Moderates aerobes Training (z.B. Walking) mit 3–5,9 MET (Metabolic Equivalent); hohe aerobe Belastung (z.B. Walking) mit mehr als 6 MET (Metabolic Equivalent)

Wer sich darauf einlässt, sollte bitte beachten, dass dieser Sport vor allem dazu da ist, gesünder zu werden und nicht, um effektiv abzunehmen. Durch Sport ist die reine Gewichtsreduktion höchst bescheiden.[12, 13] Man kann dennoch durch Sport seine Organe entfetten. Entscheidend sind vor allem die mit Sport erzielte verbesserte Insulinsensitivität und das Training von Herz und Kreislauf und die dadurch verbesserte Gesundheit.

Hinzu kommt noch der überaus wichtige spezifische Effekt von Kraftsport, den wir schon besprochen hatten: Wer möglichst dauerhaft sein abgespecktes Gewicht erhalten will, der muss Muskeln aufbauen! Dieses Gewebe verbraucht ein Vielfaches an Energie im Vergleich zum Fettgewebe – nur zu seinem bloßen Erhalt. Mit mehr Muskelmasse steigt der Grundumsatz, und man kann Diätfehler besser kompensieren. Da zur effektiven Therapie der Fettleber ebenfalls eine Kalorienreduktion vonnöten ist, muss man gleichzeitig Kraftübungen durchführen, damit die Muskulatur möglichst wenig abgebaut und im Anschluss an die Reduktionsphase eine überkalorische Nahrungszufuhr weniger wahrscheinlich wird.

Im Prinzip kann man Kraftsport auch mit dem bloßen Eigengewicht betreiben – wenn man die Technik erlernt. Erfahrungsgemäß fällt es vielen aber leichter, das Training unter Anleitung eines erfahrenen Coaches an Geräten zu beginnen oder auch fortzuführen. Sehen Sie sich nach einem guten Fitnessstudio in der näheren Umgebung um, damit möglichst wenige Ausreden den Gang zu den Geräten blockieren.

»DIE GESUNDHEIT ZU ERHALTEN: NICHT BIS ZUR SÄTTIGUNG ESSEN, SICH VOR ANSTRENGUNGEN NICHT SCHEUEN!«

Hippokrates
(Griechenland, ca. 460–370 v. Chr.)

KAPITEL 23

FRIEREN UND SONNEN!

Die gute Nachricht zuerst: Sonnen ist gesund! Zumindest in vernünftiger Dosis. Pflanzen gehen ohne Sonne ein, Menschen auch! Der strahlende Stern am Firmament bildet in unserer Haut das »Sonnenvitamin«. Dieses Vitamin D ist streng genommen gar kein Vitamin. Per Definition sind Vitamine Substanzen, die unser Körper nicht selbst herstellen kann, die aber zum Leben unabdinglich sind. Vitamin D aber kann unser Körper sehr einfach selbst herstellen. Rund 95 Prozent unserer Vorräte stammen aus der von der Sonne unterstützten Eigenproduktion, denn in der Nahrung ist so gut wie kein Vitamin D enthalten – ausgenommen in fettem Fisch.[a]

Die Eigenproduktion funktioniert einfach und sehr effektiv: Cholesterin in der Haut plus direkte UVB-Bestrahlung macht Vitamin D. Alles an aufgenommenem Vitamin D wird in der Leber in eine Speicher- beziehungsweise Transportform umgewandelt – das sogenannte 25-Hydroxy-Vitamin-D (25OHD). Das ist eine Hormonvorstufe, die anschließend in den Nieren, aber auch in vielen anderen Gewebszellen, in das wirksame Hormon umgewandelt wird. Als solches kann es in unseren Zellen mehr als 1.000 Gene aktivieren. Ist zu wenig Hormon vorhanden, dann liegen die Gene brach. Ein Vitamin-D-Mangel ist entsprechend mit Fehlfunktionen und diversen Zivilisationskrankheiten assoziiert: Osteoporose, Muskelschwäche, Herz-Kreislauf-Erkrankungen, Diabetes, Autoimmunkrankheiten oder Krebs. Ein Blutspiegel von weniger als 20 Nanogramm pro Milliliter 25OHD im Blut ist unzureichend. Unter 30 ist suboptimal und bereits mit einigen Risiken assoziiert. Zwischen 30 und 40 ng/ml ist der Blutspiegel ideal.

Im Zusammenhang mit NAFLD ist vor allem die Vitamin-D-vermittelte Aktivierung von Genen von Bedeutung, die für die Insulinproduktion benötigt werden. Es sorgt aber auch in der Peripherie dafür, dass unsere Zellen sensitiv auf Insulin reagieren. In einer randomisierten, plazebo-kontrollierten Studie an massiv übergewichtigen Jugendlichen wurde kürzlich belegt, dass eine tägliche Gabe von 4.000 I. E. Vitamin D3 deren Insulinresistenz signifikant senken kann.[1] Bei einem Mangel sind wir folglich direkt auf dem Weg zur NAFLD und zum Diabetes![2-5] Umgekehrt beobachtet man, dass bei einer guten Versorgung mit Vitamin D die Wahrscheinlichkeit, ein metabolisches Syndrom

a   Worm N., Heilkraft-D, systemed Verlag, Lünen, 2009

und Typ-2-Diabetes zu entwickeln, unabhängig von allen anderen bekannten Einfluss- und Risikofaktoren drastisch abnimmt.[6] Das bedeutet: Zur Prävention und Therapie von NAFLD und NASH erscheint eine gute Vitamin-D-Versorgung offenbar dringend notwendig![7] Doch wie soll man das erreichen?

In unserer modernen Welt ist Vitamin-D-Mangel die Regel geworden. Wir haben die Sonne aus unserem Leben verbannt. Durch unser stetiges Indoordasein, »korrekte« Outdoorbekleidung und eifriges Auftragen von Sonnenschutzmitteln, sobald wir das Haus verlassen, geben wir den Vitamin-D-bildenden Sonnenstrahlen keine Chance. Und im Winterhalbjahr steht nördlich des 40. Breitengrades die Sonne zu flach, um die notwendige Intensität zur Vitamin-D-Synthese auf der Erde beziehungsweise auf der Haut zu erzeugen. In der Folge leiden zwei Drittel der deutschen Bevölkerung an einer Vitamin-D-Mangelversorgung.

Was ist zu tun? Zwischen April und Oktober, wenn die Sonne hoch genug steht, um die notwendige UVB-Strahlungsintensität zu erreichen, sollte man wenigstens Gesicht, Arme, Hände und möglichst auch die Beine der Sonne aussetzen – wenn sie denn mal scheint. Mindestens zweimal in der Woche, zwischen 10 und 20 Minuten – und zwar am besten in der Mittagszeit ohne Sonnenschutzmittel. Um diese Uhrzeit ist das Verhältnis von UVA zu UVB im Strahlenspektrum der Sonne am günstigsten für die Vitamin-D-Bildung, das heißt, sie strahlt relativ viel UVB und relativ wenig UVA ab. Dabei gilt: Je intensiver die Strahlung und je mehr nackte Haut, desto schneller erreicht man ausreichende Vitamin-D-Mengen.

Im Idealfall am 21. Juni (höchster Sonnenstand) und weitgehend nackt, kann man in 10 bis 15 Minuten 5.000 bis 10.000 I. E. aufbauen – je nach Alter und Hauttyp. Dazu muss man aber zunächst auf Sonnenschutzmittel verzichten! Schon bei Lichtschutzfaktor 8 wird die Vitamin-D3-Bildung deutlich gehemmt, und eine Sonnencreme mit dem Lichtschutzfaktor 15 absorbiert etwa 95 Prozent der UVB-Strahlung, wodurch die Synthese von Vitamin D3 in der Haut in derselben Größenordnung abnimmt. Wer nach dem Vitamin-D-Tanken länger an die Sonne will, muss sich aber selbstverständlich schützen. Dermatologen warnen seit Jahren wegen des Hautkrebsrisikos vor ungeschützter UV-Strahlung und nehmen dafür das erhöhte Risiko für praktisch alle anderen Zivilisationskrankheiten in Kauf. Das kann nicht sinnvoll sein! Besser wäre vernünftiges Sonnen. Die Faustregel lautet: Nur eine halbe »minimale Erythemdosis«. Das entspricht der Hälfte der Besonnungszeit, die zu einer Hautrötung führen würde. Mit blasser Haut sollte man daher anfangs nur ein paar Minuten in die Sonne gehen. Wenn das Melanin in der Haut aktiviert ist und man etwas »Farbe« bekommen hat, kann man die Dosis allmählich steigern. Die durch dieses Pigment erzielte Bräunung ist der beste, weil natürliche Schutz gegen Hautkrebs. Und nach ca. zehn bis 20 Minuten ist die Vitamin-D-Synthese abgeschlossen. Je dunkelhäutiger die Menschen, desto länger brauchen sie aber – weil bei ihnen das viele Melanin nicht nur vor den UV-Schäden schützt, sondern auch die Vitamin-D-Bildung hemmt.

An wolkenverhangenen Sommertagen, unter dem Sonnenschirm, im Schatten eines Baumes, selbst vor- und nachmittags ist die UVB-Strahlung in unseren Breitengraden nicht intensiv genug, um die Vitamin-D-Produktion in Gang zu setzen. Im Winterhalbjahr ist selbst die Mittagssonne zu schwach. Man bekommt dann bekanntlich auch keinen Sonnenbrand. In dieser Zeit muss man zwangsläufig auf Supplemente zurückgreifen. Für eine sinnvolle Vitamin-D-Versorgung (25OHD-Blutspiegel von 30 bis 40 ng/ml) genügen den meisten Frauen etwa 1.500 bis 3.000 I.E., die meisten Männer benötigen 2.000 bis 4.000 I.E. Vitamin D3 pro Tag. Als groß gewachsener Mann benötige ich persönlich täglich 4.000 I.E., um über das Winterhalbjahr einen 25OHD-Spiegel zwischen 35 und 40 ng/ml aus dem Sommerhalbjahr zu erhalten. Um noch einmal diese hoch anmutenden Zahlen zu relativieren: Das sind im Sommer nur zehn Minuten Sonne – mittags mit Gesicht und nackten Armen und Beinen. Außerdem entsprechen imposante »3.000 I.E.« D3 nur 75 Mikrogramm Wirkstoff – und »75 µg« klingen doch gleich viel harmloser …

Vom wärmenden Sonnenschein zu den weniger angenehmen Neuigkeiten: Frieren hält schlank! Zumindest hilft es beim Kampf gegen die Folgen des großen Fressens. Frieren aktiviert unsere eingebauten Heizöfen: die braunen Fettzellen. Heute gibt es keinen Zweifel mehr: Nicht nur Mäuse – auch Menschen besitzen sie. Sie dienen nicht der Energiespeicherung, sondern haben nur den Zweck der Wärmeerzeugung. Man muss sich nur »artgerecht« verhalten.

Alle neugeborenen Säugetiere haben diese Heizöfen. Neugeborene sind grundsätzlich stärker von Auskühlung bedroht, da sie wegen ihrer in Relation zur Körpermasse größeren Körperoberfläche relativ mehr Wärme verlieren als Erwachsene. Zudem sind ihre isolierenden Speckpolster noch nicht genügend ausgeprägt und es fehlt noch die Aktivität der großen Muskeln mit dem begleitenden Wärmeanfall. Am meisten braunes Fett haben übrigens die winterschlafenden Tiere.

Lange Zeit hat man gedacht, dieses Fettgewebe bilde sich im Laufe der ersten Lebensjahre zurück und Erwachsene hätten gar keines mehr. Das stimmt nicht! Neue Studien mit speziellen bildgebenden Verfahren (PET-CT, Positronenemissionstomografie in Verbindung mit der Computertomografie) haben festgestellt, dass auch Erwachsene noch braunes Fett besitzen. In seiner reinen Form sitzt es offenbar in der Halsregion um die Aorta herum oberhalb der beiden Schlüsselbeine und im Brustraum zwischen der Lunge rechts und links der Wirbelsäule. Dabei handelt es sich um eigenständige Zellen mit typischem Erscheinungsbild und einer unverwechselbaren Genausstattung.[8] Die Zellen des braunen Fettgewebes sind kleiner als die des weißen und sie enthalten nicht einen großen, sondern viele kleinere Fetttropfen. Sie zeichnen sich zudem durch einen besonders hohen Gehalt an Mitochondrien aus, sind von vielen kleinsten Blutgefäßen versorgt (kapillarisiert) und enthalten zahlreiche farbige Proteine (Chromoproteine). Das alles führt letztlich zu der braunen Farbe. Sie sind zudem mit Fasern des sympathischen Nervensystems dicht inneviert.

Noch einen relevanten Unterschied zu den weißen Fettzellen gilt es zu erwähnen. Letztere speichern Energie und geben sie bei Bedarf ab, zum Beispiel als Treibstoff für die Muskeln. Sie selbst können ihre Energie aber nicht in Bewegung oder andere Arbeit umsetzen. Ganz anders die braunen Fettzellen: Sie speichern und verbrennen gleichzeitig. Sie verbrauchen ihre eigenen gespeicherten Neutralfette und entziehen damit dem Blutkreislauf die Triglyzeride. Der Serumtriglyzeridspiegel sinkt und die Leber wird entlastet und vor allzu reichlicher Fettaufnahme verschont. Damit sinkt auch das Risiko für NAFLD und deren Folgeerkrankungen! Und die braunen Fettzellen nehmen auch Glukose aus dem Blut auf und verbrennen sie. Bei kühler Außentemperatur werden Fett und Zucker etwa 50 : 50 verbrannt. Damit entlasten diese Heizöfen die Blutzuckerkontrolle![9]

Bei heute üblichen wohlig warmen Raumtemperaturen kann man nur bei vier bis sieben Prozent der Versuchspersonen aktive braune Fettzellen nachweisen. Erst durch Kälte wird das sympathische Nervensystem aktiviert, das auch die braunen Fettzellen in Aktion versetzt: Dann verbrennen diese Glukose oder Fettsäuren. Dabei wird der Elektronenfluss von der ATP-Bildung abgekoppelt und dadurch verhindert, dass die entstandene thermische in chemische Energie umgewandelt wird. Hierfür sorgt ein spezielles entkoppelndes Protein namens Thermogenin. Unter seinem Einfluss wird die entstandene Energie vollständig als Wärme frei, die Gewebetemperatur nimmt zu und das in den Kapillaren fließende Blut wird erwärmt. Schließlich wird die Körpertemperatur durch die Zirkulation des warmen Blutes erhöht. Braune Fettzellen sind quasi Durchlauferhitzer.

Für diese Wärmebildung verbrauchen die braunen Fettzellen richtig viele Kalorien, die sich folglich nicht mehr als Speck ablagern können. Wäre das nicht genial, wenn wir unsere überschüssige Kalorienzufuhr einfach wegheizen könnten? Und umgekehrt – wäre es denkbar, dass Menschen mit weniger oder gar fehlendem braunen Fettgewebe eher an Gewicht zunehmen als Personen mit vielen dieser Heizöfen? Haben dicke Menschen im Schnitt wirklich weniger braune Zellen als schlanke? Wenn ja – wofür zahlreiche Studien sprechen –, ist das dann die Ursache oder die Folge des Übergewichts? Man weiß es noch nicht genau. Wahrscheinlich haben alte Menschen auch weniger als junge und Männer weniger davon als Frauen, und Menschen mit metabolischem Syndrom weniger als Gesunde.[8]

Wie können wir braune Fettzellen nutzen? Die Außentemperatur an der Körperoberfläche muss unter den »thermoneutralen Bereich« sinken. Als »thermoneutral« bezeichnet man eine Temperatur von 28 bis 30 Grad Celsius nahe der Körperoberfläche. Thermoneutral deshalb, weil bei diesen Umgebungstemperaturen keine zusätzliche Wärmeproduktion im Körper notwendig ist, um die physiologische Körpertemperatur von 37 Grad aufrechtzuerhalten.

Wenn also die Temperatur an der Körperoberfläche unter 28 Grad sinkt, werden allmählich die Heizöfen angeworfen – umso mehr und kräftiger, je kälter es wird.[8] Gemeint ist die Temperatur an der Hautoberfläche. Kleidung ist aber ein Thermoschutz. Kleidung isoliert. Ein Hemd genügt schon, um die Wärmeabgabe des Körpers aufzuhalten und die Temperatur auf der Hautoberfläche angenehmer zu gestalten. Je kälter die Umgebungstemperatur, desto dicker zieht man sich an, damit die bessere Isolation die Körperoberfläche weiterhin thermoneutral erhält. So wird es nichts mit dem Verheizen der Kalorien! Man muss ein wenig Kälte erdulden, wenn die braunen Helfer aktiviert werden sollen!

Die längste Zeit hat die Menschheit nicht mit Zentralheizung gelebt. Dokumente belegen, dass noch Mitte des 18. Jahrhunderts die Temperatur im Palast der Habsburger in Wien im Winter gerade mal 14 bis 15 Grad Celsius erreichte.[10] Nicht auszudenken, wie man beim normalen Fußvolk zu Hause fror. Gleichzeitig hatte man damals auch nicht gerade viel zu essen. Kein Wunder, dass man schlank war.

In modernen Experimenten wurden diese alten, kalten Zeiten nachgestellt. An der *Universität von Maastricht* (Niederlande) hatte man junge, gesunde Männer erst bei 22 Grad Raumtemperatur vermessen und zwei Stunden später bei 16 Grad – und das nur leicht bekleidet.[11] Unter diesen kalten Bedingungen zeigten 96 Prozent der Untersuchten eine Aktivität ihrer braunen Fettzellen. Man schätzt, dass die meisten Menschen eine aktivierbare Masse von 70 bis 170 Gramm brauner Fettzellen besitzen. Mit 170 Milliliter aktivierter Zellmasse könnte man pro Tag etwa 200 Kilokalorien nebenwirkungsfrei verheizen.[9] Wie zu erwarten war, forscht die Pharmaindustrie seit Längerem eifrig an Medikamenten, die mit möglichst geringen Nebenwirkungen die braunen Helferzellen aktivieren oder – noch genialer – die dabei helfen, aus weißen Fettzellen braune oder beige zu machen! Denn diese »beigen« Zwitterzellen sind besonders faszinierend.

Sie entstehen durch Einwirkung von Adrenalin oder Noradrenalin aus weißen Fettzellen! Und sie können sich auch wieder in weiße zurückverwandeln. Manche Forscher nennen sie »brite« (»brown out of white«), andere nennen sie »beige Fettzellen«. Die Konvertierung weißer Adipozyten zu braunen Fettzellen lässt sich im Tierexperiment auch schon mit Pharmaka auslösen. Dass es sich um eine echte Umwandlung handelt, konnte man auch daran erkennen, dass mit der Zunahme neuer brauner Fettzellen die Anzahl der weißen entsprechend abnahm.[10] Alles deutet darauf hin: Wir hätten die Möglichkeit, unser Risiko für körperliche Verfettung durch kühle Raumtemperaturen zu mindern! Wir könnten ganz kühl täglich 100 oder 200 oder gar mehr Kalorien als Wärme in die Atmosphäre abgeben. Wir müssten nur unsere Lebensgewohnheiten in Richtung »artgerecht« verändern. »Stay cool« als Aspekt der zukünftigen Bekämpfung unserer Übergewichtsepidemie.[12]

»DIE SONNE IST DIE UNIVERSALARZNEI AUS DER HIMMELS-APOTHEKE.«

August von Kotzebue (1761–1819)

KAPITEL 24

SCHLANK SCHLAFEN!

Wer in der Nacht nicht gut oder zu wenig geschlafen hat, verspürt typischerweise am nächsten Tag mehr Hunger als sonst und isst auch mehr und öfter. Wenn der Schlafmangel über zwei oder drei Nächte hintereinander anhält, entwickelt sich oftmals ein regelrechter Bärenhunger oder – noch krasser – unzügelbare Fresslust. Körperlich fühlt man sich schwach und müde. Und je abgeschlagener und träger, desto weniger und langsamer bewegt man sich. Schließlich reduzieren die Antriebslosigkeit und das Zeitlupentempo auch noch den Energieverbrauch. Gleichzeitig wird man spätestens nach drei Nächten schlechten Schlafs insulinresistent und man entwickelt all die damit einhergehenden Stoffwechselstörungen. So macht chronischer Schlafmangel langsam, aber sicher fett und krank.[a]

Die Einhaltung ausreichenden Nachtschlafs etabliert sich immer mehr als wichtige Säule in der Prävention und Therapie von Übergewicht, Typ-2-Diabetes und Herz-Kreislauf-Erkrankungen.[1-4] Empfehlenswert zur Prävention scheint nach aktuellen Kenntnissen eine durchschnittliche Schlafdauer von sieben bis acht Stunden für Erwachsene und von zehn bis elf Stunden für Schulkinder. Neue Studien belegen zudem, dass »Übergewichtige« signifikant besser abnehmen, wenn sie die Schlafdauer in Richtung Normbereich erhöhen und es schaffen, die Schlafqualität zu verbessern.[5,6] Gut schlafen – besser abnehmen. Das lässt doppelt hoffen, denn es geht nicht nur um Kosmetik und Eitelkeit, sondern es geht dabei auch um die Fettleber! Bei NAFLD besteht das große Risiko, dass durch Schlafdefizite die Fettleber zur gefürchteten NASH fortschreitet.[7,8] Dieser Schritt wird offenbar durch chronisches Schnarchen gefördert. Und wer leidet gehäuft an chronischem Schnarchen? Menschen mit reichlich Bauch und ektopem Fett.

Die Zusammenhänge liegen auf der Hand. Wenn ektopes Fett im Halsbereich eingelagert wird, erhöht sich die Wahrscheinlichkeit für Funktionsstörungen des Atemapparates im Bereich von Rachen und Kehlkopf. Das Schnarchen entsteht durch eine Erschlaffung und Entspannung der Ringmuskulatur der oberen Atemwege. Wenn

---

a   Worm N., Die Schlafmangel-Fett-Falle. Wie Sie trotzdem gesund und schlank bleiben. Lünen, systemed Verlag, 2011

die Rachenmuskulatur vollständig zusammenfällt, kann es zu Atemstillständen von 30 Sekunden Dauer und länger kommen. Und das bis zu hundert Mal pro Nacht! Diese extreme Ausprägung des Schnarchens, die mit Atemstillständen verbunden ist, nennt man obstruktives Schlafapnoesyndrom (OSAS). Bei längeren Atemstillständen nimmt der Sauerstoffgehalt des Blutes drastisch ab (Hypoxämie). Dies führt zu einem Sauerstoffmangel im Gehirn und in anderen Geweben, offenbar auch in der Leber. Nach neuen Erkenntnissen verstärkt das die Entzündungsneigung in der verfetteten Leber, womit die Entwicklung einer NASH gefördert wird.[7,8] Nicht zufällig sind Menschen mit Insulinresistenz, Fettleber und Diabetes häufig auch schwere Schnarcher. Und wenn das alles zusammenkommt, steigt ihr Sterblichkeitsrisiko enorm! Dabei gilt: Je ausgeprägter das Schnarchen, desto gefährlicher wird es für den Betroffenen!

Wem es gelingt, wieder gut und ausreichend zu schlafen, der mindert seine individuellen Krankheitsrisiken auf vielfältige Weise. Und es unterstützt die Diät beim Abnehmen. Umgekehrt lässt der Abbau ektopen Fetts in Hals und Atemapparat die Schlafstörungen mit hoher Wahrscheinlichkeit zurückgehen.

Wie findet man zu besserem Schlaf? Viele Verzweifelte greifen auf alle möglichen bewährten oder weniger bewährten Hausmittel zurück. Ich empfehle, das Problem ernst zu nehmen und sich lieber professionelle Hilfe bei speziell geschulten Stress- und ausgewiesenen Schlaftherapeuten zu holen! Schlechter Schlaf ist, wie gerade dargestellt, ein gewaltiges Risiko, das man nicht unterschätzen darf!

Traditionelle Hausmittelchen sind beliebt und werden vor allem durch Mundpropaganda weiterempfohlen. Das Internet ist voll mit guten Ratschlägen zu vermeintlichen Einschlafhilfen. Harmlose Tipps wie Schäfchenzählen oder heiße Milch mit Honig, wie auch Empfehlungen für homöopathische Mittel bis hin zu nicht ganz unproblematischen Medikamenten wie Benzodiazepinen (Tranquilizer) machen unkritisch die Runde.

Alkohol gilt zwar als das älteste Schlafmittel der Welt, doch trägt er diesen Ruf zu Recht? Häufig wissen weder die Betroffenen noch die um Rat gefragten Ärzte, dass Alkohol zwar tatsächlich das Einschlafen erleichtert, dass er aber das Durchschlafen erschwert. Sowohl einmaliger wie auch regelmäßiger Alkoholkonsum am Abend ist deswegen sehr häufig sogar für die Schlafstörungen verantwortlich! Bei manchen Menschen genügt dafür schon der Genuss geringer Mengen. Wieso wird er dann trotzdem so gerne empfohlen? Zunächst regt Alkohol die Aktivität des Parasympathikus an, also jenes Teils unseres vegetativen Nervensystems, der unter anderem für die Entspannung zuständig ist. Der erwünschte Effekt stellt sich bald ein, denn die wohlige Entspannung erleichtert das Einschlafen. Doch sobald der Alkoholgehalt im Blut sinkt – meist mitten in der Nacht –, tritt durch den stärker werdenden Einfluss des Sympathikus häufig der gegenteilige Effekt ein: abruptes Erwachen (oft in der zweiten Nachthälfte), Unruhe, Schwitzen, Mundtrockenheit und Herzklopfen. Wenn sich diese Nachwirkungen des Alkoholgenusses über mehrere Stunden hinziehen, spricht das eindeutig gegen größere Mengen alkoholischer Getränke als »Schlummertrunk«.

Nach hohem Alkoholkonsum am Abend wird zudem der wichtige REM-Schlaf beziehungsweise Traumschlaf in der ersten Nachthälfte unterdrückt oder vermindert. Der Schlaf wird oberflächlich und ist wenig erholsam. Dafür nimmt der REM-Schlaf in der zweiten Nachthälfte zu, es kommt zu vielen, kurzen Traumphasen (REM-Rebound-Effekt), an die man sich aber nach dem Aufwachen meist nicht erinnern kann. Und je mehr Alkohol, desto gefährlicher werden die Nächte für Menschen mit Schlafapnoe. Denn die Häufigkeit und Dauer der Atempausen erhöht sich signifikant. Auf eine Einschlafunterstützung, welche die Schlafqualität dermaßen beeinträchtigt, kann man getrost verzichten!

Deswegen muss man fortan nicht gänzlich auf Alkohol verzichten. Doch welche Menge ist die »ideale Dosis« für einen guten Schlaf sowie für Herz und Kreislauf? Zur Vorbeugung von Insulinresistenz, Diabetes und Herz-Kreislauf-Erkrankungen gelten 15 bis 25 Gramm reiner Alkohol pro Tag für Frauen und 25 bis 35 Gramm für Männer als bewährte Dosis.[9, 10] Bei solch moderatem Konsum scheint Alkohol sogar – was paradox anmutet – der Ausbildung der Fettleber vorzubeugen.[11, 12] Doch es gibt dafür mindestens drei plausible Erklärungen: Eine solche Menge Alkohol mindert die chronischen systemischen Entzündungen des Körpers, erhöht die Insulinsensitivität und verbessert den Fettstoffwechsel.[13]

Da ein Wein mit 12,5 Vol% Alkohol genau 100 Gramm Alkohol pro Liter enthält, lässt sich leicht umrechnen, dass 20 Gramm für Frauen im Mittel 200 Milliliter Wein entspricht und 30 Gramm für Männer einer Weinmenge von 300 Milliliter. Für die meisten Erwachsenen dürften 0,3 Liter Pils oder 250 Milliliter Wein eine Dosis darstellen, bei der keinerlei Schlafbeeinträchtigung erlebt wird. Dennoch kann man sich bei dieser sehr moderaten Trinkmenge bereits die gesundheitsfördernden Effekte des Alkohols aus Wein und Bier zunutze machen. Trinkt man mehr, steigt die Wahrscheinlichkeit für Schlafstörungen.

Baldrian ist ein weiteres beliebtes Hausmittel. Und da sich Phytopharmaka wachsender Beliebtheit erfreuen, finden im Bereich der Selbstmedikation außerdem Hopfen, Melisse und Passionsblume verbreitet Anwendung. Doch die wissenschaftliche Datenlage hinsichtlich ihrer Wirksamkeit ist sehr dünn. Lediglich zur Wirkung von Baldrian liegen inzwischen einigermaßen aussagefähige Studien vor. Überzeugende Beweise für seine Effektivität in der Behandlung von Schlafstörungen liefern diese allerdings nicht unbedingt. Doch da Baldrian erfahrungsgemäß entspannend, angstlösend, beruhigend und einschlaffördernd wirken kann und kaum negative Auswirkungen durch seine Einnahme zu erwarten sind, kann man getrost ausprobieren, ob er sich im individuellen Fall als hilfreich erweist. Selbst eine Plazebowirkung wäre schließlich vorteilhaft.

Heiße Milch mit Honig schmeichelt wohl der Seele und wirkt auf diese Weise entspannend. Ob eine echte physiologische Wirkung besteht, ist aber unklar. Mit einer NAFLD sollte man sich jedoch bei Honig generell zurückhalten. Melatonin ist ein natürliches Schlafhormon. Als wichtigstes Hormon der Zirbeldrüse im Zwischenhirn ist es an der Regulation des Schlaf-Wach-Rhythmus beteiligt. Sobald es abends dämmrig wird, schüttet die Zirbeldrüse vermehrt Melatonin in den Kreislauf aus. Je höher seine Konzentration, desto größer die Müdigkeit. Dies ist nicht nur für die natürliche Einleitung des Schlafs wichtig: Die Synthese dieses Hormons unterliegt einem zirkadianen Rhythmus. Dieser soll garantieren, dass wir die dunkle Phase des Tages optimal nutzen, um uns zu erholen und zu schlafen, damit wir in der Hellphase ein Optimum an Leistung erbringen können.[14] Allerdings geben die bislang vorliegenden Studien zu kontrollierten Melatoningaben kein eindeutiges Bild.

Die medikamentöse Therapie wird von Betroffenen häufig zwiespältig betrachtet. Einerseits knüpfen viele Menschen, die unter Schlafstörungen leiden, große Hoffnungen daran, die Einnahme eines Medikaments möge ihnen endlich die Möglichkeit eröffnen, wieder einmal schlafen zu können. Gerade in besonders kritischen Phasen kann eine geeignete Medikation entlastend und befreiend wirken. Dabei muss man die möglicherweise eintretende, oftmals durchaus problematische Abhängigkeit gegen die immensen körperlichen Risiken der Schlafstörungen abwägen. Das kann man am besten mit einem erfahrenen Arzt und Schlaftherapeuten besprechen. Vorsicht ist geboten, wenn aufgrund der schlafbringenden Medizin die Motivation sinkt beziehungsweise es vernachlässigt wird, den eigentlichen Ursachen der Schlafstörung auf den Grund zu gehen.

Bislang gibt es einfach kein ideales Schlafmedikament! Sie alle haben ihre Nachteile, etwa eine nur vorübergehende Wirksamkeit, weil der Organismus sich daran gewöhnt. Oder es treten Nebenwirkungen oder Unverträglichkeiten auf. Dies ist jedoch kein Grund, Schlafmittel generell zu verteufeln. Bei umsichtigem Umgang und Anwendung in Rücksprache mit einem erfahrenen behandelnden Arzt können die Medikamente vielfach nutzbringend eingesetzt werden.

Das Beste ist, sich mit Schlafproblemen einem erfahrenen Schlaftherapeuten anzuvertrauen. – Lassen Sie sich professionell helfen, wenn Sie betroffen sind. Auch die Leber wird es Ihnen danken!

KAPITEL 25

LOGISCH ESSEN!

Man nehme irgendein Physiologielehrbuch und schlage nach: »Essenzielle Nährstoffe«. In keinem, ob alt oder neu, sind in dieser Rubrik Kohlenhydrate gelistet. Warum? Weil wir seit über 100 Jahren bereits wissen: Man muss Kohlenhydrate nicht essen! Nie, zu keinem Zeitpunkt! Der Körper bildet die zum Leben benötigte Menge an Kohlenhydraten beziehungsweise an Glukose ganz allein. Das liebe Leben lang. Dies sei vorab festgestellt. Ob es allerdings lebenswert und notwendig ist, so ganz ohne Kohlenhydrate, das steht auf einem ganz anderen Blatt.

Die etablierte Ernährungslehre fordert dennoch unverdrossen: Alle sollen überwiegend Kohlenhydrate essen. Auch Übergewichtige, bewegungsarm lebende Menschen, Patienten mit metabolischem Syndrom, Prädiabetiker – das heißt all die mit bereits gestörtem Kohlenhydratstoffwechsel sollen viele Kohlenhydrate essen! Wen stört es schon, dass deren »vollfette« Leber bereits ständig Glukose produziert und ihre Bauchspeicheldrüse vielleicht kaum oder gar nicht mehr mit der Insulinproduktion nachkommt? Selbst voll ausgeprägte Typ-2-Diabetiker sollen überwiegend Kohlenhydrate essen – obwohl ihre Insulinproduktion den dadurch gestellten Anforderungen längst nicht mehr genügt. So werden sie in den Diabetesschulungen unterrichtet. Und sogar für Typ-1-Diabetiker gilt dieselbe Anweisung – obwohl sie gar kein Insulin produzieren.

Täglich mindestens 50 Prozent der Energie aus Kohlenhydraten, so lautet die gängige Regel, am besten über die Hauptmahlzeiten verteilt. Für einen schlanken 70-Kilo-Mann, der 2.400 Kilokalorien pro Tag für den Erhalt seiner Körperfunktionen und für seine zusätzliche körperliche Aktivität in Beruf und Freizeit benötigt, hieße dies, er müsste mindestens 300 Gramm Zucker und Stärke pro Tag aufnehmen. Für einen insulinresistenten 100-Kilo-Mann mit 2.400 Kilokalorien Grundumsatz plus 800 Kilokalorien Arbeits- und Freizeitaktivität wären das 1.600 Kilokalorien aus Kohlenhydraten beziehungsweise 390 Gramm Zucker und Stärke – andere energetisch verwertbare Kohlenhydrate gibt es nämlich nicht!

Die normale Zuckerkonzentration im nüchternen Zustand bewegt sich im Bereich von 70 bis 100 Milligramm Glukose pro Deziliter Blut. Diesen »normalen« Blutzuckerspiegel erzielt unser 70-Kilo-Mann, wenn bei ihm etwa zwei bis drei Gramm Glukose im Blut kreisen. Diese Menge Glukose ist notwendig, um einige Gewebe zu versorgen, die ihre Energie nur aus Glukose beziehen können: die roten Blutkörperchen, die Fibroblasten

(Zellen im Bindegewebe) und das Nierenmark. Die Zellen des Gehirns gehören nicht dazu; sie können ihren Energiebedarf auch hervorragend aus Ketosäuren decken, die beim Abbau von Fett entstehen.

Sollten bei unserem schlanken Kandidaten zu seinem Nüchternblutzucker von 80 Milligramm pro Deziliter nur fünf Gramm Kohlenhydrate beziehungsweise Glukose zusätzlich über die Nahrung ins Blut gelangen, ohne dass das Insulin sofort dagegen reguliert, würde seine Blutzuckerkonzentration auf etwa 240 Milligramm pro Deziliter ansteigen. Damit allerdings wäre schon eine Konzentration erreicht, die unsere Gefäße arg geschädigt. Bei einer hohen Blutzuckerkonzentration bilden sich toxische Substanzen, die auch unter dem Begriff »AGEs« (Advanced Glycation Endproducts) bekannt sind. Das Berühmteste ist das sogenannte Glykohämoglobin, auch mit HbA_{1c} abgekürzt. Bei ihm bindet Glukose an den roten Blutfarbstoff (Hämoglobin). Normalerweise sind nur vier bis fünf Prozent des gesamten Hämoglobins in unserem Blut mit Zucker verbunden. Wenn der Anteil des derart »verzuckerten« Hämoglobins auf mehr als sechs Prozent steigt, gilt das als pathologisch. Dann ist man Diabetiker.

Wer hat das größte Risiko, dass Insulin nicht sofort gegen eine Überfrachtung des Blutes mit Zucker eingreift? Diabetiker! Wie können sich Diabetiker, die diese kohlenhydratbetonten Empfehlungen umsetzen, vor drohenden Schäden bewahren? Durch Medikamente, die den Zucker schnell aus dem Blut schaffen. Je braver die Patienten den etablierten Diätanweisungen folgen und je mehr Kohlenhydrate sie essen – gleichgültig, ob Vollkorn oder nicht –, desto mehr Medikamente benötigen sie, um »gesund« zu bleiben. Da kann man nur hoffen, dass unsere Diabetiker möglichst wenige Fehler bei der Medikamenteneinnahme machen, die Hersteller bei der Medikamentenproduktion sehr zuverlässig arbeiten und die tollen Medikamente möglichst keine unerwünschten Nebenwirkungen entfachen. Dass letztere Bedingung ganz und gar nicht erfüllt wird, haben wir in Kapitel 14 erörtert.

Nebenbei erwähnt – früher, das heißt in den Zeiten vor 1923, in denen man kein Insulin zur Therapie zur Verfügung hatte und es auch noch keine blutzuckerwirksamen oralen Medikamente gab, war eine streng kohlenhydratarme Diät die einzige Möglichkeit, Diabetiker am Leben zu erhalten.[1] Die kohlenhydratarme Diät wurde noch einige Jahrzehnte als zentrale Säule der Diabetestherapie beibehalten. Bis zu dem Zeitpunkt, als für alle genügend und auch bezahlbares künstlich produziertes Insulin bereitgestellt werden konnte und es wirksame orale Medikamente gab. Seitdem sollen Diabetiker viele Kohlenhydrate essen. Die Pharmaindustrie hat bestimmt nichts dagegen!

Im ersten Teil des Buches habe ich es eingehend beschrieben, aber ich wiederhole es hier noch einmal: Die grundlegende Facette des gestörten Zuckerstoffwechsels in der Wohlstandsgesellschaft ist die Insulinresistenz. Wer als Insulinresistenter viele Kohlenhydrate isst, wird sich für die darauffolgenden Stunden zwangsläufig einen hohen bis sehr hohen Insulinspiegel einhandeln. **Viel Glukose und gleichzeitig viel Insulin im Blut ist allerdings die Kombination, die am verlässlichsten Fett in Geweben ablagert, die für die Fettspeicherung gar nicht vorgesehen sind. Und sie ist die Kombination, die mit bester Garantie auch die Leber fett werden lässt.** Denn hohe Insulin- und hohe Glukosespiegel aktivieren diejenigen Gene, die für die Fettspeicherung in der Leber verantwortlich sind, aufs Feinste.

Im Umkehrschluss könnte mancher nun auf die Idee kommen, dass es für Menschen mit Insulinresistenz grundsätzlich günstiger wäre, weniger Kohlenhydrate zu konsumieren. Die verbliebenen Kohlenhydratquellen könnte man nach ihrer Blutzucker- und Insulinwirkung aussuchen, sodass sie langsamer ins Blut übergehen und wenig Insulin locken. Weiterhin könnte man Kohlenhydratquellen nach den Kriterien »gute Sättigung«, »niedrige Energiedichte« und »hohe Nährstoffdichte« aussuchen.

Wie kann man dieses Konzept in der Praxis umsetzen? Wer seinen Kopf von alten Gewohnheiten befreien will, kann schnell und einfach die Lösung finden. Denn speziell für diese Menschen mit Insulinresistenz – mit oder ohne Übergewicht – ist die LOGI-Methode entwickelt worden. Sie folgt den beiden Prinzipien, einerseits zur besseren Gewichtskontrolle trotz knapper oder reduzierter Energiezufuhr gut gesättigt zu sein und möglichst lange satt zu bleiben – und andererseits die direkten Folgen der Insulinresistenz so weit wie möglich einzudämmen. Dadurch senkt man nicht nur die Wahrscheinlichkeit, noch mehr Stoffwechselstörungen, einen Typ-2-Diabetes oder Herz-Kreislauf-Erkrankungen zu entwickeln, sondern man mindert damit gleichfalls die Folgen und Risiken, wenn diese Störungen bereits bestehen. Die LOGI-Kost erfüllt alle aufgezählten Kriterien. Sie ist eine moderat kohlenhydratreduzierte Ernährungsweise mit hervorragender Sättigungswirkung, und sie erzielt eine lang anhaltende Sattheit bei niedriger Energie- und hoher Nährstoffdichte. Zur Gewichtsreduktion sind hingegen Formula-Diäten das mit Abstand erfolgreichste Diätkonzept! Formula-Diäten sind zwar in Kreisen der Ernährungsberatung nicht beliebt, aber die wissenschaftlichen Daten sprechen für sich.[2-4] Wie schon beschrieben, ist mit einer Formula-Diät auch die Entfettung von Leber und Bauchspeicheldrüse innerhalb kurzer Zeit so gut gelungen, dass damit wieder eine normale Blutzuckerkontrolle möglich wurde und die Probanden der Studie vom Diabetes befreit waren.[5] Als vergleichbar wirksame Alternative steht nach bisheriger Kenntnis nur die Magen-OP zur Verfügung. Nach der Gewichtsreduktion und erfolgreicher Entfettung von Leber und Bauchspeicheldrüse, wenn die Insulinsensitivität dieser Gewebe sowie der Muskel- und Fettzellen deutlich verbessert beziehungsweise unter Umständen gänzlich wiedererlangt wurde, ist es von größter Wichtigkeit, möglichst nicht wieder zuzunehmen. Das muss dann das primäre Ziel sein! Sonst kommen die Fettleber und der Diabetes zurück.

Um die Wiederzunahme so gering wie möglich zu halten, eignet sich auch nach neuesten wissenschaftlichen Erkenntnissen eine Kost mit hohen Eiweißanteilen und niedriger glykämischer Last mit Abstand am besten.[6-9] Bei kohlenhydratreduzierten, fett- und eiweißbetonten Kostformen (Low-Carb) geht nach dem Abnehmen der Energieverbrauch (Grundumsatz) des Körpers nicht so weit zurück wie unter fettarmen, kohlenhydratbetonten Diäten (Low-Fat).[8,9] Die Stoffwechselrate bleibt unter Low-Carb auch noch Stunden nach dem Essen höher als unter Low-Fat.[9] Hinzu kommt, dass beim Abnehmen mit Low-Carb mehr Muskel- beziehungsweise fettfreie Körpermasse erhalten wird/bleibt.[10] Eine proteinbetonte Kost sättigt auch wesentlich besser und hält überdies länger satt als dies bei Low-Fat-Diäten der Fall ist.[10] Der Körper ist jedoch immer bestrebt, sein früheres Gewicht zurückzuerlangen, und er setzt zahlreiche biologische Waffen in Gestalt diverser Gewebshormone dazu ein, den Diättreibenden mit gesteigertem Appetit und Hunger wieder zum Essen zu verführen. Daher fällt es vielen Menschen schwer, dauerhaft größere Gewichtsabnahmen zu halten.[11, 12] Gleichfalls fällt es den meisten schwer, dauerhaft regelmäßige anstrengende Muskelaktivitäten beizubehalten. Wenn man doch wieder zugenommen hat, ist es umso wichtiger, eine Ernährung anzustreben, die selbst ohne Gewichtsreduktion und Sport die hormonelle Situation und die Stoffwechsellage gesund erhält. Die Kalorienzufuhr muss dann immer knapp sein, um die erneute Leberverfettung möglichst zu verhindern. Außerdem dürfen die Gene zur Fettbildung in den Organen nicht durch hohe Blutzucker- und Insulinspiegel nach dem Essen aktiviert werden. Mit der LOGI-Methode kann man diese Ziele einfach erreichen![a]

Die LOGI-Methode

Die **LOGI-Methode** ist ein Ernährungskonzept, mit dem das kardiometabolische Risiko von Übergewichtigen mit Insulinresistenz und etwaigen Folgeerkrankungen gemindert wird, *selbst wenn eine Gewichtsreduktion nicht oder nicht dauerhaft erzielt werden kann*. Das unterscheidet LOGI von allen anderen heute etablierten Ernährungsempfehlungen für diese Zielgruppe.

LOGI steht für »**Lo**w **G**lycemic and **I**nsulinemic Diet« und bedeutet, dass Nahrungsmittel mit niedriger Blutzucker- und Insulinwirkung bevorzugt werden. Konkret muss dafür einerseits die Menge an Kohlenhydraten reduziert und andererseits die Kohlenhydratqualität beachtet werden. Die Basis der Ernährung bilden stärkearme Gemüse, Salate und Früchte in Kombination mit eiweißreichen Nahrungsmitteln. Gleichzeitig wird auf eine hohe Fettqualität bei Betonung der einfach ungesättigten Fettsäuren und ein günstiges Verhältnis von Omega-6- zu Omega-3-Fettsäuren geachtet.

LOGI ermöglicht bei sehr geringer Energiedichte, hoher Sättigungswirkung und lang anhaltender Sattheit eine dauerhaft niedrige Kalorienzufuhr in Kombination mit einer optimalen Nährstoffversorgung. Eine Gewichtsreduktion wird auf diese Weise erleichtert. Aber selbst bei ausbleibender Reduktion des Übergewichts werden mit dieser Kostumstellung *alle* Facetten des metabolischen Syndroms, insbesondere die atherogene Dyslipoproteinämie und die postprandialen Blutzuckerspitzen wie auch die kompensatorische Hyperinsulinämie gebessert. Folglich lassen sich mit dieser Ernährungsumstellung erhebliche Einsparungen bei den Medikamentenkosten erzielen. Primäre Zielgruppen für die LOGI-Methode sind Patienten mit Insulinresistenz und Übergewicht, NAFLD, PCO-Syndrom, metabolischem Syndrom und Typ-2-Diabetes.

Inhaltlich stimmt die LOGI-Methode weitgehend mit den kürzlich erschienenen Ernährungsrichtlinien des *Joslin Diabetes Center* an der *Harvard-Universität*, der weltweit einflussreichsten Diabetesforschungsinstitution, überein. Die LOGI-Methode fördert Genuss und Lebensqualität und sorgt so für eine hohe Compliance. Für LOGI ist auch keine radikale Umstellung der Ernährungsgewohnheiten notwendig. LOGI basiert auf allen traditionellen Grundnahrungsmitteln und kommt ohne Zusatzprodukte beziehungsweise Nährstoffsupplemente aus.

a   Worm N., Glücklich und schlank. Die LOGI-Methode in Theorie und Praxis. Lünen, systemed Verlag, 2003

Die wichtigste Maßnahme einer Ernährungsumstellung nach LOGI ist die Senkung der glykämischen Last – und zwar bei jeder Mahlzeit. Dies wird erreicht, indem einerseits die Gesamtmenge der Kohlenhydrate in der Nahrung reduziert wird und andererseits mit Blick auf den glykämischen Index die Kohlenhydratquellen mit niedriger Blutzuckerwirkung bevorzugt werden. Für die Praxis bedeutet das, stärke- und zuckerreiche Nahrungsmittel nur in geringen Mengen zu verzehren – und im Gegenzug mehr Gemüse und Salate, Pilze, Beeren, Hülsenfrüchte und Früchte, sowie die Anteile von Eiweiß und ungesättigten Fettsäuren anzuheben (siehe auch Kasten). Zur Veranschaulichung der Ernährungsumstellung für die Praxis gibt es die LOGI-Pyramide. Das Essen nach der LOGI-Pyramide erfordert keine komplizierten Ernährungsregeln, und vor allem schmeckt und sättigt es so gut, dass man ihm gerne ein Leben lang treu bleibt. Viele Hinweise zur Umsetzung können auch auf der LOGI-Website und im LOGI-Forum nachgelesen werden.[a]

Die LOGI-Methode wurde unter anderem in einer randomisiert-kontrollierten Studie am *Herzzentrum Nordrhein-Westfalen in Bad Oeynhausen* getestet.[13] Dabei erhielten übergewichtige Personen über 52 Wochen eine Ernährung nach dem LOGI-Konzept. Die Kontrollgruppe wurde nach den herkömmlichen Empfehlungen der Deutschen Gesellschaft für Ernährung (DGE) ernährt, also fettarm und kohlenhydratbetont. Die Energiebeschränkung wurde für beide Gruppen identisch gehalten. Nach sechs Monaten Intervention betrug der mittlere Gewichtsverlust in der LOGI-Gruppe 7,2 Kilogramm und in der DGE-Gruppe 6,2 Kilogramm. Bei Beendigung der Studien nach einem Jahr schnitten die Teilnehmer in der LOGI-Gruppe noch immer besser ab (Differenz LOGI versus DGE: 1,5 Kilogramm); die Unterschiede waren aber nicht mehr statistisch signifikant. Allerdings erwies sich die LOGI-Umstellung in Bezug auf wesentliche kardiovaskuläre Risikofaktoren wie Bauchfett, Triglyzeride, HDL und Blutdruck als überlegen - trotz der vergleichsweise geringen Unterschiede bei der Gewichtsreduktion.

LOGI wird auch in mehreren Kliniken in Deutschland zur Therapie des metabolischen Syndroms und des Typ-2-Diabetes eingesetzt. Beispielsweise hat die *Reha-Klinik in Überruh* (Allgäu) die Erwartungen bestätigen können. Innerhalb von drei Wochen ergab sich in einer Studie bei einer Gewichtsreduktion von vier Kilogramm eine wesentlich verbesserte Blutzuckerkontrolle, was sich in einer 76-prozentigen Reduktion der Diabetesmedikamente und einer 40-prozentigen Reduktion der Bluthochdruckmedikamente widerspiegelte.[14, 15]

---

a   http://www.logi-methode.de

LOGI ist logisch, und es spricht alles für LOGI als Dauerform der Ernährung bei Menschen mit Insulinresistenz und ihren Folgen:

LOGI

- schmeckt besser,
- hat weniger Kalorien,
- mehr Nährstoffe,
- führt zu niedrigerem Blutzucker und
- zu niedrigeren Insulinspiegeln,
- zu besseren Cholesterinwerten,
- besseren Triglyzeridspiegeln,
- zu weniger Hunger bei
- besserer Sättigung und zu
- besserer Gewichtskontrolle.

DIE LOGI-PYRAMIDE

Selten: verarbeitetes Getreide (Weißmehl), Süßigkeiten.

Wenig: Vollkornprodukte, Kartoffeln, Nudeln und Reis.

Häufig: Milchprodukte, Eier, mageres Fleisch, Fisch, Nüsse und Hülsenfrüchte.

Oft: Obst und stärkefreies Gemüse, zubereitet mit gesundem Öl.

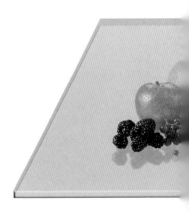

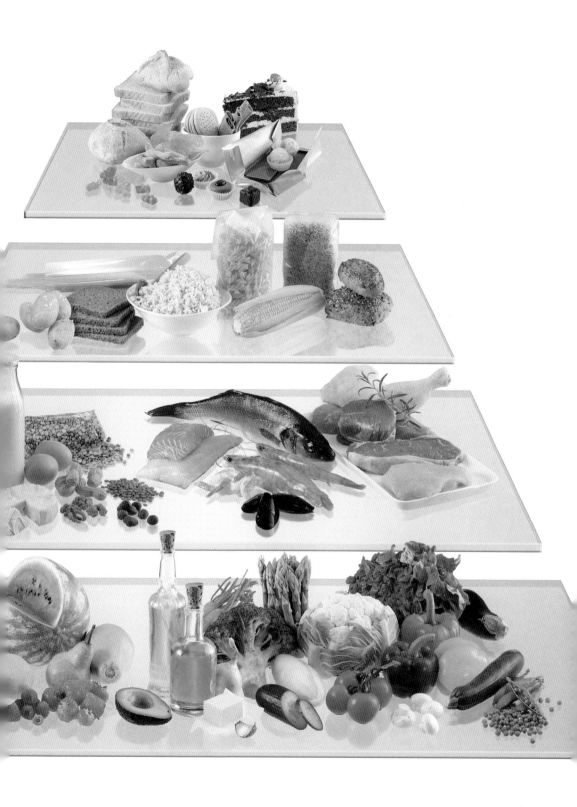

KAPITEL 26

»LEBERFASTEN« IN DER THERAPIE VON INSULIN-RESISTENZ UND FOLGE-ERKRANKUNGEN

Mit der Entfettung von Leber und Bauchspeicheldrüse kann man dem Diabetes entkommen – sofern man rechtzeitig damit beginnt! Die Diätstudie der Arbeitsgruppe um Professor Roy Taylor von der *Newcastle University* in England, die dies bewiesen hat, wurde schon mehrfach vorgestellt.[1-3] Sie ist inzwischen weltberühmt geworden. Zur Kalorienrestriktion wählten die Forscher keine Magen-OP, sondern eine normale Formula-Diät.

Übergewichtige Diabetiker, deren Erstdiagnose weniger als vier Jahre zurücklag, konnten damit innerhalb von sieben Tagen ihre Leber so weit entfetten, dass diese wieder insulinsensitiv war und aufhörte, im Nüchternzustand unkontrolliert Glukose zu produzieren. Dabei hatten sie »nur« vier Kilo abgenommen. Auch die Bauchspeicheldrüse war zu diesem Zeitpunkt so weit entfettet, dass sie nach Kohlenhydratzufuhr wieder begann mit einer erkennbaren schnellen ersten Phase der Insulinsekretion zu reagieren. Nach nur einer Woche war wieder Leben in den tot geglaubten β-Zellen! Und nach weiteren sieben Wochen und insgesamt 15 Prozent Gewichtsabnahme (bezogen auf das Ausgangsgewicht) war die erste Phase der Insulinausschüttung so hoch wie bei Gesunden, und sogar die maximale Insulinsekretion war wieder so hoch wie die von gesunden Kontrollpersonen! Das heißt: Formal waren die Diabetiker nach acht Wochen Formula-Diät von ihrem Diabetes befreit!

In »Diabetes Care«, der Zeitschrift der *American Diabetes Association* und der wohl weltweit wichtigsten Fachzeitschrift für Diabetologie, durfte Professor Taylor in der April-Ausgabe des Jahres 2013 dieses Konzept in einem umfangreichen Übersichtsartikel vorstellen.[4] Die Möglichkeit des schnellen Durchbrechens der Insulinresistenz der Leber durch eine kurzfristige strikte »Diät« ist schon lange bekannt. Der deutsche Internist und Diabetologe Carl von Noorden (1858–1944) hatte das mit seiner am Krankenhaus Sachsenhausen in Frankfurt entwickelten »Haferdiätkur« frühzeitig zeigen können. Dafür mussten seine Diabetiker an drei Tagen jeweils drei Hafermahlzeiten essen. Im Anschluss an diese Maßnahme konnte man bei ihnen zuverlässig einen deutlich niedrigeren Blutzuckerspiegel sowie eine verbesserte Blutzuckerkontrolle beobachten.

Solche »Hafertage« werden in Deutschland bis heute häufig in der Diabetologie eingesetzt. Über die konkrete Wirkweise der Hafertage wurde immer gerätselt.[5,6] Viele haben dem »Hafer« selbst diese Wunderwirkung zugesprochen. Wie im Kapitel 21 beschrieben, haben Haferballaststoffe in der Tat sehr günstige Wirkungen. Oft hört man auch – selbst von sehr renommierten Diabetesprofessoren –, die Hafertage würden beweisen, dass man »mit Kohlenhydraten die Insulinresistenz durchbrechen« könne. Weit gefehlt! Denn wenn etwas die Leber am ehesten fett und insulinresistent macht, dann sind das Kohlenhydrate. Im Grunde sind Hafertage nichts anderes als eine »Very Low Calorie Diet« mit den richtigen Ballaststoffen – aber mit zu wenig Eiweiß. So wie sie heute eingesetzt werden, erreicht man damit pro Tag etwa 800 bis 900 Kilokalorien (ca. 67 Prozent Kohlenhydrate, 17 Prozent Eiweiß und 16 Prozent Fett).[5] Das bewirkt eine schnelle Leberentfettung – ähnlich wie nach Magen-OP oder nach der beschriebenen Formula-Diät –, was die Leber insulinsensitiver macht und den Zuckerstoffwechsel über einige Wochen deutlich verbessert.

Da die Fettleber, vor allem wenn sie im Sinne einer NASH auch noch entzündet ist, nicht nur ein hohes Diabetesrisiko darstellt, sondern auch zu Fettstoffwechselstörungen führt und ein Risiko für Herz-Kreislauf- und andere Erkrankungen birgt, kommt der Entfettung der Leber als ernährungstherapeutischem Prinzip eine große Bedeutung zu. Das gelingt bereits innerhalb weniger Tage, sofern die Kalorienbeschränkung drastisch ist. Um die Bauchspeicheldrüse und andere Organe weitgehend zu entfetten, muss diese deutliche Energiebeschränkung noch zehn oder zwölf Wochen länger andauern.

Da mit Mischkostdiäten solche merklichen Energierestriktionen nach vorliegender Datenlage kaum erreichbar sind – beziehungsweise höchstens unter klinisch kontrollierten Bedingungen – bleiben zum Erreichen dieses Ziels im Moment für die meisten Interessierten nur zwei Therapieoptionen: eine Magenoperation oder die Formula-Diät. Zweifellos ist die bariatrische Chirurgie die erfolgreichste Adipositastherapie, und ihre Erfolge suchen auch in der Diabetesbehandlung ihresgleichen. Doch nicht jeder will und darf bei uns eine solche OP durchführen lassen, ganz abgesehen von den vielen größeren oder kleineren Risiken und Nebenwirkungen, die damit einhergehen. Vor diesem Hintergrund stellt eine Formula-Diät, die nach einigen Wochen in ein betreutes Mahlzeitenersatzkonzept übergeht, für das Gros der Betroffenen sicher die bessere Variante dar.

Allerdings gibt es bei den heute marktüblichen Formula-Konzepten einiges zu kritisieren beziehungsweise zu optimieren. Die vielfach zitierte Studie von Taylor und Mitarbeitern ist beispielsweise mit einer relativ kohlenhydratbetonten Formula durchgeführt worden. Das ist mit Sicherheit nicht optimal: Diätstudien haben eindeutig belegt, dass bei vergleichbar starker, plötzlicher Kalorienreduktion eine kohlenhydratarme Diät eine stärkere Leberentfettung und eine bessere Stoffwechsellage bewirkt als eine kohlenhydratbetonte, fettreduzierte Diät.[7,8] Außerdem sollten sinnvollerweise all die etablierten

»leberaktiven« Nährstoffe, wie sie im Kapitel 21 vorgestellt wurden, in der Formula enthalten sein! Eine entsprechende Formula auf dem Markt wäre wünschenswert.

Für einen rationalen ernährungstherapeutischen Ansatz bei Insulinresistenz, NAFLD und NASH sowie Diabetes etc. schlage ich ein Konzept zum »Leberfasten« vor. Sein kurzfristiges Ziel ist eine gebesserte oder normale Stoffwechselsituation beziehungsweise eine gebesserte Blutzuckerkontrolle durch Abbau des ektopen Fettes in der Leber und in anderen Organen. Dies ist bereits mit einer Gewichtsreduktion von drei bis fünf Prozent des Ausgangsgewichts erreichbar. Beim Leberfasten geht es also nicht um das maximal mögliche Abspecken! Dabei sollte es diesen **vier Grundprinzipien folgen:**

Kalorienreduziert – kohlenhydratreduziert – eiweißbetont – fettmodifiziert

Zudem sollte es eine gezielte Zufuhr der nunmehr bekannten leberspezifischen Nährstoffe (n-3 PUFA, Cholin, beta-Glukan, Inulin, Vitamin D, Vitamin E, L-Carnitin und Taurin) berücksichtigen.

In Anlehnung an die Datenlage und insbesondere an die Studie von Roy Taylor ist folgendes 4-Phasen-Konzept sinnvoll:

1. Intensive Phase

- Dauer: 2 Wochen
- 3 × Formula-Mahlzeit à 250 kcal + optional Rohkost mit magerem Dip ≤ 200 kcal/Tag
- Gesamtkalorien: ca. 750–950 kcal/Tag

2. Reduktionsphase

- Dauer: 8–10 Wochen
- 2 × Formula-Mahlzeit + 1 Mahlzeit mit 300–500 kcal/Tag nach *LOGI-Prinzip*
- Gesamtkalorien: ca. 800–1000 kcal/Tag

3. Stabilisierungsphase

- Dauer: bis das Zielgewicht erreicht und gehalten wird
- 1 × Formula-Mahlzeit + 2 Mahlzeiten mit 300–500 kcal/Tag nach *LOGI-Prinzip*
- Gesamtkalorien: ca. 1.000–1.200 kcal/Tag

4. Erhaltungsphase

- *LOGI* als kalorisch knappe Dauerernährungsform

Idealerweise durchläuft man alle vier Phasen. Es bietet sich insbesondere für Diabetiker in der Erhaltung an, einmal im Monat oder jedes Vierteljahr für drei oder vier Tage eine kurze, »intensive« Phase zu durchlaufen, um immer wieder die besonders günstigen Stoffwechseleffekte beziehungsweise die deutlich verbesserte Blutzuckerkontrolle zu stimulieren. Viele Kliniken, die noch mit »Hafertagen« arbeiten, empfehlen auch deren regelmäßige Wiederholung.

Nach einer initialen 14-tägigen reinen Formula-Phase kann man erfahrungsgemäß sogar trotz Rückkehr zu früheren falschen Essgewohnheiten noch einige Wochen lang positive Effekte im Zucker- und Fettstoffwechsel beobachten. Auch das kennt man von den Hafertagen. Deutlich bessere Effekte sind natürlich zu sehen, wenn man nicht zu den früheren falschen Ernährungsgewohnheiten zurückkehrt, sondern sein Essen dauerhaft mit Blick auf eine niedrige glykämische Last umstellt.[a]

Auch wenn langjährige Diabetiker möglicherweise durch das Entfetten der Bauchspeicheldrüse ihre verbliebenen β-Zellen nicht mehr ausreichend aktivieren können, so profitieren sie dennoch: Die Entfettung der Leber lässt den Nüchternblutzucker sinken. Dieser Effekt lässt sich immer wieder erzielen und wird sich auch in einem gesunkenen HbA$_{1c}$-Wert und gemindertem Medikamentenbedarf niederschlagen. Allerdings erkennt man an diesen Zusammenhängen auch, dass man als Diabetiker das Leberfasten unbedingt in der Obhut eines erfahrenen Therapeuten durchführen sollte. Man muss beim Leberfasten die Medikamentendosis neu einstellen, sonst droht Unterzucker!

Mit der innerhalb einer Woche erzielten Gewichtsreduktion von etwa vier Kilogramm sind zwar die Leber und die Bauchspeicheldrüse schon ein Stück entfettet und insulinsensitiver geworden, doch die Insulinresistenz der Muskeln bleibt davon noch unbeeindruckt. Somit ist das eigentliche Grundproblem noch nicht ausgeräumt. Um die Insulinresistenz der Muskeln zu durchbrechen, muss man noch deutlich mehr abnehmen. Erst nachdem etwa zehn Prozent des Anfangsgewichts abgebaut sind, beginnen die Muskeln wieder insulinsensitiv zu werden.

Natürlich ist das langfristige Ziel die vollständige Insulinsensitivität. Diese erreicht man besser und schneller, wenn man nicht nur seine Essgewohnheiten auf eine kalorisch knapp gehaltene LOGI-Kost umstellt, sondern auch noch regelmäßig Sport betreibt, wobei Kraftsport wahrscheinlich für viele noch sinnvoller als Ausdauersport ist.

Ein optimaler langfristiger Erfolg des Leberfastens wird durch einen schrittweisen Übergang zur dauerhaften Ernährung nach den LOGI-Prinzipien angestrebt. Daher ist nach der initialen 14-tägigen intensiven Phase mit drei Ersatzmahlzeiten plus Rohkost und Dip ein Schema mit zwei eiweißreichen »Meal Replacements« plus einer klassischen LOGI-Mahlzeit sinnvoll. Diese Phase geht nach weiteren acht bis zehn Wochen in die Stabilisierungsphase über, in der pro Tag zwei Hauptmahlzeiten auf LOGI-Basis mit einer Formula-Mahlzeit ergänzt werden.

Nach Erreichen des Zielgewichts soll eine LOGI-konforme Ernährungsweise den Blutzucker- und Insulinspiegel niedrig halten und damit den gesenkten Fettgehalt der Leber bewahren. Es bietet sich an, einmal im Monat oder einmal im Vierteljahr für drei bis vier Tage eine »intensive« Phase einzuschieben, um einer erneuten Fettansammlung in der Leber sicher entgegenzuwirken und auf diese Weise immer wieder die günstigen Stoffwechseleffekte und die gebesserte Blutzuckerkontrolle zu nutzen.

Leberfasten hat insbesondere die vielen Millionen Menschen mit einer NAFLD zur Zielgruppe, bietet sich aber im Prinzip für alle an, die eine Insulinresistenz und womöglich bereits deren Folgezustände aufweisen: metabolisches Syndrom, polyzystisches Ovarialsyndrom (PCO-Syndrom), erektile Dysfunktion, Lipodystrophie (auch bei HIV) und viele mehr. Es stellt somit für mehr als die Hälfte aller über 50-Jährigen in Deutschland eine neue Chance der diätetischen Therapie dar, die den Medikamenteneinsatz und die Gesundheitskosten immens senken kann.

---

a   Worm N., Glücklich und schlank. Die LOGI-Methode in Theorie und Praxis.
    Lünen, systemed Verlag, 2003

Literaturangaben nach Kapiteln

Kapitel 1: Vom gesunden Bauchspeck

1. Klinke R, Pape HC, Kurtz A, Silbernagl S. Physiologie: Lehrbuch: Thieme, Stuttgart; 2009.

2. Arner E, Westermark PO, Spalding KL, et al. Adipocyte turnover: relevance to human adipose tissue morphology. Diabetes 2010;59:105-9.

3. Spalding KL, Arner E, Westermark PO, et al. Dynamics of fat cell turnover in humans. Nature 2008;453:783-7.

4. Grether-Beck S, Krutmann J. Fettgewebe. Zelluläre und molekulare Grundlagen. Hautarzt 2010;61:838-46.

5. Odegaard JI, Chawla A. Leukocyte set points in metabolic disease. F1000 biology reports 2012;4:13.

6. Ibrahim MM. Subcutaneous and visceral adipose tissue: structural and functional differences. Obes Rev 2010;11:11-8.

7. Cinti S. Between brown and white: novel aspects of adipocyte differentiation. Ann Med 2011;43:104-15.

8. Klöting N, Stumvoll M, Blüher M. Biologie des viszeralen Fetts. Internist (Berl) 2007;48:126-33.

9. Alberti KG, Zimmet P, Shaw J. The metabolic syndrome – a new worldwide definition. Lancet 2005;366:1059-62.

Kapitel 2: Kranke Fettzellen stehen in Flammen

1. Cinti S. Transdifferentiation properties of adipocytes in the Adipose Organ. Am J Physiol Endocrinol Metab. 2009;297:E977-86.

2. Cinti S. Between brown and white: novel aspects of adipocyte differentiation. Ann Med 2011;43:104-15.

3. Blüher M. Are there still healthy obese patients? Curr Opin Endocrinol Diabetes Obes 2012;19:341-6.

4. Keuper M, Bluher M, Schon MR, et al. An inflammatory micro-environment promotes human adipocyte apoptosis. Mol Cell Endocrinol 2011;339:105-13.

5. Blüher M. The distinction of metabolically 'healthy' from 'unhealthy' obese individuals. Curr Opin Lipidol 2010;21:38-43.

6. Ye J. Adipose tissue vascularization: its role in chronic inflammation. Curr Diab Rep 2011;11:203-10.

7. Klöting N, Stumvoll M, Blüher M. Biologie des viszeralen Fetts. Internist (Berl) 2007;48:126-33.

8. Ye J, McGuinness OP. Inflammation during obesity is not all bad: Evidence from animal and human studies. Am J Physiol Endocrinol Metab 2013;304:E466-E77.

9. Odegaard JI, Chawla A. Leukocyte set points in metabolic disease. F1000 Biol Rep 2012;4:13.

10. Odegaard JI, Chawla A. Alternative macrophage activation and metabolism. Annu Rev Pathol 2011;6:275-97.

11. http://www.the-scientist.com/?articles.view/articleNo/33326/title/Fat-s-Immune-Sentinels/

12. Odegaard JI, Chawla A. Connecting Type 1 and Type 2 Diabetes through Innate Immunity. Cold Spring Harb Perspect Med 2012;2:a007724.

13. Odegaard JI, Chawla A. Pleiotropic actions of insulin resistance and inflammation in metabolic homeostasis. Science 2013;339:172-7.

Kapitel 3: Verirrtes Fett

1. Miehle K, Stumvoll M, Fasshauer M. Lipodystrophie – Neue Erkenntnisse und Therapien. Adipositas 2011;5:202–7.

2. Zadeh ES, Lungu AO, Cochran EK, et al. The Liver Diseases of Lipodystrophy: The Long-term Effect of Leptin Treatment. J Hepatol 2013, online first.

3. Thomas EL, Frost G, Taylor-Robinson SD, Bell JD. Excess body fat in obese and normal-weight subjects. Nutr Res Rev 2012:1-12.

4. Carobbio S, Rodriguez-Cuenca S, Vidal-Puig A. Origins of metabolic complications in obesity: ectopic fat accumulation. The importance of the qualitative aspect of lipotoxicity. Curr Opin Clin Nutr Metab Care 2011;14:520-6.

5. Britton KA, Fox CS. Ectopic fat depots and cardiovascular disease. Circulation 2011;124:e837-41.

6. Bays HE. Adiposopathy is »sick fat« a cardiovascular disease? J Am Coll Cardiol 2011;57:2461-73.

7. Despres JP. Abdominal obesity and cardiovascular disease: is inflammation the missing link? Can J Cardiol 2012;28:642-52.

8. Despres JP. Body fat distribution and risk of cardiovascular disease: an update. Circulation 2012;126:1301-13.

9. Despres JP. What is »metabolically healthy obesity«?: from epidemiology to pathophysiological insights. J Clin Endocrinol Metab 2012;97:2283-5.

10. Müller-Wieland D, Knebel B, Haas J, Merkel M, Kotzka J. Adipositas: ektope Fettverteilung und Herz. Herz 2010;35:198-205.

11. Dube JJ, Amati F, Stefanovic-Racic M, Toledo FG, Sauers SE, Goodpaster BH. Exercise-induced alterations in intramyocellular lipids and insulin resistance: the athlete's paradox revisited. Am J Physiol Endocrinol Metab 2008;294:E882-8.

1. Flegal KM, Kit BK, Orpana H, Graubard Bl. Association of all-cause mortality with overweight and obesity using standard body mass index categories: a systematic review and meta-analysis. JAMA 2013;309:71-82.

2. Doehner W, Schenkel J, Anker SD, Springer J, Audebert HJ. Overweight and obesity are associated with improved survival, functional outcome, and stroke recurrence after acute stroke or transient ischaemic attack: observations from the TEMPiS trial. Eur Heart J 2013;34:268-77.

3. Logue J, Walker JJ, Leese G, et al. The Association Between BMI Measured Within a Year After Diagnosis of Type 2 Diabetes and Mortality. Diabetes Care 2013;36:887-93.

4. Gruberg L, Weissman NJ, Waksman R, et al. The impact of obesity on the short-term and long-term outcomes after percutaneous coronary intervention: the obesity paradox? J Am Coll Cardiol 2002;39:578-84.

5. Romero-Corral A, Montori VM, Somers VK, et al. Association of bodyweight with total mortality and with cardiovascular events in coronary artery disease: a systematic review of cohort studies. Lancet 2006;368:666-78.

6. Lavie CJ, Milani RV, Ventura HO. Obesity and cardiovascular disease: risk factor, paradox, and impact of weight loss. J Am Coll Cardiol 2009;53:1925-32.

7. Lainscak M, von Haehling S, Doehner W, Anker SD. The obesity paradox in chronic disease: facts and numbers. J Cachexia Sarcopenia Muscle 2012;3:1-4.

8. Doehner W, Erdmann E, Cairns R, et al. Inverse relation of body weight and weight change with mortality and morbidity in patients with type 2 diabetes and cardiovascular co-morbidity: An analysis of the PROactive study population. Int J Cardiol 2012;162:20-6.

9. Despres JP. What is »metabolically healthy obesity«?: from epidemiology to pathophysiological insights. J Clin Endocrinol Metab 2012;97:2283-5.

10. Myers J, Lata K, Chowdhury S, McAuley P, Jain N, Froelicher V. The obesity paradox and weight loss. Am J Med 2011;124:924-30.

11. Dixon JB, Lambert GW. The obesity paradox - A reality that requires explanation and clinical interpretation. Atherosclerosis 2013;226:47-8.

12. McAuley PA, Artero EG, Sui X, et al. The obesity paradox, cardiorespiratory fitness, and coronary heart disease. Mayo Clin Proc 2012;87:443-51.

13. McAuley PA, Smith NS, Emerson BT, Myers JN. The obesity paradox and cardiorespiratory fitness. J Obes 2012;2012:951582.

14. Thomas EL, Frost G, Taylor-Robinson SD, Bell JD. Excess body fat in obese and normal-weight subjects. Nutr Res Rev 2012:1-12.

15. Stefan N, Kantartzis K, Machann J, et al. Identification and characterization of metabolically benign obesity in humans. Arch Intern Med 2008;168:1609-16.

16. Wildman RP, Muntner P, Reynolds K, et al. The obese without cardiometabolic risk factor clustering and the normal weight with cardiometabolic risk factor clustering: prevalence and correlates of 2 phenotypes among the US population (NHANES 1999-2004). Arch Intern Med 2008;168:1617-24.

17. Hamer M, Stamatakis E. Metabolically healthy obesity and risk of all-cause and cardiovascular disease mortality. J Clin Endocrinol Metab 2012;97:2482-8.

18. Chang SH, Beason TS, Hunleth JM, Colditz GA. A systematic review of body fat distribution and mortality in older people. Maturitas 2012;72:175-91.

19. van Dijk SB, Takken T, Prinsen EC, Wittink H. Different anthropometric adiposity measures and their association with cardiovascular disease risk factors: a meta-analysis. Neth Heart J 2012;20:208-18.

20. Coutinho T, Goel K, Correa de Sa D, et al. Central obesity and survival in subjects with coronary artery disease: a systematic review of the literature and collaborative analysis with individual subject data. J Am Coll Cardiol 2011;57:1877-86.

21. Coutinho T, Goel K, Corrêa de Sa D, Carter RE, Hodge DO. Combining Body Mass Index With Measures of Central Obesity in the Assessment of Mortality in Subjects With Coronary Disease. Role of »Normal Weight Central Obesity«. J Am Coll Cardiol 2013;61:553–60.

22. Wang Y, Rimm EB, Stampfer MJ, Willett WC, Hu FB. Comparison of abdominal adiposity and overall obesity in predicting risk of type 2 diabetes among men. Am J Clin Nutr 2005;81:555-63.

23. Fabbrini E, Magkos F, Mohammed BS, et al. Intrahepatic fat, not visceral fat, is linked with metabolic complications of obesity. Proc Natl Acad Sci U S A 2009;106:15430-5.

24. Fabbrini E, Tamboli RA, Magkos F, et al. Surgical removal of omental fat does not improve insulin sensitivity and cardiovascular risk factors in obese adults. Gastroenterology 2010;139:448-55.

25. Samuel VT, Shulman GI. Mechanisms for insulin resistance: common threads and missing links. Cell 2012;148:852-71.

26. Despres JP. Excess visceral adipose tissue/ectopic fat the missing link in the obesity paradox? J Am Coll Cardiol 2011;57:1887-9.

Kapitel 5: Mammut oder Insulinresistenz

1. Kerner W, Brückel J. Definition, Klassifikation und Diagnostik des Diabetes mellitus. Diabetologie 2011;6:S107–S10.

2. Salazar MR, Carbajal HA, Espeche WG, et al. Relation Among the Plasma Triglyceride/High-Density Lipoprotein Cholesterol Concentration Ratio, Insulin Resistance, and Associated Cardio-Metabolic Risk Factors in Men and Women. Am J Cardiol 2012;109:1749-53.

3. Nunn AV, Bell JD, Guy GW. Lifestyle-induced metabolic inflexibility and accelerated ageing syndrome: insulin resistance, friend or foe? Nutr Metab (Lond) 2009;6:16.

4. Soeters MR, Soeters PB. The evolutionary benefit of insulin resistance. Clin Nutr 2012;31:1002-7.

5. Tsatsoulis A, Mantzaris MD, Bellou S, Andrikoula M. Insulin resistance: An adaptive mechanism becomes maladaptive in the current environment - An evolutionary perspective. Metabolism 2013;62:622-33.

6. Brand-Miller JC, Griffin HJ, Colagiuri S. The carnivore connection hypothesis: revisited. J Obes 2012;2012:258624.

7. Odegaard JI, Chawla A. Pleiotropic actions of insulin resistance and inflammation in metabolic homeostasis. Science 2013;339:172-7.

8. Samuel VT, Shulman GI. Mechanisms for insulin resistance: common threads and missing links. Cell 2012;148:852-71.

9. Thakur ML, Sharma S, Kumar A, et al. Nonalcoholic fatty liver disease is associated with subclinical atherosclerosis independent of obesity and metabolic syndrome in Asian Indians. Atherosclerosis 2012;223:507-11.

Kapitel 6: Von Couchkartoffeln und Stopfleber

1. Petersen KF, Dufour S, Savage DB, et al. The role of skeletal muscle insulin resistance in the pathogenesis of the metabolic syndrome. Proc Natl Acad Sci U S A 2007;104:12587-94.

2. Bergouignan A, Rudwill F, Simon C, Blanc S. Physical inactivity as the culprit of metabolic inflexibility: evidence from bed-rest studies. J Appl Physiol 2011;111:1201-10.

3. Ringholm S, Bienso RS, Kiilerich K, et al. Bed rest reduces metabolic protein content and abolishes exercise-induced mRNA responses in human skeletal muscle. Am J Physiol Endocrinol Metab 2011;301:E649-58.

4. Bienso RS, Ringholm S, Kiilerich K, et al. GLUT4 and glycogen synthase are key players in bed rest-induced insulin resistance. Diabetes 2012;61:1090-9.

5. Edwardson CL, Gorely T, Davies MJ, et al. Association of sedentary behaviour with metabolic syndrome: a meta-analysis. PLoS One 2012;7:e34916.

6. Wilmot EG, Edwardson CL, Achana FA, et al. Sedentary time in adults and the association with diabetes, cardiovascular disease and death: systematic review and meta-analysis. Diabetologia 2012;55:2895-905.

7. Ströhle A, Worm N. Metabolisches Syndrom: Pathophysiologische Grundlagen und rationale Empfehlungen zur Ernährungstherapie. Deutsche Apotheker Zeitung 2012;152:50-67.

8. Rabol R, Petersen KF, Dufour S, Flannery C, Shulman GI. Reversal of muscle insulin resistance with exercise reduces postprandial hepatic de novo lipogenesis in insulin resistant individuals. Proc Natl Acad Sci U S A 2011;108:13705-9.

Kapitel 7: Eine Kalorie ist nicht eine Kalorie

1. Schwarz JM, Linfoot P, Dare D, Aghajanian K. Hepatic de novo lipogenesis in normoinsulinemic and hyperinsulinemic subjects consuming high-fat, low-carbohydrate and low-fat, high-carbohydrate isoenergetic diets. Am J Clin Nutr 2003;77:43-50.

2. Maersk M, Belza A, Stodkilde-Jorgensen H, et al. Sucrose-sweetened beverages increase fat storage in the liver, muscle, and visceral fat depot: a 6-mo randomized intervention study. Am J Clin Nutr 2012;95:283-9.

Kapitel 8: Fettleber und fatale Folgen

1. Stefan N, Häring HU. Nichtalkoholische Steatohepatitis. Prädiktor und Folge des Diabetes. Internist (Berl) 2011;52:389-94.

2. Chalasani N, Younossi Z, Lavine JE, et al. The diagnosis and management of non-alcoholic fatty liver disease: practice guideline by the American Gastroenterological Association, American Association for the Study of Liver Diseases, and American College of Gastroenterology. Gastroenterology 2012;142:1592-609.

3. Chen CH, Huang MH, Yang JC, et al. Prevalence and risk factors of nonalcoholic fatty liver disease in an adult population of taiwan: metabolic significance of nonalcoholic fatty liver disease in nonobese adults. J Clin Gastroenterol 2006;40:745-52.

4. Das K, Das K, Mukherjee PS, et al. Nonobese population in a developing country has a high prevalence of nonalcoholic fatty liver and significant liver disease. Hepatology 2010;51:1593-602.

5. Nakajima K. Multidisciplinary pharmacotherapeutic options for nonalcoholic Fatty liver disease. Int J Hepatol 2012;2012:950693.

6. Stefan N, Häring HU. The role of hepatokines in metabolism. Nat Rev Endocrinol 2013;9:144-52.

7. Sun Z, Lazar MA. Dissociating fatty liver and diabetes. Trends Endocrinol Metab 2012.

8. Dancygier H. Pathogenese und Therapie der nichtalkoholischen Fettlebererkrankungen. Von der Fettleber zur Zirrhose. Deutsches Ärzteblatt 2006;103:A 1301–A 7.

9. Siegel AB, Zhu AX. Metabolic syndrome and hepatocellular carcinoma: two growing epidemics with a potential link. Cancer 2009;115:5651-61.

10. Bedogni G, Bellentani S, Miglioli L, et al. The Fatty Liver Index: a simple and accurate predictor of hepatic steatosis in the general population. BMC Gastroenterol 2006;6:33.

11. Bedogni G, Kahn HS, Bellentani S, Tiribelli C. A simple index of lipid overaccumulation is a good marker of liver steatosis. BMC Gastroenterol 2010;10:98.

12. Donnelly KL, Smith CI, Schwarzenberg SJ, Jessurun J, Boldt MD, Parks EJ. Sources of fatty acids stored in liver and secreted via lipoproteins in patients with nonalcoholic fatty liver disease. J Clin Invest 2005;115:1343-51.

13. Flowers MT, Ntambi JM. Stearoyl-CoA desaturase and its relation to high-carbohydrate diets and obesity. Biochim Biophys Acta 2009;1791:85-91.

14. Trauner M, Arrese M, Wagner M. Fatty liver and lipotoxicity. Biochim Biophys Acta 2010;1801:299-310.

15. Volek JS, Fernandez ML, Feinman RD, Phinney SD. Dietary carbohydrate restriction induces a unique metabolic state positively affecting atherogenic dyslipidemia, fatty acid partitioning, and metabolic syndrome. Progress in Lipid Research 2008; 47:307–18.

16. Stefan N, Häring HU. The metabolically benign and malignant fatty liver. Diabetes 2011;60:2011-7.

Kapitel 9: Ein Teufelskreis macht süß

1. Petersen KF, Dufour S, Savage DB, et al. The role of skeletal muscle insulin resistance in the pathogenesis of the metabolic syndrome. Proc Natl Acad Sci U S A 2007;104:12587-94.

2. Taylor R. The 2012 Banting Lecture Reversing the twin cycles of Type 2 diabetes. Diabet Med 2013;30 267-75.

3. Sattar N, McConnachie A, Ford I, et al. Serial metabolic measurements and conversion to type 2 diabetes in the west of Scotland coronary prevention study: specific elevations in alanine aminotransferase and triglycerides suggest hepatic fat accumulation as a potential contributing factor. Diabetes 2007;56:984-91.

4. Taylor R. Pathogenesis of type 2 diabetes: tracing the reverse route from cure to cause. Diabetologia 2008;51:1781-9.

5. Taylor R. Insulin resistance and type 2 diabetes. Diabetes 2012;61:778-9.

6. Bradley D, Conte C, Mittendorfer B, et al. Gastric bypass and banding equally improve insulin sensitivity and beta cell function. J Clin Invest 2012;122:4667-74.

7. Jackness C, Karmally W, Febres G, et al.: Very Low Calorie Diet Mimics the Early Beneficial Effect of Roux-en-Y Gastric Bypass on Insulin Sensitivity and Beta-Cell Function in Type 2 Diabetic Patients. Diabetes 2013; online first April 22.

Kapitel 10: Ein zweiter Teufelskreis macht Diabetes

1. Wilke T, Ahrendt P, Schwartz D, Linder R, Ahrens S, Verheyen F. Inzidenz und Prävalenz von Diabetes mellitus Typ 2 in Deutschland. Eine Analyse auf Basis von 5,43 Mio. Patientendaten. Dtsch Med Wochenschr 2013;138:69-75.

2. Cryer PE. Minireview: Glucagon in the pathogenesis of hypoglycemia and hyperglycemia in diabetes. Endocrinology 2012;153:1039-48.

3. Liu Z, Kim W, Chen Z, et al. Insulin and glucagon regulate pancreatic alpha-cell proliferation. PLoS One 2011;6:e16096.

4. Ramnanan CJ, Edgerton DS, Kraft G, Cherrington AD. Physiologic action of glucagon on liver glucose metabolism. Diabetes Obes Metab 2011;13 Suppl 1:118-25.

5. Szczepaniak LS, Victor RG, Mathur R, et al. Pancreatic steatosis and its relationship to beta-cell dysfunction in humans: racial and ethnic variations. Diabetes Care 2012;35:2377-83.

6. Unger RH, Cherrington AD. Glucagonocentric restructuring of diabetes: a pathophysiologic and therapeutic makeover. J Clin Invest 2012;122:4-12.

7. Unger RH, Orci L. Paracrinology of islets and the paracrinopathy of diabetes. Proc Natl Acad Sci U S A 2010;107:16009-12.

8. Taylor R. Insulin resistance and type 2 diabetes. Diabetes 2012;61:778-9.

9. Taylor R. The 2012 Banting Lecture Reversing the twin cycles of Type 2 diabetes. Diabet Med 2013;30 267-75.

10. Bergman M. Pathophysiology of prediabetes and treatment implications for the prevention of type 2 diabetes mellitus. Endocrine 2013;43:504-13.

11. Giacca A, Xiao C, Oprescu AI, Carpentier AC, Lewis GF. Lipid-induced pancreatic beta-cell dysfunction: focus on in vivo studies. Am J Physiol Endocrinol Metab 2011;300:E255-62.

12. Kim JW, Yoon KH. Glucolipotoxicity in Pancreatic beta-Cells. Diabetes Metab J 2011;35:444-50.

13. Taylor R. Pathogenesis of type 2 diabetes: tracing the reverse route from cure to cause. Diabetologia 2008;51:1781-9.

14. Lim EL, Hollingsworth KG, Aribisala BS, Chen MJ, Mathers JC, Taylor R. Reversal of type 2 diabetes: normalisation of beta cell function in association with decreased pancreas and liver triacylglycerol. Diabetologia 2011;54:2506-14.

15. Bradley D, Conte C, Mittendorfer B, et al. Gastric bypass and banding equally improve insulin sensitivity and beta cell function. J Clin Invest 2012;122:4667-74.

1. Iozzo P. Myocardial, perivascular, and epicardial fat. Diabetes Care 2011;34 Suppl 2:S371-9.

2. Despres JP. Body fat distribution and risk of cardiovascular disease: an update. Circulation 2012;126:1301-13.

3. Targher G, Day CP, Bonora E. Risk of cardiovascular disease in patients with nonalcoholic fatty liver disease. N Engl J Med 2010;363:1341-50.

4. Anstee QM, Targher G, Day CP. Progression of NAFLD to diabetes mellitus, cardiovascular disease or cirrhosis. Nat Rev Gastroenterol Hepatol 2013.

5. Speliotes EK, Massaro JM, Hoffmann U, et al. Fatty liver is associated with dyslipidemia and dysglycemia independent of visceral fat: the Framingham Heart Study. Hepatology 2010;51:1979-87.

6. Akin L, Kurtoglu S, Yikilmaz A, Kendirci M, Elmali F, Mazicioglu M. Fatty liver is a good indicator of subclinical atherosclerosis risk in obese children and adolescents regardless of liver enzyme elevation. Acta Paediatr 2013;102:e107-13.

7. Li X, Xia M, Ma H, et al. Liver fat content is associated with increased carotid atherosclerosis in a Chinese middle-aged and elderly population: the Shanghai Changfeng study. Atherosclerosis 2012;224:480-5.

8. Thakur ML, Sharma S, Kumar A, et al. Nonalcoholic fatty liver disease is associated with subclinical atherosclerosis independent of obesity and metabolic syndrome in Asian Indians. Atherosclerosis 2012;223:507-11.

9. Sung KC, Wild SH, Kwag HJ, Byrne CD. Fatty liver, insulin resistance, and features of metabolic syndrome: relationships with coronary artery calcium in 10,153 people. Diabetes Care 2012;35:2359-64.

10. Stefan N. Diabetes und Atherosklerose – welche Rolle spielt die Fettleber beim kardiovaskulären Risiko? CardioVasc 2011;11:40-3.

11. Stefan N, Fritsche A, Weikert C, et al. Plasma fetuin-A levels and the risk of type 2 diabetes. Diabetes 2008;57:2762-7.

12. Weikert C, Stefan N, Schulze MB, et al. Plasma fetuin-A levels and the risk of myocardial infarction and ischemic stroke. Circulation 2008;118:2555-62.

13. Chon CW, Kim BS, Cho YK, et al. Effect of nonalcoholic Fatty liver disease on the development of type 2 diabetes in nonobese, nondiabetic korean men. Gut Liver 2012;6:368-73.

14. Sun Q, Cornelis MC, Manson JE, Hu FB. Plasma levels of fetuin-a and hepatic enzymes and risk of type 2 diabetes in women in the u.s. Diabetes 2013;62:49-55.

15. Sung KC, Kim BS, Cho YK, et al. Predicting incident fatty liver using simple cardio-metabolic risk factors at baseline. BMC Gastroenterol 2012;12:84.

16. Singh M, Sharma PK, Garg VK, Mondal SC, Singh AK, Kumar N. Role of fetuin-A in atherosclerosis associated with diabetic patients. J Pharm Pharmacol 2012;64:1703-8.

17. Dogru T, Genc H, Tapan S, et al. Plasma fetuin-A is associated with endothelial dysfunction and subclinical atherosclerosis in subjects with nonalcoholic fatty liver disease. Clin Endocrinol 2013;78:712-7.

18. Rittig K, Thamer C, Haupt A, et al. High plasma fetuin-A is associated with increased carotid intima-media thickness in a middle-aged population. Atherosclerosis 2009;207:341-2.

19. Strasak AM, Kelleher CC, Klenk J, et al. Longitudinal change in serum gamma-glutamyltransferase and cardiovascular disease mortality: a prospective population-based study in 76,113 Austrian adults. Arterioscler Thromb Vasc Biol 2008;28:1857-65.

20. Wannamethee SG, Lennon L, Shaper AG. The value of gamma-glutamyltransferase in cardiovascular risk prediction in men without diagnosed cardiovascular disease or diabetes. Atherosclerosis 2008;201:168-75.

21. Stojakovic T, Scharnagl H, Trauner M, et al. Serum gamma-glutamyl transferase and mortality in persons undergoing coronary angiography-The Ludwigshafen Risk and Cardiovascular Health Study. Atherosclerosis 2010;208:564-71.

22. Kim KM, Kim BT, Lee DJ, Park SB, Joo NS, Kim KN. Serum gamma-glutamyltransferase as a risk factor for general cardiovascular disease prediction in Koreans. J Investig Med 2012;60:1199-203.

23. Kengne AP, Czernichow S, Stamatakis E, Hamer M, Batty GD. Gamma-glutamyltransferase and risk of cardiovascular disease mortality in people with and without diabetes: pooling of three British Health Surveys. J Hepatol 2012;57:1083-9.

24. Sluik D, Beulens JW, Weikert C, et al. Gamma-glutamyltransferase, cardiovascular disease and mortality in individuals with diabetes mellitus. Diabetes Metab Res Rev 2012;28:284-8.

25. Bhatia LS, Curzen NP, Byrne CD. Nonalcoholic fatty liver disease and vascular risk. Curr Opin Cardiol 2012;27:420-8.

26. Lee HS, Lee JS, Koh HI, Ko KW. Intraglomerular lipid deposition in routine biopsies. Clin Nephrol 1991;36:67-75.

27. Dwyer TM, Mizelle HL, Cockrell K, Buhner P. Renal sinus lipomatosis and body composition in hypertensive, obese rabbits. Int J Obes Relat Metab Disord 1995;19:869-74.

28. Dwyer TM, Carroll JF, Mizelle HL, Cockrell K. Renal size and composition in hypertensive, obese rabbits. Int J Obes Relat Metab Disord 1998;22:935-8.

29. Dwyer TM, Bigler SA, Moore NA, Carroll JF, Hall JE. The altered structure of renal papillary outflow tracts in obesity. Ultrastruct Pathol 2000;24:251-7.

30. Montani JP, Carroll JF, Dwyer TM, Antic V, Yang Z, Dulloo AG. Ectopic fat storage in heart, blood vessels and kidneys in the pathogenesis of cardiovascular diseases. Int J Obes Relat Metab Disord 2004;28 Suppl 4:S58-65.

31. Deji N, Kume S, Araki S, et al. Structural and functional changes in the kidneys of high-fat diet-induced obese mice. Am J Physiol Renal Physiol 2009;296:F118-26.

32. Chughtai HL, Morgan TM, Rocco M, et al. Renal sinus fat and poor blood pressure control in middle-aged and elderly individuals at risk for cardiovascular events. Hypertension 2010;56:901-6.

33. Foster MC, Hwang SJ, Porter SA, Massaro JM, Hoffmann U, Fox CS. Development and reproducibility of a computed tomography-based measurement of renal sinus fat. BMC Nephrol 2011;12:52.

34. Foster MC, Hwang SJ, Porter SA, Massaro JM, Hoffmann U, Fox CS. Fatty kidney, hypertension, and chronic kidney disease: the Framingham Heart Study. Hypertension 2011;58:784-90.

35. Targher G, Bertolini L, Rodella S, et al. Non-alcoholic fatty liver disease is independently associated with an increased prevalence of chronic kidney disease and proliferative/laser-treated retinopathy in type 2 diabetic patients. Diabetologia 2008;51:444-50.

36. Targher G, Chonchol M, Zoppini G, Abaterusso C, Bonora E. Risk of chronic kidney disease in patients with non-alcoholic fatty liver disease: is there a link? J Hepatol 2011;54:1020-9.

37. Bonora E, Targher G. Increased risk of cardiovascular disease and chronic kidney disease in NAFLD. Nat Rev Gastroenterol Hepatol 2012;9:372-81.

38. Targher G, Byrne CD. Nonalcoholic Fatty Liver Disease: A Novel Cardiometabolic Risk Factor for Type 2 Diabetes and Its Complications. J Clin Endocrinol Metab 2013;98:483-95.

Kapitel 12: Lunge und Knochen auch betroffen

1. Britton KA, Fox CS. Ectopic fat depots and cardiovascular disease. Circulation 2011;124:e837-41.

2. Sheu Y, Cauley JA. The role of bone marrow and visceral fat on bone metabolism. Curr Osteoporos Rep 2011;9:67-75.

3. Bredella MA, Lin E, Gerweck AV, et al. Determinants of bone microarchitecture and mechanical properties in obese men. J Clin Endocrinol Metab 2012;97:4115-22.

4. Bredella MA, Torriani M, Ghomi RH, et al. Determinants of bone mineral density in obese premenopausal women. Bone 2011;48:748-54.

5. de Paula FJ, Horowitz MC, Rosen CJ. Novel insights into the relationship between diabetes and osteoporosis. Diabetes Metab Res Rev 2010;26:622-30.

6. Confavreux CB. Bone: from a reservoir of minerals to a regulator of energy metabolism. Kidney Int Suppl 2011:S14-9.

7. Kawai M, de Paula FJ, Rosen CJ. New insights into osteoporosis: the bone-fat connection. J Intern Med 2012;272:317-29.

8. Musso G. Non-alcoholic fatty liver, adipose tissue, and the bone: a new triumvirate on the block. Endocrine 2012;42:237-9.

9. Yilmaz Y. Review article: non-alcoholic fatty liver disease and osteoporosis – clinical and molecular crosstalk. Aliment Pharmacol Ther 2012;36:345-52.

10. Amelio PD, Panico A, Spertino E, Isaia GC. Energy metabolism and the skeleton: Reciprocal interplay. World J Orthop 2012;3:190-8.

11. Confavreux CB, Szulc P, Casey R, et al. Higher Serum Osteocalcin Is Associated With Lower Abdominal Aortic Calcification Progression and Longer 10-Year Survival in Elderly Men of the MINOS Cohort. Clin Endocrinol Metab 2013;98:1084-92.

12. Mori K, Emoto M, Motoyama K, et al. Undercarboxylated osteocalcin does not correlate with insulin resistance as assessed by euglycemic hyperinsulinemic clamp technique in patients with type 2 diabetes mellitus. Diabetol Metab Syndr 2012;4:53.

13. Schwetz V, Pieber T, Obermayer-Pietsch B. The endocrine role of the skeleton: background and clinical evidence. Eur J Endocrinol 2012;166:959-67.

14. Moon SS, Lee YS, Kim SW. Association of nonalcoholic fatty liver disease with low bone mass in postmenopausal women. Endocrine 2012;42:423-9.

15. Pirgon O, Bilgin H, Tolu I, Odabas D. Correlation of insulin sensitivity with bone mineral status in obese adolescents with nonalcoholic fatty liver disease. Clin Endocrinol (Oxf) 2011;75:189-95.

16. Purnak T, Beyazit Y, Ozaslan E, Efe C, Hayretci M. The evaluation of bone mineral density in patients with nonalcoholic fatty liver disease. Wien Klin Wochenschr 2012;124:526-31.

17. Campos RM, de Piano A, da Silva PL, et al. The role of pro/anti-inflammatory adipokines on bone metabolism in NAFLD obese adolescents: effects of long-term interdisciplinary therapy. Endocrine 2012;42:146-56.

18. Furutate R, Ishii T, Wakabayashi R, et al. Excessive visceral fat accumulation in advanced chronic obstructive pulmonary disease. Int J Chron Obstruct Pulmon Dis 2011;6:423-30.

19. van den Borst B, Gosker HR, Koster A, et al. The influence of abdominal visceral fat on inflammatory pathways and mortality risk in obstructive lung disease. Am J Clin Nutr 2012;96:516-26.

20. Chance WW, Rhee C, Yilmaz C, et al. Diminished alveolar microvascular reserves in type 2 diabetes reflect systemic microangiopathy. Diabetes Care 2008;31:1596-601.

21. Foster DJ, Ravikumar P, Bellotto DJ, Unger RH, Hsia CC. Fatty diabetic lung: altered alveolar structure and surfactant protein expression. Am J Physiol Lung Cell Mol Physiol 2010;298:L392-403.

22. Pitocco D, Fuso L, Conte EG, et al. The diabetic lung – a new target organ? Rev Diabet Stud 2012;9:23-35.

23. Yilmaz C, Ravikumar P, Bellotto DJ, Unger RH, Hsia CC. Fatty diabetic lung: functional impairment in a model of metabolic syndrome. J Appl Physiol 2010;109:1913-9.

24. Ehrlich SF, Quesenberry CP, Jr., Van Den Eeden SK, Shan J, Ferrara A. Patients diagnosed with diabetes are at increased risk for asthma, chronic obstructive pulmonary disease, pulmonary fibrosis, and pneumonia but not lung cancer. Diabetes Care 2010;33:55-60.

25. Song Y, Klevak A, Manson JE, Buring JE, Liu S. Asthma, chronic obstructive pulmonary disease, and type 2 diabetes in the Women's Health Study. Diabetes Res Clin Pract 2010;90:365-71.

26. Preis SR, Massaro JM, Hoffmann U, et al. Neck circumference as a novel measure of cardiometabolic risk: the Framingham Heart study. J Clin Endocrinol Metab 2010;95:3701-10.

27. Kawaguchi Y, Fukumoto S, Inaba M, et al. Different impacts of neck circumference and visceral obesity on the severity of obstructive sleep apnea syndrome. Obesity (Silver Spring) 2011;19:276-82.

Kapitel 13: Verwirrtes Hirn

1. Morton GJ, Schwartz MW. Leptin and the central nervous system control of glucose metabolism. Physiol Rev 2011;91:389-411.

2. Marino JS, Xu Y, Hill JW. Central insulin and leptin-mediated autonomic control of glucose homeostasis. Trends Endocrinol Metab 2011;22:275-85.

3. Cinti S. Between brown and white: novel aspects of adipocyte differentiation. Ann Med 2011;43:104-15.

4. Cai D, Liu T. Inflammatory cause of metabolic syndrome via brain stress and NF-kappaB. Aging (Albany NY) 2012;4:98-115.

5. Cai D. Neuroinflammation and neurodegeneration in overnutrition-induced diseases. Trends Endocrinol Metab 2013;24:40-7.

6. Coomans CP, Biermasz NR, Geerling JJ, et al. Stimulatory effect of insulin on glucose uptake by muscle involves the central nervous system in insulin-sensitive mice. Diabetes 2011;60:3132-40.

7. Scherer T, Lindtner C, Zielinski E, O'Hare J, Filatova N, Buettner C. Short term voluntary overfeeding disrupts brain insulin control of adipose tissue lipolysis. J Biol Chem 2012;287:33061-9.

8. Scherer T, O'Hare J, Diggs-Andrews K, et al. Brain insulin controls adipose tissue lipolysis and lipogenesis. Cell Metab 2011;13:183-94.

9. Milanski M, Arruda AP, Coope A, et al. Inhibition of hypothalamic inflammation reverses diet-induced insulin resistance in the liver. Diabetes 2012;61:1455-62.

10. Hallschmid M, Higgs S, Thienel M, Ott V, Lehnert H. Postprandial administration of intranasal insulin intensifies satiety and reduces intake of palatable snacks in women. Diabetes 2012;61:782-9.

11. Calegari VC, Torsoni AS, Vanzela EC, et al. Inflammation of the hypothalamus leads to defective pancreatic islet function. J Biol Chem 2011;286:12870-80.

12. Teeuwisse WM, Widya RL, Paulides M, et al. Short-term caloric restriction normalizes hypothalamic neuronal responsiveness to glucose ingestion in patients with type 2 diabetes. Diabetes 2012;61:3255-9.

13. Odegaard JI, Chawla A. Pleiotropic actions of insulin resistance and inflammation in metabolic homeostasis. Science 2013;339:172-7.

14. Watt MJ, Hoy AJ, Muoio DM, Coleman RA. Distinct roles of specific fatty acids in cellular processes: implications for interpreting and reporting experiments. Am J Physiol Endocrinol Metab 2012;302:E1-3.

15. Muskiet FA, Muskiet MH. Should dietary SFA be exchanged for linoleic acid? Am J Clin Nutr 2012;96:944-5; author reply 5-6.

16. King IB, Lemaitre RN, Kestin M. Effect of a low-fat diet on fatty acid composition in red cells, plasma phospholipids, and cholesterol esters: investigation of a biomarker of total fat intake. Am J Clin Nutr 2006;83:227-36.

17. Cassady BA, Charboneau NL, Brys EE, Crouse KA, Beitz DC, Wilson T. Effects of low carbohydrate diets high in red meats or poultry, fish and shellfish on plasma lipids and weight loss. Nutr Metab (Lond) 2007;4:23.

18. Forsythe CE, Phinney SD, Feinman RD, et al. Limited effect of dietary saturated fat on plasma saturated fat in the context of a low carbohydrate diet. Lipids 2010;45:947-62.

19. Forsythe CE, Phinney SD, Fernandez ML, et al. Comparison of low fat and low carbohydrate diets on circulating Fatty Acid composition and markers of inflammation. Lipids 2008;43:65-77.

20. Micha R, Mozaffarian D. Trans fatty acids: effects on metabolic syndrome, heart disease and diabetes. Nat Rev Endocrinol 2009;5:335-44.

21. Elwood PC, Pickering JE, Givens DI, Gallacher JE. The consumption of milk and dairy foods and the incidence of vascular disease and diabetes: an overview of the evidence. Lipids 2010;45:925-39.

22. Kratz M, Baars T, Guyenet S. The relationship between high-fat dairy consumption and obesity, cardiovascular, and metabolic disease. Eur J Nutr 2013;52:1-24.

23. Sampey BP, Freemerman AJ, Zhang J, et al. Metabolomic profiling reveals mitochondrial-derived lipid biomarkers that drive obesity-associated inflammation. PLoS One 2012;7:e38812.

24. Sampey BP, Vanhoose AM, Winfield HM, et al. Cafeteria diet is a robust model of human metabolic syndrome with liver and adipose inflammation: comparison to high-fat diet. Obesity (Silver Spring) 2011;19:1109-17.

1. Mottillo S, Filion KB, Genest J, et al. The metabolic syndrome and cardiovascular risk a systematic review and meta-analysis. J Am Coll Cardiol 2010;56:1113-32.

2. Pothiwala P, Jain SK, Yaturu S. Metabolic syndrome and cancer. Metab Syndr Relat Disord 2009;7:279-88.

3. Reaven GM. Compensatory hyperinsulinemia and the development of an atherogenic lipoprotein profile: the price paid to maintain glucose homeostasis in insulin-resistant individuals. Endocrinol Metab Clin North Am 2005;34:49-62.

4. Reaven GM. Insulin resistance: from bit player to centre stage. CMAJ 2011;183:536-7.

5. Reaven GM. Relationships among insulin resistance, type 2 diabetes, essential hypertension, and cardiovascular disease: similarities and differences. J Clin Hypertens (Greenwich) 2011;13:238-43.

6. Bonora E, Capaldo B, Perin PC, et al. Hyperinsulinemia and insulin resistance are independently associated with plasma lipids, uric acid and blood pressure in non-diabetic subjects. The GISIR database. Nutr Metab Cardiovasc Dis 2008;18:624-31.

7. Lim SS, Norman RJ, Davies MJ, Moran LJ. The effect of obesity on polycystic ovary syndrome: a systematic review and meta-analysis. Obes Rev 2013;14:95-109.

8. Baranova A, Tran TP, Birerdinc A, Younossi ZM. Systematic review: association of polycystic ovary syndrome with metabolic syndrome and non-alcoholic fatty liver disease. Aliment Pharmacol Ther 2011;34:274-85.

9. Vogt MC, Bruning JC. CNS insulin signaling in the control of energy homeostasis and glucose metabolism - from embryo to old age. Trends Endocrinol Metab 2013;24:76-84.

10. Lambert GW, Straznicky NE, Lambert EA, Dixon JB, Schlaich MP. Sympathetic nervous activation in obesity and the metabolic syndrome – causes, consequences and therapeutic implications. Pharmacol Ther 2010;126:159-72.

11. Bosco D, Fava A, Plastino M, Montalcini T, Pujia A. Possible implications of insulin resistance and glucose metabolism in Alzheimer's disease pathogenesis. J Cell Mol Med 2011;15:1807-21.

12. Zamami Y, Takatori S, Hobara N, et al. Hyperinsulinemia induces hypertension associated with neurogenic vascular dysfunction resulting from abnormal perivascular innervations in rat mesenteric resistance arteries. Hypertens Res 2011;34:1190-6.

13. Manchanayake J, Chitturi S, Nolan C, Farrell GC. Postprandial hyperinsulinemia is universal in non-diabetic patients with nonalcoholic fatty liver disease. J Gastroenterol Hepatol 2011;26:510-6.

14. Kimura Y, Hyogo H, Ishitobi T, Nabeshima Y, Arihiro K, Chayama K. Postprandial insulin secretion pattern is associated with histological severity in non-alcoholic fatty liver disease patients without prior known diabetes mellitus. J Gastroenterol Hepatol 2011;26:517-22.

15. Donohoe CL, Doyle SL, Reynolds JV. Visceral adiposity, insulin resistance and cancer risk. Diabetol Metab Syndr 2011;3:12.

16. Pollak M. The insulin and insulin-like growth factor receptor family in neoplasia: an update. Nat Rev Cancer 2012;12:159-69.

17. Chang CH, Lin JW, Wu LC, Lai MS, Chuang LM. Oral insulin secretagogues, insulin, and cancer risk in type 2 diabetes mellitus. J Clin Endocrinol Metab 2012;97:E1170-5.

18. Holden SE, Currie CJ. Endogenous hyperinsulinaemia and exogenous insulin: a common theme between atherosclerosis, increased cancer risk and other morbidities. Atherosclerosis 2012;222:26-8.

19. Gu Y, Wang C, Zheng Y, et al. Cancer incidence and mortality in patients with type 2 diabetes treated with human insulin: a cohort study in shanghai. PLoS One 2013;8:e53411.

20. Janghorbani M, Dehghani M, Salehi-Marzijarani M. Systematic review and meta-analysis of insulin therapy and risk of cancer. Horm Cancer 2012;3:137-46.

21. McFarlane SI. Insulin therapy and type 2 diabetes: management of weight gain. J Clin Hypertens (Greenwich) 2009;11:601-7.

22. Chaput JP, McNeil J, Despres JP, Bouchard C, Tremblay A. Short sleep duration is associated with greater alcohol consumption in adults. Appetite 2012;59:650-5.

23. Reaven G. A toast to Sir Harold Himsworth. Diabet Med 2011;28:1436-7.

24. Arora SK, McFarlane SI. The case for low carbohydrate diets in diabetes management. Nutr Metab (Lond) 2005;2:16.

25. Feinman RD, Volek JS. Carbohydrate restriction as the default treatment for type 2 diabetes and metabolic syndrome. Scand Cardiovasc J 2008;42:256-63.

26. Ben-Avraham S, Harman-Boehm I, Schwarzfuchs D, Shai I. Dietary strategies for patients with type 2 diabetes in the era of multi-approaches; review and results from the Dietary Intervention Randomized Controlled Trial (DIRECT). Diabetes Res Clin Pract 2009;86 Suppl 1:S41-8.

27. Castaneda-Gonzalez LM, Bacardi Gascon M, Jimenez Cruz A. Effects of low carbohydrate diets on weight and glycemic control among type 2 diabetes individuals: a systemic review of RCT greater than 12 weeks. Nutr Hosp 2011;26:1270-6.

28. Wheeler ML, Dunbar SA, Jaacks LM, et al. Macronutrients, food groups, and eating patterns in the management of diabetes: a systematic review of the literature, 2010. Diabetes Care 2012;35:434-45.

29. Bao J, Atkinson F, Petocz P, Willett WC, Brand-Miller JC. Prediction of postprandial glycemia and insulinemia in lean, young, healthy adults: glycemic load compared with carbohydrate content alone. Am J Clin Nutr 2011;93:984-96.

30. Wolever TM, Yang M, Zeng XY, Atkinson F, Brand-Miller JC. Food glycemic index, as given in glycemic index tables, is a significant determinant of glycemic responses elicited by composite breakfast meals. Am J Clin Nutr 2006;83:1306-12.

31. Livesey G, Taylor R, Livesey H, Liu S. Is there a dose-response relation of dietary glycemic load to risk of type 2 diabetes? Meta-analysis of prospective cohort studies. Am J Clin Nutr 2013;97:584-96.

32. Hui LL, Nelson EA, Choi KC, Wong GW, Sung R. Twelve-hour glycemic profiles with meals of high, medium, or low glycemic load. Diabetes Care 2005;28:2981-3.

33. Galgani J, Aguirre C, Diaz E. Acute effect of meal glycemic index and glycemic load on blood glucose and insulin responses in humans. Nutr J 2006;5:22.

34. McMillan-Price J, Petocz P, Atkinson F, et al. Comparison of 4 diets of varying glycemic load on weight loss and cardiovascular risk reduction in overweight and obese young adults: a randomized controlled trial. Arch Intern Med 2006;166:1466-75.

35. Runchey SS, Pollak MN, Valsta LM, et al. Glycemic load effect on fasting and post-prandial serum glucose, insulin, IGF-1 and IGFBP-3 in a randomized, controlled feeding study. Eur J Clin Nutr 2012;66:1146-52.

Kapitel 15: Mitbewohner unter Verdacht

1. Grässler J, Bluher M, Chavakis T. Adipositas und Inflammation. Dtsch Med Wochenschr 2013;138:172-5.

2. Bischoff SC. 'Gut health': a new objective in medicine? BMC Med 2011;9:24.

3. Bischoff SC. Zusammenhänge zwischen der Mikrobiota und dem Entstehen des metabolischen Syndroms sowie der Pathogenese der Adipositas. Aktuel Ernahrungsmed 2012;37, Supplement 1:S15–S8.

4. Ströhle A. Gesundheitliche Effekte von Ballaststoffen. Ein Update. Teil 1: Von der Struktur zur Funktion. Deutsche Apotheker Zeitung 2012;152:40-8.

5. Backhed F, Ding H, Wang T, et al. The gut microbiota as an environmental factor that regulates fat storage. Proc Natl Acad Sci U S A 2004;101:15718-23.

6. Diamant M, Blaak EE, de Vos WM. Do nutrient-gut-microbiota interactions play a role in human obesity, insulin resistance and type 2 diabetes? Obes Rev 2011;12:272-81.

7. Musso G, Gambino R, Cassader M. Gut microbiota as a regulator of energy homeostasis and ectopic fat deposition: mechanisms and implications for metabolic disorders. Curr Opin Lipidol 2010;21:76-83.

8. Compare D, Coccoli P, Rocco A, et al. Gut-liver axis: the impact of gut microbiota on non alcoholic fatty liver disease. Nutr Metab Cardiovasc Dis 2012;22:471-6.

9. Jain S, Marotta F, Catanzaro R, Yadav H. Immune system and gut flora interactions are important episodes in metabolic diseases. J Gastrointestin Liver Dis 2012;21:347-8.

10. Iacono A, Raso GM, Canani RB, Calignano A, Meli R. Probiotics as an emerging therapeutic strategy to treat NAFLD: focus on molecular and biochemical mechanisms. J Nutr Biochem 2011;22:699-711.

11. Yadav H, Jain S, Sinha PR. Antidiabetic effect of probiotic dahi containing Lactobacillus acidophilus and Lactobacillus casei in high fructose fed rats. Nutrition 2007;23:62-8.

12. Yadav H, Jain S, Sinha PR. Oral administration of dahi containing probiotic Lactobacillus acidophilus and Lactobacillus casei delayed the progression of streptozotocin-induced diabetes in rats. J Dairy Res 2008;75:189-95.

13. Park DY, Ahn YT, Huh CS, McGregor RA, Choi MS. Dual probiotic strains suppress high fructose-induced metabolic syndrome. World J Gastroenterol 2013;19:274-83.

Kapitel 16: Fürchterliches Früchtchen

1. Bray GA. Potential health risks from beverages containing fructose found in sugar or high-fructose corn syrup. Diabetes Care 2013;36:11-2.

2. Langer C. Fruktose und Fruchtzuckerunverträglichkeit – Schädliche Süße aus den Früchten? : Fachgesellschaft für Ernährungstherapie und Prävention (FET) e.V.; 2009.

3. Sun SZ, Empie MW. Fructose metabolism in humans-what isotopic tracer studies tell us. Nutr Metab (Lond) 2012;9:89.

4. Page KA, Chan O, Arora J, et al. Effects of fructose vs glucose on regional cerebral blood flow in brain regions involved with appetite and reward pathways. JAMA 2013;309:63-70.

5. Purnell JQ, Fair DA. Fructose ingestion and cerebral, metabolic, and satiety responses. JAMA 2013;309:85-6.

6. Johnson RJ, Segal MS, Sautin Y, et al. Potential role of sugar (fructose) in the epidemic of hypertension, obesity and the metabolic syndrome, diabetes, kidney disease, and cardiovascular disease. Am J Clin Nutr 2007;86:899-906.

7. Johnson RJ, Sanchez-Lozada LG, Nakagawa T. The effect of fructose on renal biology and disease. J Am Soc Nephrol 2010;21:2036-9.

8. Johnson RJ, Lanaspa MA, Roncal-Jimenez C, Sanchez-Lozada LG. Effects of excessive fructose intake on health. Ann Intern Med 2012;156:905; author reply -6.

9. Kretowicz M, Johnson RJ, Ishimoto T, Nakagawa T, Manitius J. The impact of fructose on renal function and blood pressure. Int J Nephrol 2011;2011:315879.

10. Lanaspa MA, Sanchez-Lozada LG, Choi YJ, et al. Uric acid induces hepatic steatosis by generation of mitochondrial oxidative stress: potential role in fructose-dependent and -independent fatty liver. J Biol Chem 2012;287:40732-44.

11. Lanaspa MA, Sanchez-Lozada LG, Cicerchi C, et al. Uric acid stimulates fructokinase and accelerates fructose metabolism in the development of fatty liver. PLoS One 2012;7:e47948.

12. Madero M, Lozada LG, Johnson RJ. Fructose likely does have a role in hypertension. Hypertension 2012;59:e54; author reply e5-6.

13. Sievenpiper JL. Fructose: where does the truth lie? J Am Coll Nutr 2012;31:149-51.

14. Tappy L. Q&A: 'toxic' effects of sugar: should we be afraid of fructose? BMC Biol 2012;10:42.

15. Tappy L, Le KA, Tran C, Paquot N. Fructose and metabolic diseases: new findings, new questions. Nutrition 2010;26:1044-9.

16. Stanhope KL, Schwarz JM, Keim NL, et al. Consuming fructose-sweetened, not glucose-sweetened, beverages increases visceral adiposity and lipids and decreases insulin sensitivity in overweight/obese humans. J Clin Invest 2009;119:1322-34.

17. Aeberli I, Hochuli M, Gerber PA, et al. Moderate Amounts of Fructose Consumption Impair Insulin Sensitivity in Healthy Young Men: A randomized controlled trial. Diabetes Care 2013;36:150-6.

18. Malik VS, Hu FB. Sweeteners and Risk of Obesity and Type 2 Diabetes: The Role of Sugar-Sweetened Beverages. Curr Diab Rep 2012, epub ahead of print.

19. Te Morenga L, Mallard S, Mann J. Dietary sugars and body weight: systematic review and meta-analyses of randomised controlled trials and cohort studies. BMJ 2012;346:e7492.

20. Willett WC, Ludwig DS. Science souring on sugar. BMJ 2013;346:e8077.

21. Watts G. Sugar and the heart: old ideas revisited. BMJ 2013;346:e7800.

22. Odegaard AO, Choh AC, Czerwinski SA, Towne B, Demerath EW. Sugar-sweetened and diet beverages in relation to visceral adipose tissue. Obesity (Silver Spring) 2012;20:689-91.

23. Livesey G, Taylor R, Livesey H, Liu S. Is there a dose-response relation of dietary glycemic load to risk of type 2 diabetes? Meta-analysis of prospective cohort studies. Am J Clin Nutr 2013;97:584-96.

24. Wang H, Steffen LM, Zhou X, Harnack L, Luepker RV. Consistency between increasing trends in added-sugar intake and body mass index among adults: the Minnesota heart survey, 1980-1982 to 2007-2009. Am J Public Health 2013;103:501-7.

25. Yudkin J. Diet and coronary thrombosis: hypothesis and fact. Lancet 1957;270:155-62.

26. Yudkin J. The low-carbohydrate diet in the treatment of obesity. Postgrad Med 1972;51:151-4.

27. Yudkin J. Sugar and disease. Nature 1972;239:197-9.

28. Sluijs I, van der Schouw YT, van der AD, et al. Carbohydrate quantity and quality and risk of type 2 diabetes in the European Prospective Investigation into Cancer and Nutrition-Netherlands (EPIC-NL) study. Am J Clin Nutr 2010;92:905-11.

29. Fan J, Song Y, Wang Y, Hui R, Zhang W. Dietary glycemic index, glycemic load, and risk of coronary heart disease, stroke, and stroke mortality: a systematic review with meta-analysis. PLoS One 2012;7:e52182.

30. Hu J, La Vecchia C, Augustin LS, et al. Glycemic index, glycemic load and cancer risk. Ann Oncol 2013;24:245-51.

Kapitel 17: Moderne Menschenmast

1. Huneault L, Mathieu ME, Tremblay A. Globalization and modernization: an obesogenic combination. Obes Rev 2011;12:e64-72.

2. Chaput JP, Tremblay A. Obesity and physical inactivity: the relevance of reconsidering the notion of sedentariness. Obes Facts 2009;2:249-54.

3. Chaput JP, Tremblay A. Intelligence and obesity: does the intensity of mental workload matter? Obes Rev 2010;11:548-9.

4. Tremblay A, Chaput JP. About unsuspected potential determinants of obesity. Appl Physiol Nutr Metab 2008;33:791-6.

5. Chaput JP, Sharma AM. Is physical activity in weight management more about 'calories in' than 'calories out'? Br J Nutr 2011;106:1768-9.

6. Chaput JP, Klingenberg L, Astrup A, Sjodin AM. Modern sedentary activities promote overconsumption of food in our current obesogenic environment. Obes Rev 2011;12:e12-20.

7. Hogenkamp PS, Nilsson E, Nilsson VC, et al. Acute sleep deprivation increases portion size and affects food choice in young men. Psychoneuroendocrinology 2013, epub ahead of print.

8. Chapman CD, Benedict C, Brooks SJ, Schioth HB. Lifestyle determinants of the drive to eat: a meta-analysis. Am J Clin Nutr 2012;96:492-7.

9. Novak NL, Brownell KD. Role of policy and government in the obesity epidemic. Circulation 2012;126:2345-52.

10. Novak NL, Brownell KD. Obesity: a public health approach. Psychiatr Clin North Am 2011;34:895-909.

11. Novak NL, Brownell KD. Taxation as prevention and as a treatment for obesity: the case of sugar-sweetened beverages. Curr Pharm Des 2011;17:1218-22.

12. Basu S, McKee M, Galea G, Stuckler D. Relationship of Soft Drink Consumption to Global Overweight, Obesity, and Diabetes: A Cross-National Analysis of 75 Countries. Am J Public Health 2013, epub ahead of print.

13. Moodie R, Stuckler D, Monteiro C, et al. Profits and pandemics: prevention of harmful effects of tobacco, alcohol, and ultra-processed food and drink industries. Lancet 2013;381:670-9.

14. Stuckler D, Nestle M. Big food, food systems, and global health. PLoS Med 2012;9:e1001242.

15. Symonds ME, Mendez MA, Meltzer HM, et al. Early life nutritional programming of obesity: mother-child cohort studies. Ann Nutr Metab 2013;62:137-45.

16. Symonds ME, Sebert S, Budge H. The obesity epidemic: from the environment to epigenetics - not simply a response to dietary manipulation in a thermoneutral environment. Front Genet 2011;2:24.

Kapitel 18: Risiko erkennen

1. Li Z, Deng ML, Tseng CH, Heber D. Hypertriglyceridemia Is a Practical Biomarker of Metabolic Syndrome in Individuals with Abdominal Obesity. Metab Syndr Relat Disord 2013;11:87-91.

2. Bedogni G, Bellentani S, Miglioli L, et al. The Fatty Liver Index: a simple and accurate predictor of hepatic steatosis in the general population. BMC Gastroenterol 2006;6:33.

3. Bedogni G, Kahn HS, Bellentani S, Tiribelli C. A simple index of lipid overaccumulation is a good marker of liver steatosis. BMC Gastroenterol 2010;10:98.

4. Balkau B, Lange C, Vol S, Fumeron F, Bonnet F. Nine-year incident diabetes is predicted by fatty liver indices: the French D.E.S.I.R. study. BMC Gastroenterol 2010;10:56.

5. Lerchbaum E, Gruber HJ, Schwetz V, et al. Fatty liver index in polycystic ovary syndrome. Eur J Endocrinol 2011;165:935-43.

6. Bozkurt L, Gobl CS, Tura A, et al. Fatty liver index predicts further metabolic deteriorations in women with previous gestational diabetes. PLoS One 2012;7:e32710.

7. Jung CH, Lee WJ, Hwang JY, et al. Assessment of the fatty liver index as an indicator of hepatic steatosis for predicting incident diabetes independently of insulin resistance in a Korean population. Diabet Med 2013;30:428-35.

8. Kim JH, Kwon SY, Lee SW, Lee CH. Validation of fatty liver index and lipid accumulation product for predicting fatty liver in Korean population. Liver Int 2011;31:1600-1.

9. Koehler EM, Schouten JN, Hansen BE, Hofman A, Stricker BH, Janssen HL. External Validation of the Fatty Liver Index for Identifying Nonalcoholic Fatty Liver Disease in a Population-based Study. Clin Gastroenterol Hepatol. 2013 Jan 22. [Epub ahead of print]

10. Kozakova M, Palombo C, Eng MP, et al. Fatty liver index, gamma-glutamyltransferase, and early carotid plaques. Hepatology 2012;55:1406-15.

11. Rogulj D, Konjevoda P, Milic M, Mladinic M, Domijan AM. Fatty liver index as an indicator of metabolic syndrome. Clin Biochem 2012;45:68-71.

12. Zelber-Sagi S, Webb M, Assy N, et al. Comparison of fatty liver index with noninvasive methods for steatosis detection and quantification. World J Gastroenterol 2013;19:57-64.

13. Lerchbaum E, Pilz S, Grammer TB, et al. The fatty liver index is associated with increased mortality in subjects referred to coronary angiography. Nutr Metab Cardiovasc Dis 2013; epub Apr 1.;

14. Stefan N, Häring HU. Nichtalkoholische Steatohepatitis. Prädiktor und Folge des Diabetes. Internist (Berl) 2011;52:389-94.

15. Stefan N, Häring HU. The role of hepatokines in metabolism. Nat Rev Endocrinol 2013;9:144-52.

Kapitel 19: Abnehmen!

1. Rademacher C, Oberritter H. ICH nehme ab – das evaluierte Konzept der DGE zur Gewichtsreduktion und langfristigen Umstellung auf eine vollwertige Ernährung. Adipositas 2008;2:67–73.

2. Hession M, Rolland C, Kulkarni U, Wise A, Broom J. Systematic review of randomized controlled trials of low-carbohydrate vs. low-fat/low-calorie diets in the management of obesity and its comorbidities. Obes Rev 2009;10:36-50.

3. Hu T, Mills KT, Yao L, et al. Effects of low-carbohydrate diets versus low-fat diets on metabolic risk factors: a meta-analysis of randomized controlled clinical trials. Am J Epidemiol 2012;176 Suppl 7:S44-54.

4. Santos FL, Esteves SS, da Costa Pereira A, Yancy WS, Jr., Nunes JP. Systematic review and meta-analysis of clinical trials of the effects of low carbohydrate diets on cardiovascular risk factors. Obes Rev 2012;13:1048-66.

5. Franz MJ, VanWormer JJ, Crain AL, et al. Weight-loss outcomes: a systematic review and meta-analysis of weight-loss clinical trials with a minimum 1-year follow-up. J Am Diet Assoc 2007;107:1755-67.

6. Ahern AL, Olson AD, Aston LM, Jebb SA. Weight Watchers on prescription: an observational study of weight change among adults referred to Weight Watchers by the NHS. BMC Public Health 2011;11:434.

7. Jebb SA, Ahern AL, Olson AD, et al. Primary care referral to a commercial provider for weight loss treatment versus standard care: a randomised controlled trial. Lancet 2011;378:1485-92.

8. Sacks FM, Bray GA, Carey VJ, et al. Comparison of weight-loss diets with different compositions of fat, protein, and carbohydrates. N Engl J Med 2009;360:859-73.

9. Mulholland Y, Nicokavoura E, Broom J, Rolland C. Very-low-energy diets and morbidity: a systematic review of longer-term evidence. Br J Nutr 2012;108:832-51.

10. Asher RC, Burrows TL, Collins CE. Very low-energy diets for weight loss in adults: A review. Nutrition & Dietetics 2012, first published online: 20 Nov 2012.

11. Hemmingsson E, Johansson K, Eriksson J, Sundstrom J, Neovius M, Marcus C. Weight loss and dropout during a commercial weight-loss program including a very-low-calorie diet, a low-calorie diet, or restricted normal food: observational cohort study. Am J Clin Nutr 2012;96:953-61.

12. Heymsfield SB, van Mierlo CA, van der Knaap HC, Heo M, Frier HI. Weight management using a meal replacement strategy: meta and pooling analysis from six studies. Int J Obes Relat Metab Disord 2003;27:537-49.

13. Tsai AG, Wadden TA. The evolution of very-low-calorie diets: an update and meta-analysis. Obesity (Silver Spring) 2006;14:1283-93.

14. Hamdy O, Zwiefelhofer D. Weight management using a meal replacement strategy in type 2 diabetes. Curr Diab Rep 2010;10:159-64.

15. Walle H, Becker C. Das Bodymed-Ernährungskonzept. Langzeitergebnisse eines ambulanten, ärztlich betreuten Ernährungskonzepts (LEAN-Studie). Adipositas 2008;2:84–9.

16. Casazza K, Fontaine KR, Astrup A, et al. Myths, presumptions, and facts about obesity. N Engl J Med 2013;368:446-54.

17. Anderson JW, Konz EC, Frederich RC, Wood CL. Long-term weight-loss maintenance: a meta-analysis of US studies. Am J Clin Nutr 2001;74:579-84.

18. Dulloo AG. Explaining the failures of obesity therapy: willpower attenuation, target miscalculation or metabolic compensation? Int J Obes (Lond) 2012;36:1418-20.

19. Hafekost K, Lawrence D, Mitrou F, O'Sullivan TA, Zubrick SR. Tackling overweight and obesity: does the public health message match the science? BMC Med 2013;11:41.

20. Melanson EL, Keadle SK, Donnelly JE, Braun B, King NA. Resistance to Exercise-Induced Weight Loss: Compensatory Behavioral Adaptations. Med Sci Sports Exerc 2013.

21. Sumithran P, Proietto J. The defence of body weight: a physiological basis for weight regain after weight loss. Clin Sci (Lond) 2013;124:231-41.

22. Byrne NM, Wood RE, Schutz Y, Hills AP. Does metabolic compensation explain the majority of less-than-expected weight loss in obese adults during a short-term severe diet and exercise intervention? Int J Obes (Lond) 2012;36:1472-8.

23. King NA, Horner K, Hills AP, et al. Exercise, appetite and weight management: understanding the compensatory responses in eating behaviour and how they contribute to variability in exercise-induced weight loss. Br J Sports Med 2012;46:315-22.

24. Soenen S, Martens EA, Hochstenbach-Waelen A, Lemmens SG, Westerterp-Plantenga MS. Normal Protein Intake Is Required for Body Weight Loss and Weight Maintenance, and Elevated Protein Intake for Additional Preservation of Resting Energy Expenditure and Fat Free Mass. J Nutr 2013;143:591-6.

25. Westerterp-Plantenga MS, Lemmens SG, Westerterp KR. Dietary protein - its role in satiety, energetics, weight loss and health. Br J Nutr 2012;108 Suppl 2:S105-12.

26. Ebbeling CB, Swain JF, Feldman HA, et al. Effects of dietary composition on energy expenditure during weight-loss maintenance. JAMA 2012;307:2627-34.

27. Walsh CO, Ebbeling CB, Swain JF, Markowitz RL, Feldman HA, Ludwig DS. Effects of Diet Composition on Postprandial Energy Availability during Weight Loss Maintenance. PLoS One 2013;8:e58172.

28. Brinkworth GD, Buckley JD, Noakes M, Clifton PM. Renal function following long-term weight loss in individuals with abdominal obesity on a very-low-carbohydrate diet vs high-carbohydrate diet. J Am Diet Assoc 2010;110:633-8.

29. Li Z, Treyzon L, Chen S, Yan E, Thames G, Carpenter CL. Protein-enriched meal replacements do not adversely affect liver, kidney or bone density: an outpatient randomized controlled trial. Nutr J 2010;9:72.

30. Juraschek SP, Appel LJ, Anderson CA, Miller ER, 3rd. Effect of a High-Protein Diet on Kidney Function in Healthy Adults: Results From the OmniHeart Trial. Am J Kidney Dis 2013;61:547-54.

31. Friedman AN, Ogden LG, Foster GD, et al. Comparative effects of low-carbohydrate high-protein versus low-fat diets on the kidney. Clin J Am Soc Nephrol 2012;7:1103-11.

32. Skov AR, Toubro S, Bulow J, Krabbe K, Parving HH, Astrup A. Changes in renal function during weight loss induced by high vs low- protein low-fat diets in overweight subjects. Int J Obes Relat Metab Disord 1999;23:1170-7.

33. Xanthakos SA. Nutritional deficiencies in obesity and after bariatric surgery. Pediatr Clin North Am 2009;56:1105-21.

34. Jeffreys RM, Hrovat K, Woo JG, Schmidt M, Inge TH, Xanthakos SA. Dietary assessment of adolescents undergoing laparoscopic Roux-en-Y gastric bypass surgery: macro- and micronutrient, fiber, and supplement intake. Surg Obes Relat Dis 2012;8:331-6.

35. Buchwald H, Estok R, Fahrbach K, et al. Weight and type 2 diabetes after bariatric surgery: systematic review and meta-analysis. Am J Med 2009;122:248-56 e5.

36. Arterburn DE, Bogart A, Sherwood NE, et al. A multisite study of long-term remission and relapse of type 2 diabetes mellitus following gastric bypass. Obes Surg 2013;23:93-102.

37. Sjostrom L. Review of the key results from the Swedish Obese Subjects (SOS) trial - a prospective controlled intervention study of bariatric surgery. J Intern Med 2013;273:219-34.

38. Taylor R. Type 2 Diabetes: Etiology and reversibility. Diabetes Care 2013;36:1047-55.

39. Adams S, Salhab M, Hussain Z, Miller G, Leveson S. Preoperatively determinable factors predictive of diabetes mellitus remission following Roux-en-Y gastric bypass: a review of the literature. Acta Diabetol 2013 Mar 7. [Epub ahead of print]

40. Gregg EW, Chen H, Wagenknecht LE, et al. Association of an intensive lifestyle intervention with remission of type 2 diabetes. JAMA 2012;308:2489-96.

41. Johnson BL, Blackhurst DW, Latham BB, et al. Bariatric Surgery Is Associated with a Reduction in Major Macrovascular and Microvascular Complications in Moderately to Severely Obese Patients with Type 2 Diabetes Mellitus. J Am Coll Surg 2013;216:545-56;

42. Boussageon R, Bejan-Angoulvant T, Saadatian-Elahi M, et al. Effect of intensive glucose lowering treatment on all cause mortality, cardiovascular death, and microvascular events in type 2 diabetes: meta-analysis of randomised controlled trials. BMJ 2011;343:d4169.

43. Janghorbani M, Dehghani M, Salehi-Marzijarani M. Systematic review and meta-analysis of insulin therapy and risk of cancer. Horm Cancer 2012;3:137-46.

44. Currie CJ, Poole CD, Evans M, Peters JR, Morgan CL. Mortality and Other Important Diabetes-Related Outcomes With Insulin vs Other Antihyperglycemic Therapies in Type 2 Diabetes. J Clin Endocrinol Metab 2013;98:668-77.

45. Isbell JM, Tamboli RA, Hansen EN, et al. The importance of caloric restriction in the early improvements in insulin sensitivity after Roux-en-Y gastric bypass surgery. Diabetes Care 2010;33:1438-42.

46. Breitman I, Isbell JM, Saliba J, et al. Effects of proximal gut bypass on glucose tolerance and insulin sensitivity in humans. Diabetes Care 2013;36:e57.

47. Samaras K. Bariatric surgery for type 2 diabetes: to whom and when? Minerva Endocrinol 2013;38:47-58.

48. De Paula AL, Stival AR, Macedo A, et al. Prospective randomized controlled trial comparing 2 versions of laparoscopic ileal interposition associated with sleeve gastrectomy for patients with type 2 diabetes with BMI 21-34 kg/m(2). Surg Obes Relat Dis 2010;6:296-304.

49. De Paula AL, Stival AR, Halpern A, et al. Improvement in insulin sensitivity and beta-cell function following ileal interposition with sleeve gastrectomy in type 2 diabetic patients: potential mechanisms. J Gastrointest Surg 2011;15:1344-53.

50. Lebovitz HE. Metabolic Surgery for Type 2 Diabetes with BMI <35 kg/m:An Endocrinologist's Perspective. Obes Surg 2013.

Kapitel 20: Leber entfetten!

1. Chapman WH, Cunningham E, Pories WJ. Bariatric surgery and diabetes: access denied. Diabetes Technol Ther 2013;15 Suppl 1:S83-7.

2. Pories WJ, MacDonald KG, Jr., Morgan EJ, et al. Surgical treatment of obesity and its effect on diabetes: 10-y follow-up. Am J Clin Nutr 1992;55:582S-5S.

3. Dixon JB, O'Brien PE, Playfair J, et al. Adjustable gastric banding and conventional therapy for type 2 diabetes: a randomized controlled trial. JAMA 2008;299:316-23.

4. Mingrone G, Panunzi S, De Gaetano A, et al. Bariatric surgery versus conventional medical therapy for type 2 diabetes. N Engl J Med 2012;366:1577-85.

5. Bradley D, Conte C, Mittendorfer B, et al. Gastric bypass and banding equally improve insulin sensitivity and beta cell function. J Clin Invest 2012;122:4667-74.

6. Taylor R. Type 2 Diabetes: Etiology and reversibility. Diabetes Care 2013;36:1047-55.

7. Viljanen AP, Iozzo P, Borra R, et al. Effect of weight loss on liver free fatty acid uptake and hepatic insulin resistance. J Clin Endocrinol Metab 2009;94:50-5.

8. Vitola BE, Deivanayagam S, Stein RI, et al. Weight loss reduces liver fat and improves hepatic and skeletal muscle insulin sensitivity in obese adolescents. Obesity (Silver Spring) 2009;17:1744-8.

9. Lim EL, Hollingsworth KG, Aribisala BS, Chen MJ, Mathers JC, Taylor R. Reversal of type 2 diabetes: normalisation of beta cell function in association with decreased pancreas and liver triacylglycerol. Diabetologia 2011;54:2506-14.

10. Malandrucco I, Pasqualetti P, Giordani I, et al. Very-low-calorie diet: a quick therapeutic tool to improve beta cell function in morbidly obese patients with type 2 diabetes. Am J Clin Nutr 2012;95:609-13.

11. Bozzetto L, Prinster A, Annuzzi G, et al. Liver fat is reduced by an isoenergetic MUFA diet in a controlled randomized study in type 2 diabetic patients. Diabetes Care 2012;35:1429-35.

12. Ryan MC, Itsiopoulos C, Thodis T, et al. The Mediterranean Diet Improves Hepatic Steatosis and Insulin Sensitivity in Individuals with Nonalcoholic Fatty Liver Disease. J Hepatol 2013 Feb 26; [Epub ahead of print]

13. Bortolotti M, Maiolo E, Corazza M, et al. Effects of a whey protein supplementation on intrahepatocellular lipids in obese female patients. Clin Nutr 2011;30:494-8.

14. Krauss RM, Blanche PJ, Rawlings RS, Fernstrom HS, Williams PT. Separate effects of reduced carbohydrate intake and weight loss on atherogenic dyslipidemia. Am J Clin Nutr 2006;83:1025-31.

15. Bosomworth NJ. The downside of weight loss: realistic intervention in body-weight trajectory. Can Fam Physician 2012;58:517-23.

16. Harrington M, Gibson S, Cottrell RC. A review and meta-analysis of the effect of weight loss on all-cause mortality risk. Nutr Res Rev 2009;22:93-108.

Kapitel 21: Hafer und Leber für die Leber!

1. Al-Humadi H, Zarros A, Kyriakaki A, Al-Saigh R, Liapi C. Choline deprivation: an overview of the major hepatic metabolic response pathways. Scandinavian journal of gastroenterology 2012;47:874-86.

2. Corbin KD, Zeisel SH. Choline metabolism provides novel insights into nonalcoholic fatty liver disease and its progression. Current opinion in gastroenterology 2012;28:159-65.

3. Mehedint MG, Zeisel SH. Choline's role in maintaining liver function: new evidence for epigenetic mechanisms. Curr Opin Clin Nutr Metab Care 2013;16:339-45.

4. da Costa KA, Niculescu MD, Craciunescu CN, Fischer LM, Zeisel SH. Choline deficiency increases lymphocyte apoptosis and DNA damage in humans. The American journal of clinical nutrition 2006;84:88-94.

5. Zeisel SH, Mar MH, Howe JC, Holden JM. Concentrations of choline-containing compounds and betaine in common foods. The Journal of nutrition 2003;133:1302-7.

6. Rong Y, Chen L, Zhu T, et al. Egg consumption and risk of coronary heart disease and stroke: dose-response meta-analysis of prospective cohort studies. BMJ (Clinical research ed) 2013;346:e8539.

7. Blesso CN, Andersen CJ, Barona J, Volek JS, Fernandez ML. Whole egg consumption improves lipoprotein profiles and insulin sensitivity to a greater extent than yolk-free egg substitute in individuals with metabolic syndrome. Metabolism 2013;62:400-10.

8. Patterson E, Wall R, Fitzgerald GF, Ross RP, Stanton C. Health implications of high dietary omega-6 polyunsaturated Fatty acids. Journal of nutrition and metabolism 2012;2012:539426.

9. Molendi-Coste O, Legry V, Leclercq IA. Dietary lipids and NAFLD: suggestions for improved nutrition. Acta gastro-enterologica Belgica 2010;73:431-6.

10. Di Minno MN, Russolillo A, Lupoli R, Ambrosino P, Di Minno A, Tarantino G. Omega-3 fatty acids for the treatment of non-alcoholic fatty liver disease. World journal of gastroenterology: WJG 2012;18:5839-47.

11. Parker HM, Johnson NA, Burdon CA, Cohn JS, O'Connor HT, George J. Omega-3 supplementation and non-alcoholic fatty liver disease: a systematic review and meta-analysis. Journal of hepatology 2012;56:944-51.

12. Jans A, van Hees AM, Gjelstad IM, et al. Impact of dietary fat quantity and quality on skeletal muscle fatty acid metabolism in subjects with the metabolic syndrome. Metabolism 2012;61:1554-65.

13. McCarthy EM, Rinella ME. The role of diet and nutrient composition in nonalcoholic Fatty liver disease. Journal of the Academy of Nutrition and Dietetics 2012;112:401-9.

14. Pacana T, Sanyal AJ. Vitamin E and nonalcoholic fatty liver disease. Current opinion in clinical nutrition and metabolic care 2012;15:641-8.

15. Sung CC, Liao MT, Lu KC, Wu CC. Role of vitamin D in insulin resistance. Journal of biomedicine & biotechnology 2012;2012:634195.

16. Belenchia AM, Tosh AK, Hillman LS, Peterson CA. Correcting vitamin D insufficiency improves insulin sensitivity in obese adolescents: a randomized controlled trial. Am J Clin Nutr 2013;97:774-81.

17. Khan H, Kunutsor S, Franco OH, Chowdhury R. Vitamin D, type 2 diabetes and other metabolic outcomes: a systematic review and meta-analysis of prospective studies. The Proceedings of the Nutrition Society 2013;72:89-97.

18. Rhee EJ, Kim MK, Park SE, et al. High serum vitamin D levels reduce the risk for nonalcoholic fatty liver disease in healthy men independent of metabolic syndrome. Endocr J 2013 Feb 13. [Epub ahead of print].

19. Roth CL, Elfers CT, Figlewicz DP, et al. Vitamin D deficiency in obese rats exacerbates nonalcoholic fatty liver disease and increases hepatic resistin and Toll-like receptor activation. Hepatology (Baltimore, Md) 2012;55:1103-11.

20. Kwok RM, Torres DM, Harrison SA. Vitamin D and NAFLD: Is it more than just an association? Hepatology 2013 Mar 16. [Epub ahead of print].

21. Jablonski KL, Jovanovich A, Holmen J, et al. Low 25-hydroxyvitamin D level is independently associated with non-alcoholic fatty liver disease. Nutrition, metabolism, and cardiovascular diseases: NMCD 2013.

22. Mingorance C, Rodriguez-Rodriguez R, Justo ML, Herrera MD, de Sotomayor MA. Pharmacological effects and clinical applications of propionyl-L-carnitine. Nutrition Reviews 2011;69:279-90.

23. Vidal-Casariego A, Burgos-Pelaez R, Martinez-Faedo C, et al. Metabolic Effects of L-carnitine on Type 2 Diabetes Mellitus: Systematic Review and Meta-analysis. Exp Clin Endocrinol Diabetes 2013;121:234-8.

24. Marcovina SM, Sirtori C, Peracino A, et al. Translating the basic knowledge of mitochondrial functions to metabolic therapy: role of L-carnitine. Translational research:the journal of laboratory and clinical medicine 2013;161:73-84.

25. Yamori Y, Taguchi T, Hamada A, Kunimasa K, Mori H, Mori M. Taurine in health and diseases: consistent evidence from experimental and epidemiological studies. Journal of biomedical science 2010;17 Suppl 1:S6.

26. Gentile CL, Nivala AM, Gonzales JC, et al. Experimental evidence for therapeutic potential of taurine in the treatment of nonalcoholic fatty liver disease. American journal of physiology Regulatory, integrative and comparative physiology 2011;301:R1710-22.

27. Beylot M. Effects of inulin-type fructans on lipid metabolism in man and in animal models. The British journal of nutrition 2005;93 Suppl 1:S163-8.

28. Letexier D, Diraison F, Beylot M. Addition of inulin to a moderately high-carbohydrate diet reduces hepatic lipogenesis and plasma triacylglycerol concentrations in humans. The American journal of clinical nutrition 2003;77:559-64.

29. Russo F, Riezzo G, Chiloiro M, et al. Metabolic effects of a diet with inulin-enriched pasta in healthy young volunteers. Current pharmaceutical design 2010;16:825-31.

30. El Khoury D, Cuda C, Luhovyy BL, Anderson GH. Beta glucan: health benefits in obesity and metabolic syndrome. Journal of nutrition and metabolism 2012;2012:851362.

31. Cloetens L, Ulmius M, Johansson-Persson A, Akesson B, Onning G. Role of dietary beta-glucans in the prevention of the metabolic syndrome. Nutrition reviews 2012;70:444-58.

32. Bays H, Frestedt JL, Bell M, et al. Reduced viscosity Barley beta-Glucan versus placebo: a randomized controlled trial of the effects on insulin sensitivity for individuals at risk for diabetes mellitus. Nutrition & metabolism 2011;8:58.

Kapitel 22: Jagen und Sammeln!

1. Petersen KF, Dufour S, Savage DB, et al. The role of skeletal muscle insulin resistance in the pathogenesis of the metabolic syndrome. Proc Natl Acad Sci U S A 2007;104:12587-94.

2. Rabol R, Petersen KF, Dufour S, Flannery C, Shulman GI. Reversal of muscle insulin resistance with exercise reduces postprandial hepatic de novo lipogenesis in insulin resistant individuals. Proc Natl Acad Sci U S A 2011;108:13705-9.

3. Jensen J, Rustad PI, Kolnes AJ, Lai YC. The role of skeletal muscle glycogen breakdown for regulation of insulin sensitivity by exercise. Front Physiol 2011;2:112.

4. Holloszy JO. Exercise-induced increase in muscle insulin sensitivity. J Appl Physiol 2005;99:338-43.

5. Horowitz JF. Exercise-induced alterations in muscle lipid metabolism improve insulin sensitivity. Exerc Sport Sci Rev 2007;35:192-6.

6. Shaw CS, Clark J, Wagenmakers AJ. The effect of exercise and nutrition on intramuscular fat metabolism and insulin sensitivity. Annu Rev Nutr 2010;30:13-34.

7. Snel M, Jonker JT, Schoones J, et al. Ectopic fat and insulin resistance: pathophysiology and effect of diet and lifestyle interventions. Int J Endocrinol 2012;2012:983814.

8. Samuel VT, Shulman GI. Mechanisms for insulin resistance: common threads and missing links. Cell 2012;148:852-71.

9. Keating SE, Hackett DA, George J, Johnson NA. Exercise and non-alcoholic fatty liver disease: a systematic review and meta-analysis. J Hepatol 2012;57:157-66.

10. Bacchi E, Negri C, Targher G, et al. Both resistance training and aerobic training reduce hepatic fat content in type 2 diabetic subjects with NAFLD (The RAED2 randomized trial). Hepatology. 2013 Mar 16. [Epub ahead of print]

11. Rodriguez B, Torres DM, Harrison SA. Physical activity: an essential component of lifestyle modification in NAFLD. Nat Rev Gastroenterol Hepatol 2012;9:726-31.

12. Thorogood A, Mottillo S, Shimony A, et al. Isolated aerobic exercise and weight loss: a systematic review and meta-analysis of randomized controlled trials. Am J Med 2011;124:747-55.

13. Thomas DM, Bouchard C, Church T, et al. Why do individuals not lose more weight from an exercise intervention at a defined dose? An energy balance analysis. Obes Rev 2012;13:835-47.

Kapitel 23: Frieren und Sonnen!

1. Khan H, Kunutsor S, Franco OH, Chowdhury R. Vitamin D, type 2 diabetes and other metabolic outcomes: a systematic review and meta-analysis of prospective studies. Proc Nutr Soc 2013;72:89-97.

2. Targher G, Bertolini L, Scala L, et al. Associations between serum 25-hydroxyvitamin D3 concentrations and liver histology in patients with non-alcoholic fatty liver disease. Nutr Metab Cardiovasc Dis 2007;17:517-24.

3. Barchetta I, Angelico F, Del Ben M, et al. Strong association between non alcoholic fatty liver disease (NAFLD) and low 25(OH) vitamin D levels in an adult population with normal serum liver enzymes. BMC Med 2011;9:85.

4. Barchetta I, Carotti S, Labbadia G, et al. Liver vitamin D receptor, CYP2R1, and CYP27A1 expression: relationship with liver histology and vitamin D3 levels in patients with nonalcoholic steatohepatitis or hepatitis C virus. Hepatology 2012;56:2180-7.

5. Sung CC, Liao MT, Lu KC, Wu CC. Role of vitamin D in insulin resistance. J Biomed Biotechnol 2012;2012:634195.

6. Belenchia AM, Tosh AK, Hillman LS, Peterson CA. Correcting vitamin D insufficiency improves insulin sensitivity in obese adolescents: a randomized controlled trial. Am J Clin Nutr 2013.

7. Kwok RM, Torres DM, Harrison SA. Vitamin D and NAFLD: Is it more than just an association? Hepatology. 2013 Mar 16. [Epub ahead of print]

8. Merkel M, Heeren J. Energie, braunes Fettgewebe und Adipositas. Dtsch Med Wochenschr 2011;136:548-50.

9. Bartelt A, Merkel M, Heeren J. A new, powerful player in lipoprotein metabolism: brown adipose tissue. J Mol Med (Berl) 2012;90:887-93.

10. Cinti S. Between brown and white: novel aspects of adipocyte differentiation. Ann Med 2011;43:104-15.

11. van Marken Lichtenbelt WD, Vanhommerig JW, Smulders NM, et al. Cold-activated brown adipose tissue in healthy men. N Engl J Med 2009;360:1500-8.

12. Pfannenberg C, Werner MK, Ripkens S, et al. Impact of age on the relationships of brown adipose tissue with sex and adiposity in humans. Diabetes 2010;59:1789-93.

Kapitel 24: Schlank schlafen!

1. Knutson KL. Does inadequate sleep play a role in vulnerability to obesity? Am J Hum Biol 2012;24:361-71.

2. Chaput JP, Despres JP, Bouchard C, Tremblay A. Longer sleep duration associates with lower adiposity gain in adult short sleepers. Int J Obes (Lond) 2012;36:752-6.

3. Chaput JP, Tremblay A. Adequate sleep to improve the treatment of obesity. CMAJ 2012;184:1975-6.

4. Lucassen EA, Rother KI, Cizza G. Interacting epidemics? Sleep curtailment, insulin resistance, and obesity. Ann N Y Acad Sci 2012;1264:110-34.

5. Chaput JP, Tremblay A. Sleeping habits predict the magnitude of fat loss in adults exposed to moderate caloric restriction. Obes Facts 2012;5:561-6.

6. Thomson CA, Morrow KL, Flatt SW, et al. Relationship between sleep quality and quantity and weight loss in women participating in a weight-loss intervention trial. Obesity (Silver Spring) 2012;20:1419-25.

7. Mirrakhimov AE, Polotsky VY. Obstructive sleep apnea and non-alcoholic Fatty liver disease: is the liver another target? Front Neurol 2012;3:149.

8. Byrne TJ, Parish JM, Somers V, Aqel BA, Rakela J. Evidence for liver injury in the setting of obstructive sleep apnea. Ann Hepatol 2012;11:228-31.

9. Baliunas DO, Taylor BJ, Irving H, et al. Alcohol as a risk factor for type 2 diabetes: A systematic review and meta-analysis. Diabetes Care 2009;32:2123-32.

10. Mukamal KJ. Understanding the mechanisms that link alcohol and lower risk of coronary heart disease. Clin Chem 2012;58:664-6.

11. Dunn W, Xu R, Schwimmer JB. Modest wine drinking and decreased prevalence of suspected nonalcoholic fatty liver disease. Hepatology 2008;47:1947-54.

12. Dunn W, Sanyal AJ, Brunt EM, et al. Modest alcohol consumption is associated with decreased prevalence of steatohepatitis in patients with non-alcoholic fatty liver disease (NAFLD). J Hepatol 2012;57:384-91.

13. Ronksley PE, Brien SE, Turner BJ, Mukamal KJ, Ghali WA. Association of alcohol consumption with selected cardiovascular disease outcomes: a systematic review and meta-analysis. BMJ 2011;342:d671.

14. Foster RG, Wulff K. The rhythm of rest and excess. Nat Rev Neurosci 2005;6:407-14.

Kapitel 25: LOGIsch essen!

1. Westman EC, Yancy WS, Jr., Humphreys M. Dietary treatment of diabetes mellitus in the pre-insulin era (1914-1922). Perspect Biol Med 2006;49:77-83.

2. Asher RC, Burrows TL, Collins CE. Very low-energy diets for weight loss in adults: A review. First published online: 20 NOV 2012

3. Hemmingsson E, Johansson K, Eriksson J, Sundstrom J, Neovius M, Marcus C. Weight loss and dropout during a commercial weight-loss program including a very-low-calorie diet, a low-calorie diet, or restricted normal food: observational cohort study. Am J Clin Nutr 2012;96:953-61.

4. Mulholland Y, Nicokavoura E, Broom J, Rolland C. Very-low-energy diets and morbidity: a systematic review of longer-term evidence. Br J Nutr 2012;108:832-51.

5. Taylor R. The 2012 Banting Lecture Reversing the twin cycles of Type 2 diabetes. Diabet Med 2013;30 267-75.

6. Larsen TM, Dalskov SM, van Baak M, et al. Diets with high or low protein content and glycemic index for weight-loss maintenance. N Engl J Med 2010;363:2102-13.

7. Papadaki A, Linardakis M, Larsen TM, et al. The effect of protein and glycemic index on children's body composition: the DiOGenes randomized study. Pediatrics 2010;126:e1143-52.

8. Ebbeling CB, Swain JF, Feldman HA, et al. Effects of dietary composition on energy expenditure during weight-loss maintenance. JAMA 2012;307:2627-34.

9. Walsh CO, Ebbeling CB, Swain JF, Markowitz RL, Feldman HA, Ludwig DS. Effects of Diet Composition on Postprandial Energy Availability during Weight Loss Maintenance. PLoS One 2013;8:e58172.

10. Westerterp-Plantenga MS, Nieuwenhuizen A, Tome D, Soenen S, Westerterp KR. Dietary protein, weight loss, and weight maintenance. Annu Rev Nutr 2009;29:21-41.

11. Sumithran P, Prendergast LA, Delbridge E, et al. Long-term persistence of hormonal adaptations to weight loss. N Engl J Med 2011;365:1597-604.

12. Sumithran P, Proietto J. The defence of body weight: a physiological basis for weight regain after weight loss. Clin Sci (Lond) 2013;124:231-41.

13. Frisch S, Zittermann A, Berthold HK, et al. A randomized controlled trial on the efficacy of carbohydrate-reduced or fat-reduced diets in patients attending a telemedically guided weight loss program. Cardiovasc Diabetol 2009;8:36.

14. Heilmeyer P, Kohlenberg S, Dorn A, Faulhammer S, Kliebhan R. Ernährungstherapie bei Diabetes mellitus Typ 2 mit kohlenhydrat-reduzierter Kost (LOGI-Methode). Internistische Praxis 2006;46:181-91.

15. Heilmeyer P, Heilmeyer B, Knyrim H, Worm N. Einfluss kohlenhydratreduzierter Ernährung auf die Hypertonie beim metabolischen Syndrom. Ernährung & Medizin 2010;25:166-71.

Kapitel 26: »Leberfasten« in der Therapie von Insulinresistenz und Folgeerkrankungen

1. Taylor R. Pathogenesis of type 2 diabetes: tracing the reverse route from cure to cause. Diabetologia 2008;51:1781-9.

2. Lim EL, Hollingsworth KG, Aribisala BS, Chen MJ, Mathers JC, Taylor R. Reversal of type 2 diabetes: normalisation of beta cell function in association with decreased pancreas and liver triacylglycerol. Diabetologia 2011;54:2506-14.

3. Taylor R. The 2012 Banting Lecture Reversing the twin cycles of Type 2 diabetes. Diabet Med 2013;30 267-75.

4. Taylor R. Type 2 Diabetes: Etiology and reversibility. Diabetes Care 2013;36:1047-55.

5. Lammert A, Kratzsch J, Selhorst J, et al. Clinical benefit of a short term dietary oatmeal intervention in patients with type 2 diabetes and severe insulin resistance: a pilot study. Exp Clin Endocrinol Diabetes 2008;116:132-4.

6. Weishaupt E. Hafertage. Auswirkungen auf die Insulinresistenz bei Patienten mit Typ Typ-2 Diabetes. Zürich 2009.

7. Kirk E, Reeds DN, Finck BN, Mayurranjan SM, Patterson BW, Klein S. Dietary fat and carbohydrates differentially alter insulin sensitivity during caloric restriction. Gastroenterology 2009;136:1552-60.

8. Browning JD, Baker JA, Rogers T, Davis J, Satapati S, Burgess SC. Short-term weight loss and hepatic triglyceride reduction: evidence of a metabolic advantage with dietary carbohydrate restriction. Am J Clin Nutr 2011;93:1048-52.

»UM DURCH DIE WELT ZU KOMMEN, IST ES ZWECKMÄSSIG, EINEN GROSSEN VORRAT VON VORSICHT UND NACHSICHT MIT-ZUNEHMEN.«

Arthur Schopenhauer (1788–1860)

Raum für Ihre Notizen

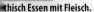

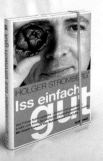

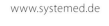
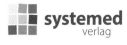

Yoga/Achtsamkeit

Brahmadev Marcel Anders-Hoepgen ist eine der einflussreichsten Persönlichkeiten im Sampoorna Yoga. Bei systemed erscheinen seine Lehrmaterialien in Buchform, auf DVD und auf CD.

Das Hatha Yoga Lehrbuch.
Sampoorna Hatha Yoga, Perfektion in Bewegung. Die 150 schönsten Übungen.
Marcel Anders-Hoepgen
978-3-927372-53-5 **29,95 €**

- **Sampoorna Hatha Yoga Stunde** (DVD)
  978-3-927372-64-1 **17,95 €**
- **Sampoorna Hatha Yoga Stunde** (CD)
  978-3-927372-65-8 **14,95 €**

- **Sampoorna Hatha Yoga Stunde Stufe 2** (DVD)
  978-3-942772-04-4 **17,95 €**

- **Sonnengruß, Teil 1** (DVD + CD)
  Das perfekte Workout
  978-3-927372-77-1 **16,95 €**

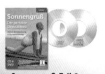

- **Sonnengruß, Teil 2** (DVD + CD)
  Der perfekte Stressabbau
  978-3-927372-97-9 **16,95 €**

Nada-Yoga-Musik-Reihe
- **Shanti** (CD)
  978-3-942772-29-7 **12,99 €**
- **Gelassenheit** (CD)
  978-3-942772-15-0 **12,99 €**
- **Eternal OM** (CD)
  978-3-942772-16-7 **12,99 €**
- **Runterkommen** (CD)
  978-3-942772-17-4 **12,99 €**

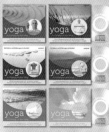

- **Augenentspannung** (CD)
  978-3-927372-71-9 **8,95 €**
- **Gleichgewicht** (CD)
  978-3-927372-72-6 **8,95 €**
- **Nackenentspannung** (CD)
  978-3-927372-70-2 **8,95 €**
- **Oberen Rücken stärken** (CD)
  978-3-927372-73-3 **8,95 €**
- **Unteren Rücken stärken** (CD)
  978-3-927372-74-0 **8,95 €**
- **Bauchmuskulatur stärken** (CD)
  978-3-927372-75-7 **8,95 €**

- **Besser schlafen.** (CD)
  Entspannung für die Nacht.
  978-3-942772-25-9 **12,99 €**
- **Gut schlafen.** (CD)
  Entspannung für die Nacht.
  978-3-927372-62-7 **9,95 €**
- **Kraft tanken.** (CD)
  Entspannung für den Tag.
  978-3-927372-61-0 **9,95 €**

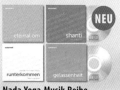

Yoga: Jeden Tag neu!
Über 100.000 mögliche Kombinationen für Übungseinheiten à 5 bis 10 Minuten.
Marcel Anders-Hoepgen
978-3-927372-69-6 **28,00 €**

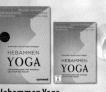

Hebammen Yoga
Übungen zur Geburtsvorbereitung und Rückbildung. *Inkl. Mantra-Audio-CD.*
Marcel Anders-Hoepgen
978-3-927372-99-3 **19,99 €**

- **Hebammen Yoga** (Doppel-DVD)
  Übungen zur Geburtsvorbereitung und Rückbildung.
  978-3-942772-03-7 **16,95 €**

Der Glücksvertrag
Das 21-Tage-Programm. Ein glückliches Leben in Balance dank einer Formel aus Psychologie und fernöstlicher Heilkunst. *Inklusive DVD.*
Ashish Mehta | Gela Brüggemann
978-3-942772-14-3 **19,99 €**

Anti-Stress-Yoga.
Mit Yoga und Ernährung zurück in die Life-Work-Balance.
Petra Orzech
978-3-942772-46-4 **19,99 €**

Andullation Quelle der Gesundheit
Einfache Wege gesund zu werden und zu bleiben
Birgit Frohn | Prof. Dr. Roland Stutz
978-3-942772-20-4 **18,99 €**

Schlank durch Achtsamkeit.
Durch inneres Gleichgewicht zum Idealgewicht
Ronald Pierre Schweppe
978-3-942772-00-6 **14,95 €**

Achtsam abnehmen – 33 Methoden für jeden Tag.
Ronald Pierre Schweppe
978-3-942772-30-3 **12,99 €**

Mut zur Trennung.
Plädoyer für eine mutige und produktive Entscheidung – Kinder brauchen Aufrichtigkeit.
Jutta Martha Beiner
978-3-942772-47-1 **15,99 €**

Mehr Infos zum Programm, zu den Autoren und zu weiteren Neuerscheinungen finden Sie im Internet auf www.systemed.de.

LOGI/Gesundheit

Low-Carb für Männer.
NEU

ein Mann – (k)ein Bauch.
...zt noch übersichtlicher – mit komplett
...erarbeiteter Kohlenhydrattabelle
...m Nachschlagen.
...rbara Plaschka | Petra Linné
...8-3-942772-52-5 **15,99 €**

...5 Ernährungsfallen
**... und wie sie mit Low-Carb
... vermeiden sind.**
...in typischen Alltagssituationen
...für Büro und Freizeit
...mit Einkaufsführer im Supermarkt
...mit ausführlichem Restaurant-Guide
...rbara Plaschka | Petra Linné
...8-3-927372-55-9 **15,95 €**

**...te Kohlenhyrate –
...hlechte Kohlenhydrate**
...nde verlieren und Energie tanken
...rbara Plaschka | Petra Linné
...3-927372-81-8 **12,95 €**

...uroris Taschenbücher

NEU

...wer verdaulich.
...uns die Ernährungsindustrie
...et und krank macht.
...re Weill
...3-942772-40-2 **12,95 €**

NEU

... Kohlenhydratkartell.
...die Diätkatastrophe, die finstersten
...enschaften der Zuckerlobby und
...e aus dem Diätendschungel.
...rd Opoku-Afari
...3-942772-39-6 **12,95 €**

ERSCHEINT SEPTEMBER 2013
VORBESTELLBAR AB SOFORT!

Der LOGI-Muskel-Coach.
Die ultimative Sporternährung für
Muskelaufbau und Ausdauertraining.
Dr. Torsten Albers | Dr. Nicolai Worm
978-3-942772-13-6 **19,99 €**

Bauch, Beine, Po – das
LOGI-Workout für Frauen. (DVD)
Inklusive ausführlichem Booklet.
Matthias Maier | Dr. Nicolai Worm
978-3-927372-98-6 **14,95 €**

Mehr vom Sport!
Low-Carb und LOGI in der
Sporternährung.
Unter Mitwirkung zahlreicher
Spitzensportler: Boxweltmeister Felix
Sturm, Schwimmprofi Mark Warnecke,
Leichtathlet Danny Ecker und viele mehr.
Clifford Opoku-Afari | Dr. Nicolai Worm
Heike Lemberger
978-3-927372-41-2 **19,95 €**

FÜR FACHKREISE

LOGI und Low Carb
in der Sporternährung.
Glykämischer Index und glykämische
Last – Einfluss auf Gesundheit
und körperliche Leistungsfähigkeit.
Jan Prinzhausen
978-3-927372-30-6 **24,90 €**

**ENDLICH SCHLANK
OHNE DIÄT**

Endlich schlank ohne Diät
Erfolgreich abnehmen ohne JOJO-Effekt
und Kalorienzählen - nach dem
LOGI-Erfolgsprinzip von Dr. Nicolai Worm.
Anna Cavelius
978-3-942772-10-5 **9,99 €**

Fit mit 100
Jung bleiben, länger leben
· Ein Leben lang schlank & glücklich
· Programme für Körper und Seele
· 100 wertvolle Ernährungstipps
Klaus Oberbeil
978-3-927372-93-1 **14,99 €**

Kräuter & Gewürze als Medizin
· Gesund und schlank mit Vitalkräften aus
der Apotheke der Natur.
Klaus Oberbeil
978-3-927372-92-4 **19,95 €**

NEU

Ich habe so lange
auf Dich gewartet!
Der lange Weg durch die Kinderwunsch-
therapie. Ein Tagebuch – ärztlich
kommentiert und ergänzt – über
Hoffnungen, Misserfolge, Wegbegleiter
und das Wunschkind.
Prof. Dr. Michael Ludwig | Maileen L.
978-3-942772-11-2 **15,99 €**

Der Burnout-Irrtum
Ausgebrannt durch Vitalstoffmangel –
Burnout fängt in der Körperzelle an!
Das Präventionsprogramm mit
Praxistipps und Fallbeispielen.
Uschi Eichinger | Kyra Hoffmann
978-3-942772-06-8 **19,99 €**

GESUND DURCH StRESS!

Gesund durch Stress!
Wer reizvoll lebt, bleibt länger jung!
Hans-Jürgen Richter | Dr. Peter Heilmeyer
978-3-927372-42-9 **15,95 €**

Allergien vorbeugen.
Schwangerschaft und Säuglingsalter
sind entscheidend!
Dr. Imke Reese | Christiane Schäfer
978-3-927372-50-4 **14,95 €**

Natürlich verhüten ohne Pille.
Welche Methode ist die beste?
Alle sicheren Alternativen. Was tun bei
Kinderwunsch? Wie man die natürlichen
Techniken rasch und sicher erlernt.
Anita Heßmann-Kosaris
978-3-927372-63-4 **14,95 €**

Köstlich kochen mit Tee.
Einfache und inspirierende Rezepte.
Tanja und Harry Bischof
978-3-927372-67-2 **18,95 €**

Yes, I can!
Erfolgreich schlank in 365 Schritten.
Dr. Ilona Bürgel
978-3-927372-51-1 **15,00 €**

---

systemed Verlag
Kastanienstraße 10
D-44534 Lünen
Telefon: 02306 63934
Fax: 02306 61460
faltin@systemed.de

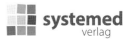
systemed verlag

Redaktion:	systemed Verlag, Lünen
	systemed GmbH, Kastanienstr. 10, 44534 Lünen
Lektorat:	Dr. med. Klaus Peeck, Hamburg
Umschlaggestaltung:	Hauptmann & Kompanie Werbeagentur, Zürich
Satz:	A flock of sheep, Lübeck
Druck:	Offizin Andersen Nexö Leipzig, Zwenkau
ISBN:	978-3-927372-78-8

1. Auflage

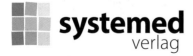